编委会

·主　编·

温晓玲（四川大学华西第四医院放射科）

伍东升（四川大学华西第四医院放射科）

·副主编·

蔡　舒（四川大学华西第四医院放射科）

张　毅（四川大学华西第四医院放射科）

·参　编·

谢林伸（四川大学华西第四医院职业病科）

杜　谋（四川大学华西第四医院放射科）

王守忠（四川大学华西第四医院放射科）

陈来伟（四川大学华西第四医院放射科）

杨玉翔（四川大学华西第四医院放射科）

余先超（四川大学华西第四医院放射科）

庆　浩（四川大学华西第四医院放射科）

·学术秘书·

王守忠（四川大学华西第四医院放射科）

肺部疾病放射影像学与临床系列

温晓玲　伍东升　主编

间质性肺疾病放射影像学与临床

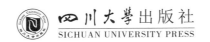

四川大学出版社
SICHUAN UNIVERSITY PRESS

图书在版编目（CIP）数据

间质性肺疾病放射影像学与临床 / 温晓玲，伍东升
主编 . 一 成都：四川大学出版社，2023.12
（肺部疾病放射影像学与临床系列）
ISBN 978-7-5690-6551-0

Ⅰ . ①间… Ⅱ . ①温… ②伍… Ⅲ . ①间质浆细胞性
肺炎一影像诊断 Ⅳ . ① R563.104

中国国家版本馆 CIP 数据核字（2024）第 014160 号

书　　　名：间质性肺疾病放射影像学与临床
　　　　　　Jianzhixing Feijibing Fangshe Yingxiangxue yu Linchuang
主　　编：温晓玲　伍东升
丛 书 名：肺部疾病放射影像学与临床系列

选题策划：王　军　许　奕
责任编辑：许　奕
责任校对：倪德君
装帧设计：裴菊红
责任印制：王　炜

出版发行：四川大学出版社有限责任公司
　　　　　地址：成都市一环路南一段 24 号（610065）
　　　　　电话：（028）85408311（发行部）、85400276（总编室）
　　　　　电子邮箱：scupress@vip.163.com
　　　　　网址：https://press.scu.edu.cn
印前制作：四川胜翔数码印务设计有限公司
印刷装订：成都市新都华兴印务有限公司

成品尺寸：185 mm×260 mm
印　　张：19.5
字　　数：470 千字

版　　次：2024 年 1 月 第 1 版
印　　次：2024 年 1 月 第 1 次印刷
定　　价：99.00 元

扫码获取数字资源

四川大学出版社
微信公众号

温晓玲，医学博士，副主任医师，毕业于四川大学华西临床医学院，从事临床影像诊断及教学、科研工作近二十年。任成都市医学会放射专科分会青年委员，成都市医学会放射专科分会心胸组委员，四川省国际医学交流促进会影像分会委员，四川省医师协会放射影像技师分会第一届和第二届委员。擅长胸部、心脏疾病的影像诊断，具有丰富的临床经验，对各系统常见疾病及疑难病例有强的诊断能力。先后发表科研论文 SCI、EI、Medline 及北大核心等论文 20 余篇，主持及参与课题 4 项，副主编专著 1 部。既往研究成果在中华医学会第二十九次全国放射学学术大会、中华医学会第二十三次全国内科学学术会议、中华医学会第八届全国间质性肺疾病学术会议等交流。

伍东升，医学博士，副主任医师，毕业于四川大学华西临床医学院，从事影像诊断与介入治疗的临床、教学、科研工作十余年。任四川省医学会放射专业委员会第十届委员，四川省医学会放射专业青年委员会第三届委员，四川省医学会放射专业委员会磁共振学组第一届、第二届委员，成都医学会放射专科分会专业委员会第十一届委员，四川省预防医学会职业健康监护质量控制专业委员会委员。参与编译中英文著作 2 部，主持四川省科技厅、成都市科技局科研项目 2 项，参与科技部国家重点研发计划、国家自然科学基金项目 2 项，发表 SCI、中文核心期刊 10 余篇。

前言

　　间质性肺疾病（ILD）是一组病因不同的弥漫性肺实质浸润性疾病，以炎症浸润、纤维化、细胞增殖等病理变化累及肺间质为共同特征。目前已知的间质性肺疾病有200多种。间质性肺疾病病因复杂，病种繁多，众多病种具有相似的临床表现和胸部影像学改变，这使得间质性肺疾病的临床诊断和鉴别诊断相当困难。曾经间质性肺疾病确诊依靠肺活检，但对患者伤害较大，并未得到国内外学者的认同。近年来，影像学技术飞速发展，胸部高分辨率CT（HRCT）具有检查速度快、病变显示清晰、无创等特点，大大提高了医生对间质性肺疾病的认识，诊断正确率也明显提升，多数患者通过高分辨率CT基本可以明确诊断，免于有创的肺活检。

　　放射科、呼吸科医生在临床中经常会遇到影像学上呈弥漫性改变的肺部疾病，这类疾病种类繁多，同影异病，若医生经验有限，诊断及鉴别诊断困难。为了提高临床医生对间质性肺疾病的认识，我们查阅了大量国内外有关文献，结合大量的临床实践及影像学特点编写了本书，以供相关临床医生参考。本书主要从肺间质的生理特点、间质性肺疾病的常规检查以及临床常见的各类间质性肺疾病的临床表现、发病机制、病理学表现、影像学表现、诊断及鉴别诊断、临床治疗等方面进行阐述，让临床医生对间质性肺疾病能有更直观、全面、深刻的认识。

本书的编写者是放射科、职业病科的医生、技师及护士，他们长期从事间质性肺疾病的影像学诊断、治疗及相关护理工作，具有丰富的临床经验。本书收入大量的影像图片，能让临床医生更直观地了解各类间质性肺疾病的影像学特点，为临床诊断及鉴别诊断提供参考。各类间质性肺疾病的治疗及相关护理也在各章节中分别阐述，相信本书能增进相关人员对间质性肺疾病的了解和认识。

间质性肺疾病的内容涵盖面广，病因不同，种类众多，尽管每位编写者都付出了辛勤的努力，但由于学识水平有限，加上编写时间仓促，本书不免存在错漏之处，希望广大读者能够提出宝贵意见，我们将在再版时予以改进。

目录

第一章　间质性肺疾病概述

间质性肺疾病（Interstitial Lung Disease，ILD）又称为弥漫性实质性肺疾病（Diffuse Parenchymal Lung Disease，DPLD），是一类以肺泡壁病变为主，包括肺泡周围组织及其相邻支持结构病变的异质性非肿瘤和非感染性疾病的总称，以肺泡单位的炎症和间质纤维化为基本病变。

肺实质是肺内各级支气管及其末端的肺泡结构，即支气管树及其终端相连的气囊。而肺间质则是指连接和支撑肺内支气管和肺泡的组织，为肺泡间、终末气道上皮以外的支持组织。过去曾认为 ILD 病变局限于肺间质，是一类肺泡上皮基底膜与毛细血管内皮基底膜间隙发生的病变，所以为了区别于肺内相应的实质性病变如肺部肿瘤等，以间质性肺疾病来命名。1975 年，在第 18 届 Aspen 肺科讨论会上，美国首次将 ILD 作为学术研究主题，此后各类文献书籍、科学研究、学术会议便开始广泛使用 ILD 这一术语。1985 年，在第 28 届 Aspen 肺科讨论会上，学者再次将 ILD 作为学术研究主题进行了多方面的探讨。1999 年，英国胸科学会（British Thoracic Society，BTS）出版的《弥漫性实质性肺疾病的诊断和治疗指南》中，选用 DPLD 替代 ILD。2002 年，美国胸科学会（American Thoracic Society，ATS）/欧洲呼吸学会（European Respiratory Society，ERS）认为 DPLD 与 ILD 为同义词，选用 DPLD。而在 2008 年英国胸科学会出版的最新指南重新选择了 ILD 作为专业术语。就目前的研究发展情况来看，ILD 病变不仅与肺间质有关，同时也会累及肺实质，如肺泡实质、血管、淋巴管、胸膜等，因此"弥漫性浸润型肺疾病""弥漫性肺炎症疾病""弥漫性实质性肺疾病"等多个术语也被学者用于学术交流。至本书编写时，最新专家共识和治疗指南中仍沿用 ILD 进行相关阐述，大多数医务工作者更习惯用 ILD，故本书以下内容均采用 ILD 进行相关阐述。

在国内，由于 ILD 病情呈复杂性、多样性，一开始未得到足够关注，2000 年后才开始得到临床重视，2001 年开始推动 ILD 规范化诊疗，近年来制定并发布了一系列中国 ILD 相关指南或专家共识，对我国不同类型 ILD 的诊断和治疗起到了指导和规范作用。2018 年，中国"间质性肺疾病（ILD）规范化诊疗项目"在北京启动，开始发展 ILD 规范诊疗中心，提高医院及医生对 ILD 的认知和诊疗水平，完善 ILD 患者诊疗机制。

1935 年 Hamman 和 Rich 首次描述了弥漫性肺间质纤维化。大多 ILD 常累及肺泡上皮细胞、肺毛细血管内皮细胞及各级细支气管，并伴有肺泡炎、肺泡腔内蛋白渗出等肺实质受累的改变。临床表现大多为渐进性劳力性气促、低氧血症、限制性通气功能障碍等，影像学上早期表现为肺纹理增多、磨玻璃影，逐渐进展为网格状影、网状结节影等征象，晚期则发展为蜂窝样改变。ILD 进展大多较缓慢，肺泡毛细血管随病情发展逐渐丧失功能单位，最终演变为弥漫性肺纤维化和蜂窝肺，导致患者呼吸衰竭而死亡。其中，弥漫性肺纤维化的严重程度与病程进展相关，当发展为不可逆的蜂窝肺时，肺腺泡的固有结构遭到破坏，对治疗再无反应。近年来，ILD 发病率逐渐增高、病因相对繁杂、漏诊误诊率高、预后不佳，加上基层医疗机构缺乏相关诊疗经验等，已引起医学界的广泛重视。

随着影像学技术的迅速发展，影像学检查对 ILD 的诊断及鉴别诊断越发重要。与 ILD 的 X 线征象相仿的异质性疾病较多，共同的征象包括弥漫性肺泡炎、肺实质炎症、肺间质纤维化等。CT 检查有更好的密度分辨率，病变定位、定性更加清晰，特别是高分辨率 CT（HRCT）。HRCT 具有更高密度分辨率，目前 HRCT 对 ILD 检查的诊断符合率可达 85%，大大减少了不必要的有创检查，临床诊断及鉴别诊断也更为容易。近年来，分子影像学检查进入了人们的视野。分子影像学检查具有特异度高、灵敏度高、图像分辨率高等特点，相比常规影像学检查能更早、更准确地发现病变，但检查费用相对昂贵、时间长，目前临床尚未常规使用。

第一节　病因

ILD 的病因有很多，大部分病因尚在研究之中，其常见的病因有以下几种。

1. 职业性暴露：长期从事铅煤矿采石、井下作业、放炮、接触石棉、吸入有害气体或烟雾，如氮氧化物、二氧化硫、二异氯甲苯、金属氧化物、热成型树脂等。

2. 过敏性肺炎：长期吸入有机粉尘可以导致过敏性肺炎，如饲养宠物、接触发霉的谷物、养殖蘑菇等，也可发生在使用被污染的空调或湿化器的环境中，进行桑拿浴或热水浴时水汽污染也可造成过敏性肺炎。

3. 长期使用甲氨蝶呤、化疗药等。

4. 急、慢性肺部感染：血行播散性肺结核、病毒性肺炎、肺孢子菌肺炎等。

5. 慢性心脏病导致肺间质水肿。

6. 与类风湿性关节炎、系统性红斑狼疮（Systemic Lupus Erythematosus，SLE）、干燥综合征、多发性肌炎、硬皮病等自身免疫性疾病和血管炎相关的间质性肺炎。

7. 肿瘤相关疾病：肺泡癌、淋巴瘤等。

8. 特发性间质性肺炎：很多原因不明的特发性肺纤维化、结节病等。

还有一些无法按照病因归类的 ILD，如肺朗格汉斯细胞组织细胞增生症、肺泡蛋白沉着症、淋巴管平滑肌瘤等。ILD 的病因见图 1-1。与肺气肿、慢性阻塞性肺疾病（Chronic Obstructive Pulmonary Disease，COPD）等弥漫性肺疾病相比，ILD 在病因和发病机制方面尚有很多未解之谜，在诊断和治疗方面仍十分棘手，其影像学诊断存在较大的困难。ILD 仍是误诊率、漏诊率较高的一类疾病。

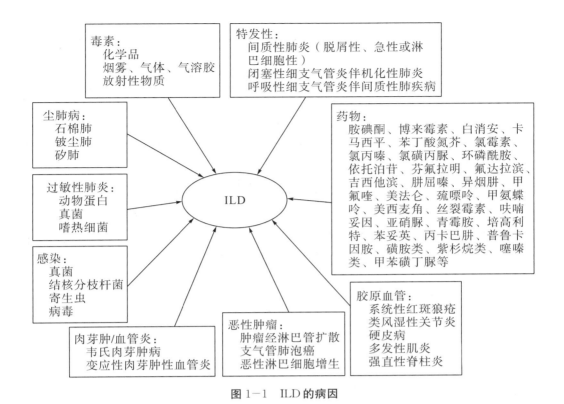

图 1-1 ILD 的病因

第二节 分类

ILD 分类一直存在争议，国际上尚无统一的标准。广义上讲，只要有临床症状、肺功能异常，影像学显示两肺弥漫性或多灶性病变都可以称为 ILD。结合组织学表现的 ILD 分类见表 1-1。

表 1-1 结合组织学表现的 ILD 分类

分类	组织学表现
各种感染及感染后的肺改变	如结核引起的双肺弥漫性小结节影，病毒性肺炎的弥漫性、多灶性磨玻璃影，少数病毒性肺炎可以发展为肺纤维化
胶原结缔组织病引起的肺损伤	肺损伤是胶原结缔组织病的常见临床表现，部分病例以肺病变为首要症状，表现为呼吸困难、咳嗽（尤其是干咳）、胸部酸痛、乏力和发热等。肺损伤还可能导致肺纤维化、肺动脉高压等并发症。较容易累及肺的胶原结缔组织病包括类风湿性关节炎、进行性系统性硬化症、系统性红斑狼疮、多发性肌炎/皮肌炎（Polymyositis and Dermatomyositis，PM-DM）、干燥综合征等。胶原结缔组织病引起的肺病理损伤有多种，从轻微的小气道炎症到肺纤维化和蜂窝肺

分类	组织学表现
慢性药物性肺炎	常见药物有胺碘酮、β受体阻断药、博来霉素、白消安、卡莫司汀、可卡因、环磷酰胺。药物性肺炎的病理学表现可为急性肺损伤，也可为慢性纤维化
肉芽肿性肺病变	特殊感染、吸入及不明原因，以肺内肉芽肿形成为特征的肺弥漫性病变，如结节病、食管反流引起的吸入性肺炎、过敏性肺炎，以及细菌、真菌和寄生虫感染等
职业相关肺病变	主要是职业性粉尘暴露导致肺间质性肺炎，如煤工尘肺、石棉肺

传统上比较经典的分类方法是1985年《希氏内科学》和1987年《哈氏内科学》提出的将ILD按照病因是否明确来分类，见表1-2、表1-3。但二分类划分方法过于粗糙，不便于临床诊疗及研究，间质性肺疾病病因分类见表1-4。

表1-2 病因明确的ILD

职业/环境相关ILD	药物/治疗相关ILD	慢性心脏病相关ILD	肺部感染相关ILD	其他ILD
1. 过敏性肺泡炎如外源性过敏性肺泡炎（Extrinsic Allergic Alveolitis，EAA）、空调－湿化器污染所致肺炎、桑拿浴等水汽污染所致肺炎、饲养宠物所致肺炎等相关ILD 2. 矽肺、石棉肺、煤工尘肺及电焊工尘肺等相关ILD 3. 氮氧化物、二氧化硫、金属氧化物、烃化氧化物和热成型树脂等相关ILD	1. 抗生素及化学药物，如呋喃妥因、柳氮磺胺吡啶等；非甾体类抗炎药，心血管药物，如胺碘酮、肼屈嗪等；抗肿瘤药物，如博来霉素、丝裂霉素及甲氨蝶呤等；避孕药物；违禁药物，如海洛因等；抗痉挛药，如卡马西平、苯妥英钠；口服降糖药；百草枯等相关ILD 2. 长期放疗相关ILD 3. 青霉胺、秋水仙碱和三环类抗抑郁药等相关ILD	1. 左心衰竭相关ILD 2. 左至右分流相关ILD	1. 血行播散性肺结核相关ILD 2. 病毒性肺炎相关ILD 3. 卡氏肺孢子菌肺炎相关ILD	1. 呼吸窘迫综合征、癌性淋巴管炎相关ILD 2. 慢性肾功能不全相关ILD 3. 器官移植排斥反应相关ILD

表 1-3 病因未明的 ILD

原发性肺疾病相关ILD	胶原血管病相关ILD	肺泡充填性疾病相关ILD	肺血管炎相关ILD	淋巴细胞增殖性疾病相关ILD	遗传性疾病相关ILD	肝病、肠道病相关ILD	其他ILD
1. 特发性间质性肺炎相关ILD 2. 结节病相关ILD 3. 闭塞性细支气管炎伴机化性肺炎相关ILD 4. 肺淋巴管平滑肌瘤病相关ILD 5. 急性间质性肺炎相关ILD 6. 特发性非特异性间质性肺炎相关ILD	1. 类风湿性关节炎相关ILD 2. 进行性系统性硬化症相关ILD 3. 系统性红斑狼疮相关ILD 4. 多发性肌炎/皮肌炎相关ILD 5. 干燥综合征相关ILD 6. 混合性结缔组织病相关ILD 7. 强直性脊椎炎相关ILD	1. Goodpasture综合征相关ILD 2. 弥漫性肺泡出血综合征相关ILD 3. 肺泡蛋白沉积症相关ILD 4. 慢性嗜酸性粒细胞性肺炎相关ILD	1. Wegener肉芽肿相关ILD 2. Churg—Strauss综合征相关ILD 3. 显微镜下多血管炎相关ILD 4. 坏死性结节样肉芽肿病相关ILD	1. 淋巴细胞性间质性肺炎相关ILD 2. 血管中心性淋巴瘤（淋巴瘤样肉芽肿）相关ILD	1. 家族性肺纤维化相关ILD 2. 结节状硬化病相关ILD 3. 神经纤维瘤病相关ILD 4. Hermansky—Pudlak综合征相关ILD 5. Nieman—Pick病相关ILD 6. Gaucher病相关ILD	1. 慢性活动性肝炎相关ILD 2. 原发性胆汁性肝硬化相关ILD 3. Whipple病相关ILD 4. 溃疡性结肠炎相关ILD 5. 克罗恩病（Crohn's Disease, CD）相关ILD 6. Weber—Christian病相关ILD	1. 免疫母细胞性淋巴结病相关ILD 2. 肺朗格汉斯细胞组织细胞增生症相关ILD 3. 淀粉样变性相关ILD 4. 支气管中心性肉芽肿相关ILD

表 1-4 ILD 病因分类

病因	临床疾病
环境/职业相关性疾病	吸入无机粉尘：煤工尘肺、矽肺、硬金属肺病、石棉肺、铍尘肺、氧化铝肺、滑石尘肺、铁尘肺、锡尘肺等职业性尘肺病；吸入有机物颗粒：饲养宠物、农民务农时吸入农作物相关的有机物颗粒等
风湿免疫性疾病	类风湿性关节炎、干燥综合征、系统性红斑狼疮、系统性硬化症、多发性肌炎/皮肌炎、混合性结缔组织病、强直性脊柱炎等
药物/治疗相关性疾病	抗炎药物（金制剂、青霉胺）、抗心律失常药物（胺碘酮、妥卡胺、利多卡因）、抗惊厥药物（苯妥英钠）、化疗药物（丝裂霉素、博来霉素、环磷酰胺、苯丁酸氮芥、甲氨蝶呤、硫唑嘌呤、卡莫司汀等）、维生素（L—色氨酸）、毒麻药品、柳氮磺胺吡啶、呋喃妥因，以及高浓度氧治疗中毒、放射治疗、误食农药百草枯等
特发性纤维化肺疾病	特发性肺纤维化、家族遗传性肺纤维化、脱屑性间质性肺炎、急性间质性肺炎、淋巴细胞性间质性肺炎、非特异性间质性肺炎、自身免疫性肺纤维化等
原发性疾病	肿瘤：支气管肺泡癌、肺淋巴管癌、肺淋巴瘤、卡波西肉瘤等；先天性缺陷疾病：神经纤维瘤、戈谢病、结节硬化症、家族性肺纤维化等；其他未分型的疾病：肺朗格汉斯细胞组织细胞增生症、结节病、肺血管炎、淀粉样变、脂质性肺炎、呼吸性细支气管炎、嗜酸性粒细胞性肺炎、淋巴管肌瘤病、肺泡蛋白沉着症、弥漫性肺泡出血综合征、肺泡微结石症、转移性钙化等

ILD 具体的疾病类型是相当繁杂的，根据病因对疾病进行分类无疑是最理想、最可靠的方法，临床医生可以根据具体的病因进行有针对性的治疗，患者预后也较好。但实际情况却相差甚远，绝大多数 ILD 的病因目前未知，如何精准地进行诊断治疗、实施个性化诊疗方案，是临床医生和科研工作者面临的严峻挑战。

对理化因素、职业/环境因素、药物因素和风湿免疫性疾病所致的 ILD 诊断相对容易，而对一些原发性 ILD，特别是特发性 ILD，如果只是单纯依靠临床表现往往很难做出准确诊断，因为有很多特发性 ILD 的临床表现很容易与普通肺疾病相混淆，容易造成误诊，这种情况下需结合病理学检查及临床影像学表现才能做出正确的判断。ILD 病理学改变的程度和类型取决于肺损伤的特性和肺实质细胞重建正常肺泡结构的能力。例如，结节病损伤较轻，如果病情得到控制，可完全恢复正常结构；特发性肺纤维化、寻常性间质性肺炎损伤较重，肺泡结构常发生不可逆改变，最终常形成蜂窝肺。因此，病理学诊断对于 ILD 类型的确定十分重要，而且还有助于临床评估疾病进展、对糖皮质激素的反应以及预后。因此可根据肺组织损伤和修复的组织病理学表现进行 ILD 分类。明确组织病理学类型，十分有助于判定患者疾病的类型、给予针对性的诊疗方案，对于临床治疗及预后大有裨益。

在临床实际工作中，并不是所有的 ILD 患者都有条件进行病理学检查，实际上有组织病理学诊断的 ILD 不到 20%。即便做了病理学检查，仍然有争议存在。例如同一种疾病可表现为几种组织病理学类型的改变，不同的病因又可以导致同一种组织病理学类型，不同疾病类型之间既有区别又有相互交叉的部分。

BTS 在 1999 年出版的《弥漫性实质性肺疾病的诊断和治疗指南》将 ILD 按照临床病因、药物使用及累及的肺外器官系统分为急性间质性肺疾病（感染性疾病除外）、慢性间质性肺疾病。

该分类方法从临床诊疗角度出发，给临床医生收治患者带来了便捷，但同时也带来了新的困扰。此方法将诸多病因各异，临床、病理、影像学及预后完全不同的疾病归在一起。这一分类仅仅从临床治疗角度出发，给临床医生带来了便捷，但对后续患者疾病的处置、科学研究并不能提供有价值的信息。

由于以往的分类方法不能很好地满足临床科研需求，ATS/ERS 组织世界各地呼吸、放射和病理方面的专家进行广泛研究讨论，于 2002 年提出了简单明了的框架分类，将间质性肺疾病分为 4 类。

1. 已明确病因的间质性肺疾病。

1）职业/环境因素，如吸入有机粉尘导致过敏性肺炎、吸入无机粉尘导致石棉肺等。

2）放射性因素、药物，如胺碘酮、甲氨蝶呤、放疗、高浓度氧治疗等。

3）结缔组织病或血管炎：系统性硬皮病、类风湿性关节炎、干燥综合征、系统性红斑狼疮等。

2. 肉芽肿病，如结节病、Wegener 肉芽肿等。

3. 特发性间质性肺炎（Idiopathic Interstitial Pneumonias，IIP）：

1）特发性肺纤维化（Idiopathic Pulmonary Fibrosis，IPF）。

2）非特异性间质性肺炎（Nonspecific Interstitial Pneumonia，NSIP）。

3）隐源性机化性肺炎（Cryptogenic Organic Pneumonia，COP）。

4）急性间质性肺炎（Acute Interstitial Pneumonia，AIP）。

5）呼吸性细支气管炎伴间质性肺疾病（Respiratory Bronchiolitis with Interstitial Lung Disease，RBILD）。

6）脱屑性间质性肺炎（Desquamative Interstitial Pneumonia，DIP）。

7）淋巴细胞性间质性肺炎（Lymphocytic Interstitial Pneumonia，LIP）。

4. 罕见间质性肺疾病：

1）肺淋巴管肌瘤病（Pulmonary Lymphangioleiomyomatosis，PLAM）。

2）肺朗格汉斯细胞组织细胞增生症（Pulmonary Langerhans'cell Histiocytosis，PLCH）。

3）慢性嗜酸性粒细胞性肺炎（Chronic Eosinophilic Pneumonia，CEP）。

4）肺泡蛋白沉积症（Pulmonary Alveolar Proteinosis，PAP）。

5）特发性肺含铁血黄素沉着症（Idiopathic Pulmonary Haemosiderosis，IPH）。

6）肺泡微石症（Pulmonary Alveolar Microlithiasis，PAM）。

7）肺淀粉样变（Pulmonary Amyloidosis）。

由上述分类可见，特发性间质性肺炎被独立列出，明确了特发性间质性肺炎在 ILD 中的地位，用特发性肺间质性肺炎代替特发性肺纤维化。

ATS/ERS 提出的 ILD 分类方法被广泛应用于各类文献、科学研究，基于该分类方法提出的临床诊疗路径也得到了临床医生的广泛认同。临床医生可以根据该分类方法快速有效地对疾病进行分类，结合不同疾病的特异临床表现、适当的实验室检查、特殊的影像学表现及其他有关功能检查，可以不断缩小鉴别诊断范围，为正确诊断及提供合理的治疗方案打下坚实的基础。

自 2002 年 ATS/ERS 出版了 ILD 的相关诊疗规范及分类标准后，各国科学家及临床医生基于该诊疗规范及分类标准做了大量科学研究，随着科学技术的发展、医疗水平的提高，基于医疗器械及大数据信息的发展，科学家及临床医生在此分类的基础上又进行了部分内容的修订。2013 年，ATS/ERS 发布了特发性间质性肺炎国际多学科分类更新版，其以旧版思路为主体，做出新的改变（表 1-5）。

表 1-5　2002 年与 2013 年特发性间质性肺炎分类比较

2002 年特发性间质性肺炎分类	2013 年特发性间质性肺炎分类		
	主要的特发性间质性肺炎	罕见的特发性间质性肺炎	不能分类的特发性间质性肺炎
1. 特发性肺纤维化 2. 非特异性间质性肺炎（待定） 3. 急性间质性肺炎 4. 脱屑性间质性肺炎 5. 呼吸性细支气管炎伴间质性肺疾病 6. 隐源性机化性肺炎 7. 淋巴细胞性间质性肺炎	1. 隐源性机化性肺炎 2. 特发性非特异性间质性肺炎 3. 急性间质性肺炎 4. 呼吸性细支气管炎伴间质性肺疾病 5. 特发性肺纤维化 6. 脱屑性间质性肺炎	1. 淋巴细胞性间质性肺炎 2. 特发性胸膜肺实质弹力增生症	1. 临床、影像或病理资料不全或不一致的 2. 治疗后影像/病理学类型发生变化的 3. 病理变化不能归为已知类型的 4. 多种影像或病理学类型共存的

到目前为止，ILD 分类历经了数次修订，虽然大家从病因角度、临床角度、病理学角度、影像学角度等都提出过各种分类方法，但是仍然存在争论，尚无被普遍接受的分类方法，各学科的研究进展也促进具体疾病在分类中不断演变。ILD 分类的变迁充分反映了对 ILD 的认识仍处于不断发展之中。

第三节　临床诊断

目前除少数几种 ILD 有较好的诊断、治疗方法，大多数 ILD 还没有比较理想的治疗措施，患者预后极差，故该疾病引起了国内外呼吸医学界的广泛关注。ILD 涉及的疾病相当繁杂，不同的疾病表现不一，有的疾病病因明了，有的疾病病因复杂，大多数疾病发展缓慢，但也有极少数疾病发展迅速，即便是同一种类型的疾病，其病理生理变化亦有区别。ILD 的诊断流程图见图 1-2。

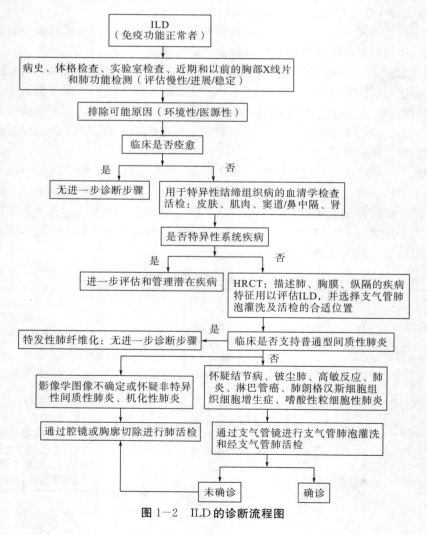

图 1-2　ILD 的诊断流程图

一、病史

仔细询问患者病史对 ILD 的诊断有提示作用。病史包括现病史和既往病史。现病史包括发热、咳痰、呼吸困难等。既往病史包括：①心脏病、结缔组织病、肿瘤等基础病史；②药物使用史，特别是可以诱发肺纤维化的药物（如胺碘酮）；③家族史，有遗传性家族史的弥漫性浸润型肺病见表 1-6；④吸烟史；⑤职业或家居环境暴露史；⑥宠物嗜好或接触史。

表 1-6　有遗传性家族史的弥漫性浸润型肺病

遗传类型	弥漫性浸润型肺病
常染色体显性遗传	家族性肺间质纤维化 结节性硬化症 Rendu-Osler-Weber 综合征 Von Recklinghausens 病 家族性肺高压 Marfan's 综合征
常染色体隐性遗传	囊性纤维化 肺泡微结石症 Kartageners 综合征 a_1-抗胰蛋白酶缺乏 共济失调-毛细血管扩张综合征

另外，年龄和性别对疾病的诊断也有参考价值。结节病、肺朗格汉斯细胞组织细胞增生症、肺淋巴管平滑肌瘤病和胶原病相关 ILD 多见于 20~40 岁人群；特发性肺纤维化多见于老年人和男性；肺淋巴管平滑肌瘤病仅见于女性，尤其是生育期妇女。

有助于 ILD 诊断的病史见表 1-7。

表 1-7　有助于 ILD 诊断的病史

病史特点		ILD 分类
年龄	>50 岁	特发性肺纤维化、隐源性机化性肺炎
	20~40 岁	结节病、结缔组织病相关 ILD、淋巴管平滑肌瘤病、肺朗格汉斯细胞组织细胞增生症
性别	女性	结缔组织病相关 ILD、肺淋巴管平滑肌瘤病
	男性	职业性尘肺、特发性肺纤维化
家族史		结缔组织病诊断或症状
暴露史		职业暴露、环境暴露、药物、吸烟

二、ILD 的主要症状

1. 进行性呼吸困难：最初只发生于运动时，进行性发展到静息时也出现呼吸困难，呼吸浅快，发绀，无端坐呼吸。

2. 干咳、咯血：早期不严重，晚期有刺激性干咳，由劳动或用力呼吸诱发。继发感染时有浓痰，少数有血痰。

3. 肺外表现：骨骼肌疼痛、衰弱、乏力、发热、关节疼痛或肿胀、光过敏现象、雷诺现象、胸膜炎、眼干、口干等。

结缔组织病的肺部表现偶尔可于系统症状出现之前数月或数年出现（尤其是类风湿性关节炎、系统性红斑狼疮和多发性肌炎/皮肌炎）。患者伴全身性症状如发热、皮疹、肌肉关节疼痛等，通常提示存在结缔组织病。

三、体格检查

1. 胸廓小而扁平：单纯间质性肺疾病患者胸廓小而扁平，与 COPD 桶状胸相区别。

2. 肺部听诊：表浅、细小、高调的啰音，称为爆裂音（Crackle）或 Velero 音（似尼龙带拉开音）。与慢性气管炎或支气管扩张等粗湿性啰音完全不一样。爆裂音是一种由末梢气道引起的声音，分布范围广泛，主要集中在中、下肺和双肺底部。相比之下，ILD 偶尔伴有喘鸣音。

3. 杵状指：在 IPF 中尤为常见，40％～80％有杵状指，出现早，程度重。

4. 发绀：23％～53％ILD 患者有发绀，表明疾病已进入晚期。

5. 肺动脉高压征象或肺心病体征：晚期有明显的肺动脉高压，肺动脉听诊区第二心音亢进。患者表现为发绀、呼吸急促、P2 亢进、下肢水肿等。

6. 全身性症状：消瘦、乏力、食欲不振、关节疼痛、皮疹、关节肿胀变形，继发感染时可有发热。

四、ILD 并发症

1. 心血管系统并发症：慢性缺氧导致进行性肺动脉高压，并发右心室肥厚和肺心病；左心衰竭常见，与缺血性心脏病有关。

2. 肺部感染：ILD 患者的肺部感染发生率明显增加，这一现象与皮质激素或细胞毒性药物的使用密切相关。在治疗 ILD 的过程中，需要特别关注和监测肺部感染，并且及时采取抗生素治疗。

3. 肺栓塞：当患者出现突发性呼吸困难加重，并且无法用肺部感染等原因来解释相关的血气指标恶化时，我们就应该考虑是否存在肺栓塞，并根据需要进行肺通气、血流扫描或肺动脉造影等检查。

4．恶性病变：IPF 和硬皮病患者患恶性病变的风险明显增加。应定期对这些患者进行筛查和评估，以便及早发现和治疗任何早期的恶性病变。临床上，关注患者是否出现进行性咳嗽、不明原因的体重下降或异常肿块等，及时进行相应的检查和治疗。

5．气胸：与肺组织破裂、机械通气引发的肺损伤以及支气管胸膜瘘等有关。这些因素导致肺内的气体进入胸膜腔，引起气胸的发生。对于 ILD 患者，对气胸的预防和早期诊断至关重要。

6．治疗的并发症。

1）皮质激素：肌病、消化性溃疡、电解质异常、白内障、骨质疏松和感染。

2）细胞毒性药物：感染的易感性增加、骨髓抑制、肝炎和出血性膀胱炎。

五、诊断方法

（一）实验室检查

1．针对疑似患者的常规检查。

血常规有助于判断是否有贫血、红细胞增多、白细胞增多或嗜酸性粒细胞增多。如白细胞计数和中性粒细胞计数明显增加，常提示细菌感染；明显贫血和反复咯血常考虑特发性肺含铁血黄素沉着、尿毒症肺；嗜酸性粒细胞增多常考虑日本血吸虫病、外源性过敏性肺泡炎、嗜酸性粒细胞性肺炎等。

红细胞沉降率（Erythrocyte Sedimentation Rate，ESR）检查可用来观察风湿性疾病有无活动性。30％～94％特发性肺纤维化患者会出现 ESR 加快，其中大于 60mm/h 的占 36％，γ 球蛋白水平升高见于 17％～44％的患者，升高的 γ 球蛋白可为 IgA、IgM、IgG 中的一种或一种以上。

尿常规辅助诊断多种肾脏疾病和尿道疾病。肺出血－肾炎综合征可发现血尿素氮和肌酐升高，同时伴尿常规异常；活动性结节病可见血钙、尿钙升高，血管紧张素转换酶升高；结缔组织病出现血清白蛋白、球蛋白比倒置，丙种球蛋白升高。

但这些指标没有特异度，灵敏度亦较低，要结合具体情况分析具体问题。

2．自身抗体检查。

患者血清中的特异性抗体发生凝集、沉淀、补体结合及其他反应，可用于诊断多种细菌、真菌、病毒感染等。

抗核抗体（AHA）及类风湿因子（RF）用于检查是否患有风湿性疾病。对疑似风湿性疾病患者需进行自身抗体相关检查。但需结合疾病症状和体征，如部分患者可能 AHA 检查仍为阴性，而血清学检查阳性也未必能确诊风湿性疾病。

自身抗体相关检查见表 1-8。

表 1-8　自身抗体相关检查

抗体	相关风湿性疾病
类风湿因子	类风湿性关节炎、干燥综合征、系统性红斑狼疮
抗环瓜氨酸多肽抗体	类风湿性关节炎
抗着丝粒抗体	系统性硬化症
抗核抗体	系统性硬化症
Ro 抗体（SS-A）	系统性红斑狼疮、干燥综合征
抗 La 抗体（SS-B）	系统性红斑狼疮、干燥综合征
抗 RNP 抗体	系统性红斑狼疮、混合型结缔组织病
抗双链 DNA 抗体	系统性红斑狼疮
抗 Smith 抗体	系统性红斑狼疮
抗 tRNA 合成酶抗体	皮肌炎（抗合成酶综合征）
抗多发性肌炎-硬皮病抗体	系统性硬化症
抗 Th/To 抗体	系统性硬化症
抗 U3 核糖核蛋白抗体	系统性硬化症
抗中性粒细胞胞浆抗体（ANCA）	血管炎
抗拓扑异构酶抗体	系统性硬化症

3. 支气管肺泡灌洗液（BALF）病原学、细胞学和淋巴细胞亚群分析。

BALF 可用于细菌、病毒和真菌病原体培养，以及细胞学分析，有助于了解弥漫性肺部渗出性病变的性质，对鉴别 ILD 有一定的帮助。如 PLCH 的 BALF 中可检测到朗格汉斯细胞（朗格汉斯细胞标志性抗体 CDla>5％为阳性）；BALF 分析淋巴细胞大于40％，提示存在慢性过敏性肺炎；淋巴细胞计数升高的病例分析 T 淋巴细胞亚型，如以 T 淋巴细胞增高为主，则提示结节病；特发性肺纤维化 BALF 中的中性粒细胞比例增加。对于大多数急性发作患者，BALF 有助于判断是否有急性嗜酸性粒细胞炎症、肺泡出血、恶性肿瘤及感染等，可缩小诊断范围。

BALF 中细胞计数改变的意义见表 1-9。

表 1-9　BALF 中细胞计数改变的意义

项目	细胞总数	淋巴细胞	中性粒细胞	嗜酸性粒细胞
IPF	+	+	+++	+
结缔组织病合并肺纤维化	+	+	+	+
结节病	+	++	N 或+	N
过敏性肺炎	+	+++	N 或+	N
Wegener 肉芽肿	+	N	+	+

项目	细胞总数	淋巴细胞	中性粒细胞	嗜酸性粒细胞
慢性嗜酸性粒细胞性肺炎	+	N	N	+++
COP	+	+	+	+

注：+，增加；N：正常。

2018年，ATS、ERS、日本呼吸学会（JRS）和拉丁美洲胸科学会（ALAT）联合制定的IPF指南强调了BALF的细胞分析在鉴别IPF与某些类型ILD中的作用。IPF患者的BALF与某些类型的ILD有显著差异，如IPF患者的BALF中嗜酸性粒细胞比例较正常人增加，但仍明显低于嗜酸性粒细胞性肺炎患者，淋巴细胞的比例以及CD4/CD8比值较正常人升高的程度明显低于结节病患者。建议对于原因不明的可疑IPF且HRCT表现为可疑IPF的初诊ILD患者，可进行BALF的中性粒细胞、淋巴细胞、巨噬细胞、嗜酸性粒细胞的占比以及CD4/CD8比值的分析。

4. 血清学检查。

血清学检查可帮助诊断机会性致病菌、肺炎支原体、巨细胞病毒等的感染。血凝集试验可帮助诊断急性散播型组织胞浆菌病以及各种外源性过敏性肺泡炎等。

涎液化糖链抗原-6（Krebs Von den Lungen-6，KL-6）被认为是比较有前景的血清学指标，目前研究认为KL-6可协助ILD的早期诊断，与ILD病变的发生、进展、药物疗效及预后均有明显相关性。对于结缔组织病患者，血清KL-6检测可用于鉴别是否合并ILD。因肺部细菌感染患者一般KL-6并不高，故同时可以和肺部感染相鉴别。但由于其可见于多种疾病，如乳腺癌、结直肠癌等肿瘤，以及系统性红斑狼疮、类风湿性关节炎、干燥综合征等结缔组织病，在新的IPF指南中并未推荐其测定用于区别IPF与其他ILD。

血清血管紧张素转化酶（ACE）水平可反映结节病患者体内肉芽肿负荷，可辅助判断疾病活动性，但其缺乏足够的灵敏度和特异度，尚不能作为结节病的诊断指标。

血清可溶性白介素-2受体（sIL-2R）、血钙增高等为疾病活动指标。

2018年ATS、ERS、JRS、ALAT联合制定的IPF指南推荐对于新发原因未明并且临床可疑IPF的ILD患者，推荐进行血清学C反应蛋白（CRP）、ESR、ANA、RF、ANCA等检查，以辅助排除由结缔组织病引起的ILD。

5. 痰液检查。

通过气管抽吸获取痰液样本，肉眼观察区分黏液痰和黏液脓性痰，可发现痰中血液、黑色素、结石或沙砾等，再通过镜检细胞计数了解痰中细胞为嗜酸性粒细胞还是中性粒细胞。嗜酸性粒细胞含量超过20%提示可能为特异反应性疾病。

对痰标本进行革兰染色做细菌学检查，如有一种细菌大量存在，则提示该菌引起呼吸道感染而非一般寄生。

痰涂片再以抗酸或Ziehl-Neelsen法染色，可迅速发现痰中抗酸杆菌，结合临床可确定结核分枝杆菌感染。含菌量较少的痰液可进行浓缩处理，加N-乙酸半胱氨酸类试剂溶解后取沉渣涂片或培养。荧光色素染色和紫外线显微镜检查可提高痰液中结核分枝杆菌的检出率。痰涂片可区别普通细菌、结核分枝杆菌、真菌、恶性肿瘤细胞。

可对痰中化脓菌、结核分枝杆菌和真菌进行培养，对结核分枝杆菌和化脓菌进行药敏试验。痰培养阳性结合临床征象可为细菌性肺炎提供最可靠的病原学诊断依据。

另外还可对痰液进行细胞学检查，可发现肿瘤细胞，并能对肿瘤组织学类型进行准确鉴定。

6. 胸膜腔积液（胸水）检查。

如患者有胸水，可进行胸腔穿刺取胸水检查。

观察胸水，结核性、类风湿性、狼疮性胸水多为草黄色或血性，结核性也可为血性，脓胸提示继发感染或肺内原发病变是感染性。

胸水涂片可查找结核分枝杆菌、真菌、普通细菌、类风湿细胞、狼疮细胞、恶性肿瘤细胞。

也可做多种培养，如真菌培养、普通细菌培养等。另外，还可以对胸水中的葡萄糖含量进行检测，如葡萄糖含量降低，提示类风湿性胸膜炎。

7. 分子诊断。

部分 ILD 有家系遗传性，目前尚没有基因诊断应用于临床常规诊断，但是有研究显示，最常见相关基因位于表面物质处理和端粒相关基因位点，如 *MUC*5B、*TOLLIP* 基因的多态性均与 IPF 相关。

大多数实验室检查对 ILD 的特异性诊断价值有限，只有少数的检查有较大的诊断价值。实验室检查很少单独用于 ILD 的诊断，与临床表现结合更有利于缩小疑似诊断的范围。如出现近端肌无力或压痛时，为排除多发性肌炎需要检测血醛缩酶、肌酸激酶、抗 J0-1 抗体，甚至进行肌电图检查和肌肉活检。临床和病理证实淋巴细胞性间质性肺炎诊断时，需行血清学检查以排除结缔组织病（特别是干燥综合征），还需进行免疫球蛋白水平（评估免疫受限的情况）和 HIV 检测。血癌胚抗原检测对类似 ILD 临床和影像学表现的肺泡细胞癌和肿瘤肺转移的诊断有帮助。所以，虽然 ILD 的大多实验室检查对其诊断无特异度，但对其病因或伴随疾病仍具有重要的指示作用，通常用于证实或支持病症诊断。

（二）影像学检查

1. 胸部 X 线检查。

胸部 X 线检查是诊断 ILD 的常见方法之一。对弥漫性肺间质病变患者建议使用高千伏摄影，可更清晰地显示小结节影、条索影、大块纤维化征象等（图 1-3）。

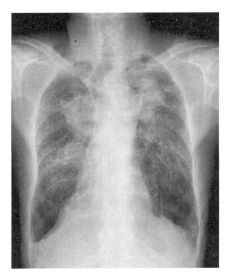

图 1-3 胸部 X 线片 双肺可见弥漫多发小结节影、条索影，双肺大块纤维化形成

ILD 最常见的影像学异常为网格状影，其次为结节状和混合型异常。

蜂窝样小囊腔预后较差。过敏性肺炎患者胸部 X 线片大多正常。因此，胸部 X 线检查正常也不能排除 ILD，需要全面评估患者。

1）胸部 X 线检查提供的影像依据。

（1）病变以肺上叶为主：提示肺朗格汉斯细胞组织细胞增生症、囊性肺纤维化和强直性脊柱炎。

（2）病变以肺中、下叶为主，可能是以下几种疾病：癌性淋巴管炎，肺部淋巴管受累的癌症；慢性嗜酸性粒细胞肺炎，由嗜酸性粒细胞引起的慢性炎症性肺疾病；特发性肺纤维化，是原因不明的肺纤维化疾病；与类风湿性关节炎和硬皮病相关的肺纤维化，是与类风湿性关节炎和硬皮病并发的肺部纤维化。

（3）病变主要集中在下肺野，并且可能出现胸膜斑或局限性胸膜肥厚，这样的病变特征提示可能患有石棉肺。

（4）呈现游走性浸润影，提示可能患有以下疾病：过敏性肉芽肿性血管炎，由过敏反应引起的血管炎症；过敏性支气管肺曲菌病，由真菌感染引起的过敏反应性疾病；慢性嗜酸性粒细胞性肺炎，由嗜酸性粒细胞引起的慢性炎症性肺疾病。

（5）发现气管旁和对称性双肺门淋巴结肿大，常常提示可能患有结节病，由非干酪性肉芽肿引起的系统性疾病。此外，这种情况也有可能是淋巴瘤或转移瘤的表现。

（6）观察到蛋壳样钙化现象，可能提示患有矽肺（由长期暴露于二氧化硅颗粒所引起的疾病）或者铍尘肺（由长期暴露于铍尘颗粒所引起的肺部疾病）。这些钙化现象可能暗示这两种疾病的存在。

（7）出现 Kerley B 线而心影正常时，提示癌性淋巴管炎，如果伴有肺动脉高压，应考虑静脉阻塞性疾病。

（8）胸水提示类风湿性关节炎、系统性红斑狼疮、药物反应、石棉肺、淀粉样变性、肺淋巴管平滑肌瘤病或癌性淋巴管炎。

（9）肺容积不变或增加提示并存阻塞性通气障碍，如肺淋巴管平滑肌瘤病、肺朗格汉斯细胞组织细胞增生症等。

2）ILD 的胸部 X 线表现。

（1）下肺受累：IPF、胶原相关 ILD、NSIP、石棉肺。

（2）上肺受累：矽肺、"矿工肺"、外源性过敏性肺泡炎、结节病、朗格汉斯细胞组织细胞增生症、嗜酸性粒细胞性肺炎、卡莫司汀相关肺纤维化、肺孢子菌肺炎、囊性纤维化。

（3）肺门周围分布：结节病、铍尘肺。

（4）胸膜下分布：IPF、慢性嗜酸性粒细胞性肺炎、COP。

（5）肺门及纵隔淋巴结增大：多见于结节病、癌性淋巴管炎，少见于 LIP、淀粉样变。

（6）边缘蛋壳样钙化：矽肺、结节病。

（7）胸水或胸膜增厚：PLAM、药物性肺炎、结节病、放射性肺炎、胶原病（皮肌炎除外）、石棉肺（胸水、胸膜斑增厚）、癌性淋巴管炎、淋巴瘤、淀粉样变。

（8）肺野正常或扩大：肺朗格汉斯细胞组织细胞增生症、PLAM、相关性肺气肿、结节病、EAA、神经纤维瘤病、结节性硬化症。

（9）Kerley B 线：PLAM、癌性淋巴管炎。

（10）肺动脉高压：肺动脉阻塞性疾病。

（11）气胸：肺朗格汉斯细胞组织细胞增生症、PLAM。

（12）皮下钙化：系统性硬化、皮肌炎。

在大多数情况下，胸部 X 线检查是非特异性的，通常不能明确诊断。当病变分布以肺中、下叶为主，出现网格状影、结节影、混合性肺泡填充影等时首先考虑 ILD。但对于轻微病变的患者常常会漏诊，约有 30% 患者肺活检证实为肺纤维化，胸部 X 线片却正常。

2. 胸部 HRCT。

胸部 CT 因没有组织结构的重叠且空间分辨率高，相比胸部 X 线片，能提供的影像数据更丰富、更准确，而胸部 HRCT 诊断准确性更高。胸部 CT 在 ILD 早期诊断中可确定病变部位、性质、范围。

HRCT 能细致显示肺实质和间质的病变形态及分布特征，对早期肺纤维化以及蜂窝肺的诊断很有价值，是诊断 ILD 的必要手段。对疑似 ILD 的早期检查和诊断，HRCT 优于胸部 X 线检查。此外，HRCT 可以更好地评估疾病的程度和范围，尤其是对于胸部 X 线检查正常的患者，行胸部 HRCT 还可以较好地识别共存的疾病。完全正常的胸部 HRCT 基本可以排除 IPF，但不能排除微小炎症和肉芽肿病变。HRCT 反映的病变情况与生理学的损伤程度有较高的一致性，对于指导行支气管肺泡灌洗及肺活检也具有重要意义。

HRCT 异常表现的主要类型如囊样改变、磨玻璃影与实变影等在不同疾病的诊断中具有重要意义，不同的表现常混合存在。IPF、PLCH 和 PLAM 主要出现囊样改变，而磨玻璃影或实变影少见。COP、CEP 及肺泡蛋白沉着症则多见磨玻璃影及实变影，囊样改变较为少见。HRCT 提供的影像依据如下。

1）胸膜下弧线状影（图 1—4）：胸膜下 0.5cm 以内、与胸壁内面弧度一致的孤线状影，长 5～10cm，边缘较清楚。病理基础为支气管周围纤维性改变及周围肺泡萎缩。

2）线状影（图 1—5）：与胸膜面垂直的细线状影，长 1～2cm，宽 1mm，两下叶多见，为胸膜下的小叶间隔增厚所致。双肺中内带的分支状线状影的病理基础为肺内小叶间隔增厚。线状影包括：①支气管血管束增粗，呈单侧和片状分布；②肺实质带状影，形态不规则，常伸至胸膜，与血管不同之处在于前者无分支、无逐渐变细改变、无异常走行方向；③小叶间隔增厚，见于间质内积液、纤维化或细胞浸润；④胸膜下曲线，表现为平行于胸膜的高密度线状影，多见于石棉肺。

3）实变影（图 1—6、图 1—7、图 1—8、图 1—12）：病变早期有小叶状影，边缘不规则，中间可见含气支气管影。病理基础为支气管周围肺泡萎缩及纤维增生，多见于双下肺外后基底段。

4）小结节影（图 1—9、图 1—10、图 1—11、图 1—12）：在蜂窝样影、网格状影的基础上可见小结节影，边缘较清楚。病理基础为条索状纤维病变的轴位像。

5）蜂窝样影（图 1—13、图 1—14、图 1—15）：两肺下叶膈面和背面多见，是边缘清楚的空洞。较小的空洞为肺泡管及呼吸性细支气管的扩张，有的由肺泡性气肿所致。

6）网格状影、磨玻璃影、肺大泡见图 1—16 至图 1—22。

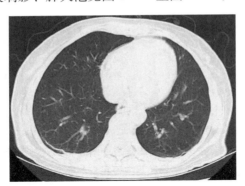

图 1—4　胸部 CT　双肺下叶胸膜下弧线状影，右侧较明显并与胸膜粘连

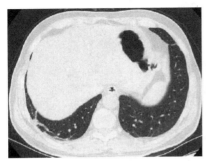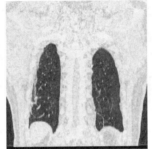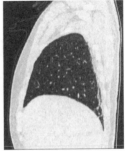

图 1—5　胸部 CT　双肺胸膜下见线状影及少许斑片影，右肺中叶、左肺上叶下舌段见少许条索影

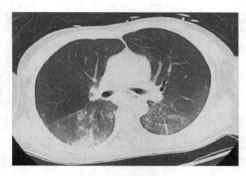

图1-6　胸部CT　双肺下叶背段磨玻璃影、结节影，右肺下叶实变影

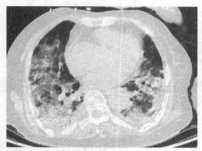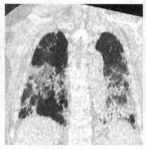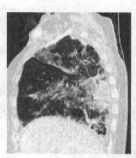

图1-7　胸部CT　双肺多发斑片影、大片磨玻璃影及实变影，双肺下叶胸膜下区蜂窝样影

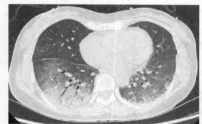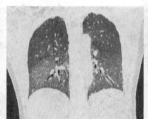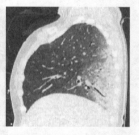

图1-8　胸部CT　双肺散在多发磨玻璃样密度增高影，双肺下叶、右肺上叶后段见多
发实变影，其内可见支气管气像

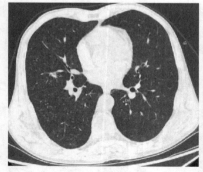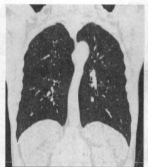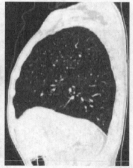

图1-9　胸部CT　双肺粟粒结节影，边缘模糊，呈小叶中心分布

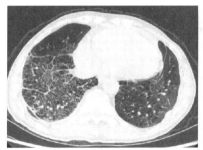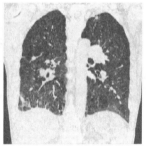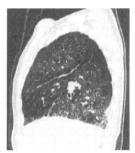

图 1—10　胸部 CT　双肺透光度增加并见囊状透亮影，可见弥漫结节影，散在条片影、条索影

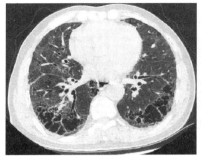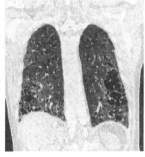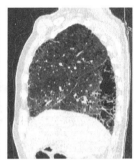

图 1—11　胸部 CT　双肺透光度增加，纹理增多紊乱，部分呈网格状改变，小叶间隔增
　　　　　　厚，双肺散在小结节影，双肺气肿

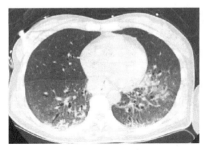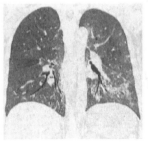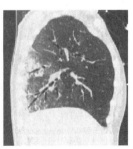

图 1—12　胸部 CT　双肺纹理增多，双肺胸膜下区多发斑片影、磨玻璃影、结节影、实
　　　　　　变影，部分小叶间隔增厚，散在支气管扩张

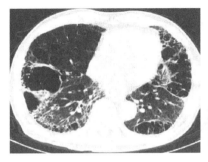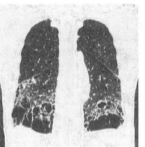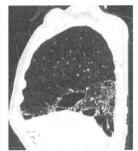

图 1—13　胸部 CT　双肺透光度增加并见多发囊状透光区、网格状影及蜂窝样影，肺气
　　　　　　肿伴肺大泡

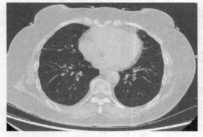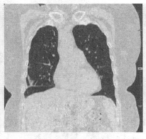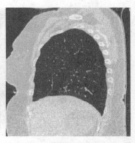

图 1—14　胸部 CT　双肺上叶及右肺中、下叶散在少许条索影、斑片影，右肺中叶、下叶前基底段局部呈网格状、轻度蜂窝样影

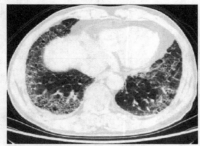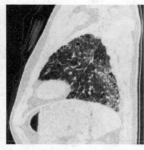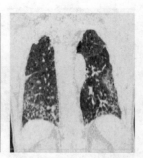

图 1—15　胸部 CT　双肺多发网格状影、蜂窝样影，双肺肺气肿

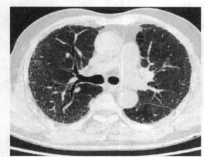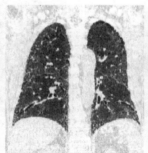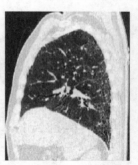

图 1—16　胸部 CT　双肺弥漫网格状影，小叶间隔广泛增厚

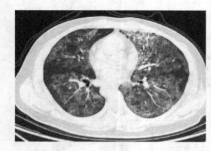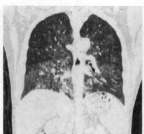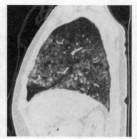

图 1—17　胸部 CT　小叶间隔广泛增厚伴多发磨玻璃影，呈网格状影及"铺路石征"

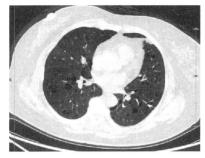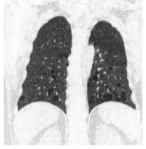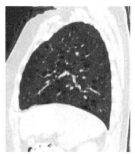

图 1-18 胸部 CT 双肺散在肺大泡

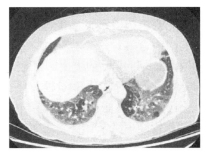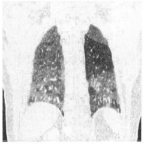

图 1-19 胸部 CT 双肺多发磨玻璃斑片影，小叶间隔增厚，双肺下叶呈马赛克征

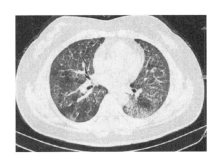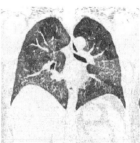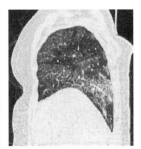

图 1-20 胸部 CT 双肺散在弥漫性对称性分布磨玻璃影

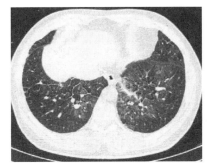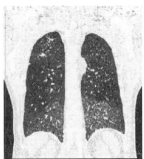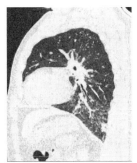

图 1-21 胸部 CT 双肺散在多发磨玻璃影，伴小叶间隔增厚，呈马赛克征

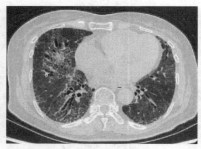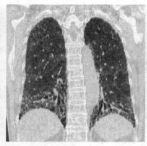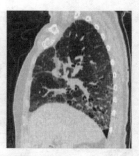

图 1-22　胸部 CT　双肺弥漫网格状影伴磨玻璃影、斑片影

7）肺气肿。

（1）小叶中心型肺气肿：肺内散在圆形无明确边缘的低密度区。

（2）全小叶肺气肿：局部大叶或更大范围内含气量增加。

ILD 的 HRCT 表现主要取决于病变累及部位和病理学改变，了解和掌握病变本身的特征和分布特点、某些 ILD 的 HRCT 特殊征象，对临床诊断具有重要意义。如肺朗格汉斯细胞组织细胞增生症，其 HRCT 分布特点为病变以双上肺为主，下肺少见，形态特点为多发囊状影，以多发囊泡常见，大多数伴小结节影，奇形怪状的囊状影对诊断更具特征性。PLAM 可见全肺均匀分布大小不等、不规则线样薄壁囊肿，但无肺小叶和结构扭曲改变，对临床诊断具有特殊意义。磨玻璃影中见小叶间隔增厚，形成"铺路石征"和地图样分布，是肺泡蛋白沉着症的特征性 CT 影像学表现。HRCT 显示纵隔和对称性双肺门淋巴结肿大，肺内小结节影强烈提示结节病。吸气相和呼气相胸部 CT 检查发现空气潴留征对闭塞性细支气管炎的诊断有帮助。

不同 ILD 的 HRCT 特征和分布特点见表 1-10。

表 1-10　不同 ILD 的 HRCT 特征和分布特点

诊断	HRCT 特征	分布特点
IPF	网格状影、蜂窝样影、收缩性支气管扩张	外周、胸膜下、基底部、下肺野
非特异性间质性肺炎	磨玻璃影和网格状影	外周
COP	实变影	外周、支气管周围
急性间质性肺炎	实变影、磨玻璃影	弥漫性
脱屑性间质性肺炎	磨玻璃影和网格状影	下肺野
过敏性肺炎	磨玻璃影、小叶中央结节、气体陷闭（马赛克征）	上中肺野
结节病	肺门淋巴结肿大、结节影、沿支气管血管束分布的串珠样阴影	上中肺野
尘肺	结节影（可融合为大于 10mm 的结节，进行性大量纤维化）、肺门淋巴结肿大伴钙化	上中肺野

3. 磁共振成像（Magnetic Resonance Imaging，MRI）。

MRI 可进行横断面、冠状面、矢状面甚至各斜面的成像，且没有电离辐射，可提供结构和功能信息，在鉴别肺门和纵隔包块及淋巴结肿大等方面有重要作用，有助于ILD进展的评估和药物治疗反应预测、区分炎症性和纤维化肺内磨玻璃影（Ground-glass Opacity，GGO）。

MRI主要依赖H质子成像，而肺内含大量气体，H质子含量很低，所以MRI的作用仍然受限。20世纪90年代有研究利用吸入超极化^{3}He气体前后的图像变化来研究肺通气状况，后又经过多种尝试和研究，极大地推动了MRI在肺部疾病诊断中的应用和发展。研究发现3.0T MRI对ILD活动性的诊断符合率为75%，高于HRCT的58%。通过吸入超极化气体获得的气道MRI成像较H-MRI图有更高的灵敏度，已广泛应用于肺部各种疾病。

4. 正电子发射计算机断层显像（PET-CT）。

PET（Positron Emission Tomography）又称正电子发射断层成像，是一种先进的医学成像技术。PET通过将放射性同位素标记到参与人体组织血流或代谢的化合物上，实现对人体内部的全面、准确的显像。而PET与CT融合后的PET-CT，则进一步提升了成像精度和诊断能力，为临床医学提供了重要的工具，助力早期病灶发现和疾病诊断。

PET-CT使得解剖结构影像与功能、代谢、生化影像能够精确重叠。通过PET提供病灶功能与代谢的分子信息，结合CT提供的精确病灶解剖定位，人们可以一次性获得全身各个方位的断层图像。这种综合技术具有高度的灵敏度、准确性、特异度以及定位精确性，能够早期发现病灶和诊断疾病，为医生提供重要的临床参考信息。

（三）肺功能测定

大多数ILD患者肺总量（Total Lung Capacity，TLC）、功能性残气量（Functional Residual Capacity，FRC）和残气量（Residual Volume，RV）减少，一秒用力呼气容积（Forced Expiratory Volume in one second，FEV1）和用力肺活量（Forced Vital Capacity，FVC）下降，这些变化与TLC降低相关；FEV1/FVC比值通常正常或增加。疾病进展可致肺硬化加重与肺容量减少。有几种疾病行胸部影像学检查表现为肺间质性改变，但肺功能检测显示阻塞性气流受阻（结节病、过敏性肺炎中少见，但在结节性硬化和LAM中较常见）。研究显示，肺功能指标对评估IIP，特别是IPF和NSIP的患者预后有一定价值。

1. 肺通气功能检查：大多数ILD患者存在限制性通气功能障碍，表现为TLC、FRC、RV、FVC等降低。但是随着疾病恶化，肺的顺应性降低，肺容积下降明显，所以FEV1/FVC比值升高或正常。

2. 肺一氧化碳弥散量（Diffusion Capacity for Carbon Monoxide of Lung，DLCO）：DLCO下降是非特异性的，是由肺泡毛细血管床消失造成的，但更重要的原因是肺泡通气与灌注不匹配，如在结节病中，肺容积大幅下降，重度低氧血症，但DLCO正常或略微下降。若患者出现肺容积正常而DLCO重度下降，则需要考虑肺气肿、肺血管病累及肺间质或朗格汉斯细胞增生（Langerhans Cell Histiocytosis，LCH）。

3. 静息和劳力时的气体交换：心肺运动试验可以用于判断低氧血症和连续评估血氧饱和度，是判断疾病活动性和疗效的方法之一。

4. 肺功能的机械力学检测指标。

1）峰值压力：即吸气末气道压，是整个呼吸过程中气道的最高压力，应尽可能保持峰值压力小于 3.0kPa（40cmH₂O）。Stem 等报道 IPF 呼吸衰竭的患者在机械通气时峰值压力明显增高。为避免气道峰值压力过高，可用小潮气量和允许 $PaCO_2$ 适当升高的通气策略。

2）暂停压：又称屏气压或平台压，是吸气后屏气时的压力，当有足够的屏气时间（占呼吸周期的 10％或以上）时，暂停压可反映吸气时的肺泡压，正常值为 0.49～1.27kPa（5～13cmH₂O）。

应努力保证暂停压小于 3.43kPa（35cmH₂O），若高于该值，气压伤的发生率明显增高。

近年认为，暂停压比峰值压力更能反映气压伤的危险性，并且过高的暂停压及过长的吸气时间也增加肺内血循环的负荷。

5. 呼气末压力：表示呼气末肺泡内压，即在呼气末阻断或按压呼气屏气按钮所测得的呼气末肺泡内压。正常值为 0 kPa。

当无预制呼气终末正压（Positive End Expiratory Pressure，PEEP）而呼气末压力显示正值时，表示患者有肺内气体陷闭和内源性 PEEP（iPEEP），常见于 COPD。而终末期 IPF 仅个别患者有内源性 PEEP。

6. 吸气阻力：表示吸气末肺和气道对吸入气流的阻力。其计算公式为：

吸气阻力＝（峰值压力－暂停压）/吸气流速

正常值为 0.5～1.5kPa/（L·s）[5～15cmH₂O/（L·s）]，在气道痉挛、分泌物积聚、气道炎性反应及水肿时吸气阻力增加。

终末期 IPF 在机械通气时的呼吸阻力包括肺弹性阻力和胸壁阻力，肺弹性阻力增高明显；吸气阻力与 $PaCO_2$ 增加相关。

7. 呼气阻力：表示呼气时肺和气道的阻力。其计算公式为：

呼气阻力＝（暂停压－早期呼气压）/早期呼气流速

正常值为 0.3～1.2kPa/（L·s）[3～12 cmH₂O/（L·s）]，COPD、支气管哮喘、喘息性支气管炎患者呼气阻力增加。

8. 顺应性：单位压力变化所引起的肺容量改变。

静态肺顺应性（Static Compliance，Cst）＝潮气量/吸气末平台压，或潮气量/（吸气末平台压－PEEP），正常值为 60～100mL/cmH₂O。

动态顺应性（Dynamic Lung Compliance，Cdyn）＝潮气量/（气道峰压－PEEP），一般为 50～80mL/cmH₂O。

若静态顺应性及动态顺应性同时降低，则表示有肺实质病变，如弥漫性肺间质纤维化、肺不张、肺水肿、肺炎及气胸等。若静态顺应性正常而动态顺应性降低，则表示有小气道阻塞。

若静态肺顺应性升高，动态顺应性降低，为阻塞性肺气肿。

当静态肺顺应性小于 25mL/cmH₂O 时，撤机困难，若在疾病治疗过程中患者的顺应性逐步改善，则说明治疗有效。

顺应性是弹性阻力的倒数，顺应性小意味弹性阻力大。终末期 IPF 患者在机械通气时，其静态弹性阻力和动态弹性阻力增加，动态弹性阻力明显高于静态弹性阻力。

（四）心脏功能评估

在初始评估阶段需要和心力衰竭进行鉴别，检测项目包括心电图、血清利钠肽（血清脑利钠肽或氨基末端脑利钠肽前体）、超声心动图（Ultrasound Cardiography，UCG），评估是否有肺动脉高压或心脏并发症。

当 ILD 进展至中晚期时可能出现肺动脉高压，累及心脏，UCG 可帮助发现右心室扩张和（或）肥厚。

（五）支气管镜检查

支气管镜检查除可镜下直接观察病变，还可留取组织进行病理学活检或采集来自远端气道和肺泡的液体样本，即支气管肺泡灌洗液（BALF）。

支气管肺泡灌洗（Bronohoalveolar Lavage，BAL）有确认价值或者有助于诊断：找到感染原，如肺孢子菌；找到癌细胞；肺泡蛋白沉积症，BALF 呈牛乳样，过碘酸-希夫染色阳性；含铁血黄色素沉着症，BALF 呈铁锈色并找到含铁血黄素细胞；石棉小体计数超过 1 个/mL，提示石棉接触。分析 BALF 细胞成分在某种程度上可帮助区别 ILD。

在特定的疾病，如结节病、过敏性肺炎，弥漫性肺泡出血综合征（Diffuse Alveolar Hemorrhage，DAH）、肿瘤、肺泡蛋白沉积症，BALF 分析有助于不同类型的 ILD 的鉴别诊断。临床上 BAL 在确定疾病阶段及疾病进展或评估治疗反应中的作用尚不明确，并且 BAL 在临床评估和管理方面的作用有待探索。

（六）肺活检

肺活检是确认 ILD 的最重要的检查手段，相对于最初的疑诊来说，肺活检结果可以提供更好的治疗建议，特别是对于慢性过敏性肺炎、COP、RBILD 及结节病等。因此，当临床诊断存在疑虑时，应在治疗前进行肺活检。

活检方法包括经支气管镜肺活检（Transbronchial Lung Biopsy，TBLB）、经胸腔镜活检（Video-assisted Thoracic Surgery，VATS）、开胸肺活检（Open Lung Biopsy，OLB）和经皮穿刺活检。当淋巴结受累时，淋巴结活检可验证肺活检的诊断或提供病因诊断。

经支气管镜肺活检受取材部位和标本量的限制，对 ILD 的诊断价值有限。然而，对于表现为支气管中心分布或肉芽肿性疾病（如结节病）的病变，经支气管镜肺活检仍然可以作为一种诊断手段，同时也有助于排除感染性疾病、转移性肿瘤或肺泡癌。

经胸腔镜活检的发展，使得外科肺活检更加便捷。由于经胸腔镜活检对患者的伤害较小，因此患者更容易接受该检查。

开胸肺活检被视为诊断 ILD 最可靠的方法之一，可以确诊 90%～95% 的患者。开胸肺活检通过直接取出肺组织进行病理学分析，可以提供更准确的诊断结果。然而，该方法是有创性的，需要考虑患者的整体状况和手术风险等因素。

经皮穿刺活检在 ILD 诊断中应用较少。这主要是因为经皮穿刺活检所能获取的标本量较少，并且存在气胸合并症的发生率较高的限制。因此，经皮穿刺活检在 ILD 的诊断中通常不是首选的方法。

对于症状和体征不明显或呈进行性（发热、消瘦、咳血、脉管炎等）加重，影像学特征不明显，但有原因不详的肺外表现，临床出现急性变化的患者，在权衡活检利弊并自愿的前提下可进行肺活检。如患者存在经典影像学特征，如双肺基底部和外周的网格状影、蜂窝样影或收缩性肺不张，符合 IPF 诊断，则不需要再进行肺活检。

六、ILD 的共同发病规律

ILD 的共同发病规律是炎症＋纤维化。

（一）炎症

1. 中性粒细胞型肺泡炎：见于特发性纤维化、石棉肺。中性粒细胞增多，巨噬细胞比例降低。

2. 淋巴细胞型肺泡炎：见于肺结节病、过敏性肺炎、铍尘肺。淋巴细胞增加，巨噬细胞稍减少。

（二）参与肺间质纤维化的介质和细胞因子

1. 肺泡巨噬细胞释放：中性粒细胞趋化因子、多种蛋白酶、生长因子、黏附因子、IL－1、IL－8。

2. T 淋巴细胞释放：单核细胞趋化因子、巨噬细胞移动抑制因子、IL－2。

3. 中性粒细胞释放：胶原酶、弹性蛋白酶、氧自由基。

4. 肺泡上皮细胞分泌：肿瘤坏死因子 α（TNF－α）、转化生长因子 β（TGF－β）、IL－8。

七、鉴别诊断

考虑疾病的治疗和预后，常需对 ILD 进行鉴别诊断。ILD 诊断需结合病史、体格检查、影像学检查、肺功能等综合评估。首先应明确是否为 ILD，再明确属于哪一类，并进一步寻找 ILD 病因进行鉴别诊断。经多种检查分析后仍不能确定种类的 ILD，则被归于特发性肺纤维化。ILD 的鉴别诊断见表 1－11。

表 1－11　ILD 的鉴别诊断

项目	内容
特发性肺纤维化	特发性肺纤维化慢性起病，病程一般相对较长，平均约 2 年（2 个月至 5 年），全身性症状较少，杵状指多见，胸部 X 线片绝大多数表现为间质性异常阴影，见蜂窝肺，3/4 病例肺容积缩小。典型的 HRCT 表现以双下肺基底部为主，胸膜下分布网格状影、蜂窝样影，牵拉性支气管和细支气管扩张，肺结构扭曲变形，无或少量的磨玻璃影，无小结节影

项目	内容
肺结节病	结节病是一种病因未明、累及全身多系统的良性肉芽肿性疾病，最常见双侧肺门和纵隔内淋巴结受累。肺结节病的常见临床表现为两侧肺门淋巴结对称性增大，伴或不伴肺浸润影（沿支气管血管束分布的小结节影、网状影及蜂窝样影，以双上肺分布为主），虽然BALF淋巴细胞比例增加，但淋巴细胞亚群CD3+CD4+/CD3+CD8+比值升高。TBLB可见非坏死性肉芽肿性病变
肺内恶性肿瘤	肺内及肺外肿瘤的肺内淋巴管转移、原发性细支气管肺泡癌、弥漫性非霍奇金淋巴瘤、白血病的肺内浸润等恶性病变在影像学上类似ILD改变。ILD容易发生癌变，故需鉴别。临床上多有消瘦、淋巴结增大、衰竭等表现，符合恶性肿瘤的临床经过。痰脱落细胞学、纤维支气管镜检查及肺活检可确诊
石棉肺	与特发性肺纤维化的临床表现极为相似，病变在胸膜下区，表现为网织结节样、小叶间隔增厚、蜂窝样改变。不同之处在于石棉肺患者有石棉接触史，CT示肺实质纤维素条带和胸膜斑，BALF细胞涂片或肺活检可见石棉小体
类风湿性关节炎	类风湿因子和抗核抗体阳性也可见于部分特发性肺纤维化，类风湿性关节炎相关的间质性肺炎与特发性肺纤维化的临床表现也极为相似，病变在胸膜下区，表现网织结节样、小叶间隔增厚和蜂窝样改变。但类风湿性关节炎相关的间质性肺炎除肺部表现外，还有全身关节尤其是小关节的疼痛、僵硬、变形等表现，类风湿因子滴度增高明显，可伴胸膜炎。少数类风湿性关节炎因以肺的损害表现在前，关节炎表现在后，易被诊断为特发性肺纤维化
肺泡蛋白沉积症	发病多隐匿，活动后气促，可进展至静止状态仍感气促、咳白色或黄色痰。全身性症状不明显，可继发肺部感染出现相应症状。肺底可闻及少量捻发音，重症呼吸衰竭时有相应体征。影像学表现为两肺弥散性磨玻璃影，可进展出现斑片影和融合实变影，常伴支气管气相。肺内病灶不均匀分布，肺门附近较明显，似心源性肺水肿，HRCT显示病灶呈"地图状"改变，小叶间隔不规则增厚，呈"铺路石征"
肺出血-肾炎综合征	好发于青中年男性，病程长短不一，以肺弥散性出血、肺泡内纤维素沉着、肾小球肾炎为特征。首发症状为咯血，可伴发热、咳嗽、气促。病理学表现主要为广泛的新旧不一的肺泡内出血，肺泡腔可见含铁血黄素巨噬细胞，局灶性肺泡纤维化。荧光染色有肺泡基底膜抗体沉着。血清中抗肾小球基底膜抗体及抗中性粒细胞胞质抗体滴度升高。影像学表现为弥散性点状浸润阴影，从肺门向外周散射，肺尖少见
肺部感染性疾病	NSIP的临床表现缺乏特异性，易被诊断为肺部感染性疾病。病毒性肺炎表现为间质性肺炎，多有发热、上呼吸道感染、周身不适等，病程在2周左右，影像学表现一般在2周后逐渐恢复正常。支原体肺炎也表现为间质性肺炎，多以上呼吸道感染起病，突出症状为刺激性干咳，血清冷凝集试验阳性，支原体抗体效价增高，红霉素等大环内酯类药物治疗有效，病程在2~3周，影像学表现一般在3周后恢复正常。细菌性肺炎常有发热、咳嗽、咳黄痰等症状，局限性肺实变征或湿啰音，血白细胞计数增高，影像学表现多为局部肺浸润或实变，抗生素治疗有效

第二章　X线基础理论与应用

第一节　X线成像的基础理论

一、X线的发现

X线是 1895 年 11 月 8 日德国物理学家威廉·康拉德·伦琴（Wilhelm Conrad Roentgen）在研究阴极射线管时，用一个高真空玻璃管和一台能产生高压的小型机器做实验时偶然发现的。伦琴将自己的发现于 1896 年 1 月 23 日正式对外公布，由于不明白这种射线的性质，故将这种射线用未知数"X"代表，称为 X线（X-ray），后来人们为了纪念他，又称之为伦琴射线。1895 年 12 月 22 日，伦琴为夫人拍摄了世界上第一张手的 X线片，并于 1901 年获得了诺贝尔物理学奖。X线得到了广泛的应用，为医学领域的发展做出了重要贡献，成为现代医学不可缺少的一部分。

二、X线的产生

X线的本质是一种电磁波，肉眼是不可见的，它具有光的一切特性，有明显的波粒二象性。X线的物理效应和化学效应是探测和成像的基础，其生物效应是放疗及辐射损伤的依据。X线管（X-ray Tube）是产生 X线的关键部件，包括阴极、阳极和玻璃罩，在阴极和阳极之间给电子加速的高压称为管电压，通过阴极灯丝发射的电子群，被管电压加速后撞击到阳极钨靶上，这种加速后的电子群称为管电流。

X线的产生见图 2-1。

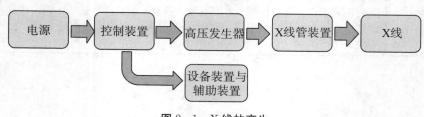

图 2-1　X 线的产生

（一）X线管

X线管是X线机的核心部分，它的功能是将电能转换成X线能。X线管是热阴极真空管，阴极主要是由钨制灯丝、阴极头、阴极套和玻璃芯等组成，阳极由靶面和阳极体组成，一般都用钨靶制造。以低电压电流通过阴极灯丝，灯丝发热而产生电子群；阳极的钨靶用以阻挡快速运行的电子群；阴极头中装置灯丝的地方被加工成圆弧直槽或阶梯直槽，对灯丝发射的大量电子群进行聚焦；玻璃壳用来支撑阴、阳两极和保持管内的真空度。

为了防止产生气体放电，必须保证高真空度。在X线管的两极加以高电压（40～150kV，一般为40～90kV），则电子以高速从阴极向阳极运动撞击钨靶突然受阻，产生X线和大量的热能。钨原子序数大（74）和原子量高，具有高度放射X线性能，且可容大量的热能（钨的熔点为3150℃）。由于钨的导热率小，所以把钨靶嵌入无氧铜制成的阳极体来提高阳极头散热，因为无氧铜的热传导率很高。

根据目前X线管的发展，先后出现了气体电离式X线管、固定阳极式X线管、旋转阳极式X线管及各种特殊X线管。固定阳极式X线管的主要缺点是焦点尺寸大、瞬间负荷功率小，现多数设备主要为旋转阳极式X线管，其优点是瞬间负载功率大、焦点小。目前旋转阳极式X线管的功率多为20～80kW，高者达150kW，有效焦点多为1～2mm，微焦点为0.05～0.30mm，大大提高了X线影像的清晰度。

X线管结构示意图见图2-2。

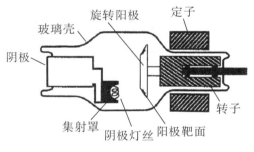

图2-2　X线管结构示意图

（二）高压发生器

高压发生器主要由高压变压器、灯丝变压器、高压整流器以及高压电缆、插头和插座等组成，安装在钢板制成的设备箱内，箱内充满绝缘油起绝缘及散热作用。

1. 高压变压器：高压变压器是产生高电压并为X线管提供高压电能的部件。它由铁芯、初级绕阻圈、次级绕阻圈、绝缘材料及固定件等组成。高压变压器需浸在绝缘油中使用，绝缘油具有很好的绝缘能力和流动性，既满足绝缘要求，又起到散热作用，可提高各部件间的绝缘性能和散热效率。高压变压器要求结构紧凑、体积小、重量轻，负载时内部不产生过大的电压降。

2. 灯丝变压器：灯丝变压器是供X线管灯丝加热用的降压变压器，一般功率100W左右。灯丝变压器的次级绕组圈在电路中与高压变压器次级绕组圈的一端相连，电位很高；故初级绕组圈、次级绕组圈间应具有很高的绝缘强度，这是灯丝变压器的一个主要特点。灯丝变压器由铁芯、初级绕阻圈和次级绕阻圈组成。铁芯是用涂漆硅钢片以交错叠片的方法制成"口"字或"C"字形，有的绕阻的一臂叠成阶梯形。灯丝变压器的铁芯多为"C"字形，高频铁芯用铁氧体。初级绕阻圈电流小，用直径为 0.19～0.51mm 的漆包线；次级绕阻圈电流较大，用直径为 0.80～2.11mm 的漆包线；分数层绕在阶梯臂上，层间有绝缘纸，总匝数多为数万到数十万，初级绕组圈和次级绕组圈之间必须用绝缘性更高的绝缘筒作为绝缘材料。

3. 高压整流器：高压整流器是将高压变压器次级绕组圈输出的交流电压变为脉动直流电压的电子元件。现代 X 线机的高压整流器都采用半导体部件，利用它将高压变压器次级绕组圈输出的交流电变成脉冲直流电压；高压整流器供电给 X 线管两极，使 X 线管始终保持阳极为正、阴极为负。现在的 X 线机的高压整流器都采用高压硅整流器，称为高压硅堆。它在使用时要求浸入油中，油温不得超过 70℃，且方向峰值电压不得超过额定值，以防击穿损坏，高压硅堆的反向耐压很高，一般不会反向击穿。它具有绝缘性能好、体积小、性能稳定、机械强度高、寿命长和正向电压降小等优点。

4. 高压电缆、插头和插座：目前多用非同轴高压电缆，它的结构由内向外分为导电芯线层、高压绝缘层、半导体层、金属屏蔽层和保护层（图 2-3）。大、中型 X 线机的高压发生器和 X 线管需要特制的高压电缆，将高压发生器产生的直流高压输送到 X 线管两端，同时把灯丝加热电压输送到 X 线管的阴极。高压插头及插座是连接高压电缆、高压发生器和 X 线管的器件。因处在高电压下工作，其耐压要求很高，多采用机械强度大、绝缘性能好的压塑性材料或橡胶等制成。高压插头的底部压铸有三个铜制插脚，插脚的根部有一个小孔，导电芯线由此孔伸出，并焊接在插脚根部的沟槽内，与金属屏蔽层相焊接。高压插座的底部有三个压铸的铜制接线柱，接线柱上端钻有约 1cm 深的圆孔，便于高压插头上的插脚插入。为了便于维修，各个设备厂家生产的高压插头和插座都符合国际电工委员会（International Electrotechnical Commission，IEC）标准。

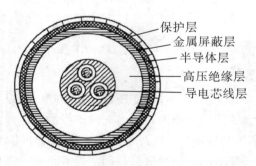

图 2-3 非同轴高压电缆结构

中、高频高压发生器：工频 X 线机已有 100 多年的历史，但是它还有许多缺陷，如体积和重量大、输出波形纹波系数高、X 线剂量不稳定、曝光量的准确性和可重复性差、软射线成分多等。经过数年努力，利用直流逆变电路将高压发生器的工作电源由工作频率（50Hz 或 60Hz）提高到中频（400Hz～20kHz）甚至高频（30～100kHz）。中、高频高压发生器的工作原理是采用直流逆变控制电路，经过整流、平滑后变为直流高压，再经过逆变后变为中频或高频电压，经升压、整流及滤波过程，以近似于直流的、脉动率低的稳定电源供 X 线管使用。

（三）控制台

X 线机使用时，必须要有控制装置才能调节所需要的各种技术参数。控制台主要用以调节通过 X 线管两极的电压和通过阴极灯丝的电流，分别控制 X 线的质和量。控制台是 X 线设备的控制中心，它控制 X 线机的机械部分的运行与停止，控制 X 线的产生与停止，控制各种功能的准备与运行的过程及状态。目前大型 X 线机基本上都使用计算机来控制。

1. 机械控制：控制 X 线机的机械部分的运行与停止，并准确到达预定位置，其主要靠电机的驱动与停止实现自动，靠电磁铁的吸合与放开实现。

2. 射线控制：精确控制 X 线的发出及结束时间。X 线机的电源电路是给自耦变压器供电的电路，是整机的总电源，电源电路控制的意义在于通过电源电路自动调整外部输入电源的高或低的非标准电源，使整机工作电源始终处于安全的电源环境中。X 线管的灯丝加热电路通过灯丝变压器给 X 线管灯丝加热，灯丝次级电路与 X 线管阴极灯丝相连。管电流决定了 X 线量的大小，管电流的大小取决于灯丝发射电子，发射电子数目取决于灯丝加热温度，灯丝温度取决于 X 线管灯丝加热电压。旋转阳极式 X 线管的功率取决于阳极的散热速度，散热速度主要受阳极旋转速度的约束，如果阳极旋转速度尚未达到额定值时曝光，将会造成 X 线管的阳极钨靶损坏，造成 X 线管故障。高压发生电路通过变压给 X 线管两端加入高压，故分为高压初级、次级两部分，次级经过整流直接连于 X 线管阴、阳极两端。限时电路精确地控制与限定高压发生器电路的工作时间，决定 X 线发出与结束的时间，使预选时间与实际发生射线时间完全一致，以便获得稳定 X 线的检查效果。

3. 安全保护控制：一台 X 线机的任何部件出现故障时，首先是安全保护系统发挥作用，使整机停止工作。目的：一方面防止设备故障导致损坏扩大，另一方面提示维修人员需要对设备检修。可依据设备的故障提示引导维修人员直接进入设备故障区域，以便快捷地排除故障原因。

三、X 线的能谱

（一）连续 X 线

连续 X 线又称为韧致辐射，是 X 线管中高速运动的电子与靶物质原子核相互作用产生的，主要取决于 X 线管两极间的管电压，如管电压升高，阴极电子获得的能量就变大。因此，连续 X 线的最短波长只与管电压有关，管电压越高，所产生的 X 线波长越短。连续 X 线与可见光相似，是包含多种能量光子的混合射线。

根据经典的电磁学理论，当具有一定能量的高速电子进入原子核附近的强电场区域，然后飞离强电场区域完成一次电子与原子核的相互作用时，高速电子运动的速度和方向必然发生改变。在此过程中，电子损失的能量转变为连续 X 线。单位时间内到达靶面的电子数目多，且每个高速电子与靶物质原子作用的相对位置不同，具有的能量不同，相互作用对应的能量损失也不同。所以 X 线管发射出的 X 线是一束波长不等、光子频率也互不相同的混合射线。连续 X 线光子的能量取决于电子接近核的情况、电子的能量、核电荷。

（二）特征 X 线

特征 X 线又称为标识 X 线，是高速电子没有与靶物质原子的外层电子产生作用，而是与靶物质原子的内层电子相互作用产生的。当在 X 线管电压下加速的电子能量大于靶物质原子内层电子的结合能时，就有部分高速电子将内层轨道电子撞脱出，使其离开原子成为自由电子，使原子内电子层出现一个电子空位，靶物质原子处于不稳定的激发态。这样，按能量分布最低的原则，处于高能态的外壳层电子要向内壳层跃迁填补其电子空位，释放出的多余能量，等于电子跃迁前、后两能级之差的特征 X 线的能量。由于不同的靶物质原子结构不同，其产生的特征 X 线的波长也不同。由靶物质原子决定的 X 线表征靶物质的原子结构特性，而与其他因素无关，故称为特征辐射或特征 X 线。

某一元素有几层轨道电子，便可能有几种特征 X 线。当钨靶原子的 K 层电子被撞脱后，其出现的 K 电子空位由 L、M、N、O 等能级较高的壳层电子或自由电子跃入填充后，便产生能量不同的 K 系特征 X 线；同样当 L 层电子被撞脱，便产生 L 系特征 X 线，依此类推。外层电子由于能级差甚小，只能产生紫外线或可见光等低能量范围的光子。从前面的讨论可知，只有当入射电子的动能大于靶物质原子的某一壳层电子的结合能时，才能产生特征 X 线。而入射电子的动能完全由管电压决定。随着靶物质原子的原子序数增加，特征 X 线能量也会增加（表 2-1）。X 线管产生的射线谱是由连续 X 线和特征 X 线叠加而成的。但特征 X 线只占很少一部分。医用 X 线主要使用连续 X 线。

表 2-1　几种靶物质产生 K 系、L 系特征 X 线的激发电压

靶物质	原子序数	K 系激发电压（keV）	L 系激发电压（keV）
铅（Pb）	82	88.00	15.86
钨（W）	74	69.51	12.09
钼（Mo）	42	20.00	2.87
铜（Cu）	29	8.89	0.95
铝（Al）	13	1.56	0.09

四、X 线的基本特性

X 线是电磁波谱中的一部分，属于电离辐射。其波长介于 γ 射线和紫外线之间，是具有电磁波和光子双重特性的一种特殊物质。就其本质而言，X 线与可见光、红外线、紫外线、γ 射线完全相同，都是电磁波，只不过 X 线的频率很高，在 $3\times10^{16}\sim3\times10^{2}$ 之间，波长很短，在 $10^{-3}\sim10$nm 之间。X 线与可见光一样，有衍射、反射、折射、偏振

等现象，说明 X 线具有波动性。X 线是一种横波，其传播速度在真空中与光速相同，可以用波长、频率等物理量来描述。X 线的波动性不能解释 X 线的光电效应、荧光作用、电离作用等，只能用 X 线的粒子性做出解释。

X 线在传播时，突出地表现了波动性，并有干涉、衍射等现象；X 线与物质相互作用时，则突出地表现了粒子特征，具有能量、质量和动量。所以说 X 线具有波粒二象性。X 线只有运动质量，没有静止质量。

（一）穿透作用

X 线波长很短，具有很强的穿透作用，能穿透一般可见光不能穿透的各种不同密度的物质，并在穿透过程中受到一定程度的吸收。光子能量越大，产生 X 线波长越短，对物质的穿透作用越强。X 线的穿透作用与 X 线管电压密切相关，管电压越高，所产生的 X 线的波长越短，穿透作用也越强。反之，管电压越低，所产生的 X 线波长越长，其穿透作用也越弱。X 线的穿透作用还与被照体的密度和厚度相关，X 线的穿透作用是 X 线成像的基础（表 2－2、图 2－4）。

表 2－2　X 线对人体组织的穿透作用

易透性	中等透性	不易透性
1. 气体 2. 脂肪组织	1. 结缔组织 2. 肌肉组织 3. 软骨组织 4. 血液	骨骼

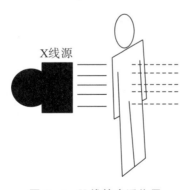

图 2－4　X 线的穿透作用

（二）荧光作用

X 线能激发荧光物质，使之产生肉眼可见的荧光。某些荧光物质受到 X 线照射时，物质原子发生电离或被激发处于受激发状态。当被激发的原子恢复到基态时，电子的能级跃迁辐射出可见光和紫外线光谱，即荧光，这种物质间的作用称为荧光作用。利用这一作用可以制造增感屏、荧光屏、影像增强器中的输入屏和输出屏，测量辐射量的闪烁晶体也是利用荧光作用制造的。荧光作用是进行透视检查的基础。

（三）热作用

X 线被物质吸收后绝大部分最终转变为热能，使物体温度升高。测定 X 线吸收剂量的量热法就是依据这个原理研究出来的。

（四）电离作用

物质受到 X 线照射，原子核外电子脱离原子轨道，这种作用称为电离作用。X 线通过空气时，可使空气产生正负离子而成为导电体。空气的电离程度，即其所产生的正负离子量，与空气所吸收的 X 线量成正比，所以可以利用测量电离电荷的程度来计算 X 线的量。电离作用是 X 线损伤和治疗的基础。

（五）化学和生物效应

X 线能使胶片乳剂感光，使很多物质发生光化学反应。目前已有各种感光及分辨性质不同的胶片用于不同的 X 线照相。另外，某些物质经 X 线长期照射后，其结晶体脱水渐渐改变颜色，称为着色作用或脱水作用，如氯化钡、铅玻璃、水晶等都可发生脱水作用。X 线通过机体后被吸收，就与体内物质产生相互作用，由属于物理性质的电离作用开始，随即在体液和细胞内产生一系列的化学作用，最终使机体和细胞产生生理和生物方面的改变。生物细胞特别是增殖性强的细胞，经一定量的 X 线照射后，可产生抑制、损伤甚至坏死。人体组织吸收一定量的 X 线后，视其敏感程度不同而出现种种反应，这个特性可在肿瘤放疗中得到充分应用。当然，X 线对正常人体组织也可能产生损伤作用，故应注意对非受检部位和非治疗部位的屏蔽防护，同时 X 线工作者也应注意自身防护。

第二节　X 线的成像原理

X 线射源、被照体和影像接收器是构成 X 线摄影系统的三大要素。X 线射源发出的 X 线经过被照体后衰减到达影像接收器，影像接收器接收衰减信号，经过计算机处理形成 X 线影像，最终经人眼阅读形成视觉影像。X 线之所以能使人体在荧光屏或胶片上形成影像，一方面是基于 X 线的特性，即其穿透作用、荧光作用、热作用、电离作用等，另一方面是基于人体是复杂的信息源，人体组织器官的密度、厚度、形态、生理功能等不同，当 X 线透过被照体各种不同组织结构时，它被吸收的程度不同，所以到达荧光屏或 X 线片上的 X 线量有差异，这样，在荧光屏或 X 线片上就形成黑白对比不同的影像。

在临床应用中，人眼不能直接感知和识别这些信息，需要借助信息载体将人体的这些信息检测出来，形成可见的医学影像。X 线影像的形成：以 X 线作为信息载体，以荧光屏、屏－片系统或数字摄影的接收器等作为能量检测和信息转换的介质，形成 X 线影像，实质上是一种信息传递、能量传递与转变的过程。图 2－5 是屏－片系统的影像信息链示意图，描述了 X 线影像的形成与影像学诊断阅片的信息传递过程。

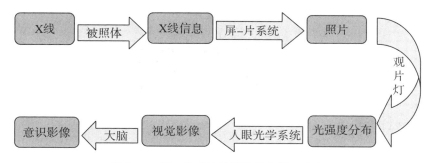

图 2-5　屏-片系统的影像信息链示意图

　　X线影像的形成应具备以下三个基本条件：第一，X线具有穿透作用，能够穿透被照体的组织结构。当X线通过被照体时，其能量足够大，能够透过组织结构，而不被其阻挡或吸收。这使得X线能够到达探测器或感光介质，为形成影像提供必要的信号源。第二，被穿透的组织存在密度和厚度的差异。不同组织的密度和厚度不同，因此对X线的吸收量也不同。高密度组织（如骨骼）对X线的吸收量较大，而低密度组织（如肌肉和脂肪）对X线的吸收量较小。这种差异导致透过被照体的剩余X线量不同，为形成影像提供了差异性信息。第三，这些有差异的剩余X线量仍是不可见的，需要经过显像才能进行观察和分析。通过将剩余X线量转化为可见光或数字信号，可以将X线信息转化为影像。常用的显像方式包括通过X线片或荧光屏进行照片显像，或者使用数字X线系统将X线转化为数字图像。

　　在实际中，组织密度和厚度这两个因素综合地影响X线成像的质量。因此，组织器官的密度和厚度的差别，是产生影像对比的基础，是X线成像的基本条件。

　　不同厚度组织器官与X线成像的关系见图 2-6。

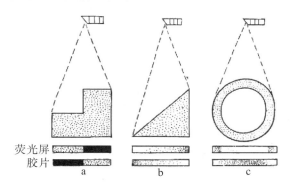

图 2-6　不同厚度组织器官与 X 线成像的关系

注：a、b、c 代表不同厚度组织器官。

第三节 X线检查方法

一、普通检查

（一）透视检查

透视检查简称荧光透视，是一种简便、经济而常用于胸部的检查方法。进行透视检查时，需将受检部位置于X线管和荧光屏之间。透视检查除观察形态大小，还可观察器官的生理性运动，如呼吸运动、心脏和大血管的搏动、胃肠道的蠕动和排空等。

透视检查在荧光屏上所显示阴影的亮度不够强，比较轻微的病变和细小的结构不易显示，较厚和较密实的部位则基本不易透过而显示不清晰，所以透视检查适用于胸部以观察肺、心脏和大血管、胃肠等。在骨骼系统，透视检查一般用于观察四肢骨骼的明显病变，如骨折、脱位、骨骼异常等，对于颅骨、脊柱、骨盆等部位均不适用。对腹部病变，除观察膈下积气和胃肠道梗阻、积气、积液、致密的异物外，一般不选择透视检查，行消化道钡餐检查和钡剂灌肠检查就必须用透视检查。

透视检查的优点在于比较简便、经济，准确性比较高，可立即得出初步诊断，而且可以直接观察器官解剖结构和运动功能；在透视检查过程中能够根据需要变换体位，以发现更多的病变信息。其主要缺点有：不能显示轻微改变和观察较厚的部位，而且不能永久保存记录，不能提供随时观察或复查比较。以前透视检查在暗室中进行，所以在检查开始前应充分做好眼的暗适应，否则轻微改变不会被发现，造成检查部位病变遗漏。暗适应需要10分钟左右。后来使用了影像增强装置，荧光屏显示亮度大大提高，透视检查就可以不在暗室中进行。

在透视检查前医生应详细告知受检者透视的步骤、目的及注意事项等，并尽量脱去有扣子或较厚的衣服，除去一切体外物品如饰物、膏药、敷料等，告知体内是否有手术治疗植入物等，以免造成混淆阴影引起漏诊、误诊。

（二）X线摄影

X线摄影是一种常用的主要检查方法。摄影时需将受检部位置于X线管与胶片（成像板）之间，紧贴胶片（成像板），并要求固定不动。胸部和腹部X线摄影时需受检者屏住呼吸，否则图像会有模糊影。X线摄影检查前必须将受检者体外物品如饰物、敷料等除去，以免造成混淆阴影而导致漏诊、误诊。X线摄影检查可用于人体的各个部位。最常用的摄影位置为正位，其次为侧位。四肢骨关节和脊柱等，需要同时摄影正位及侧位。其他的摄影位置包括斜位、轴位、切线位等。

摄影检查的优点在于能使人体厚薄不均的各部结构较清晰地显示，并可以永久保存记录，以便随时研究或复查对比，观察受检者的病情演变；摄影能将较小的病变显示，并且诊断准确性高。缺点是检查的区域为胶片大小所限制，不能观察运动的部位，而且检查费用比较高。在实际工作中透视检查和 X 线摄影检查是相互辅助应用于临床的，因此，常常两种检查方法并用，取长补短，为诊断提供更全面的信息。近年来，随着技术的快速进步，设备的负荷量大大提高，X 线摄影采用距离为 180~200cm 和短时间曝光摄影，这样的影像近似于物体实际大小，因此能用于病变大小、心脏和大血管的测量等。

二、特殊检查

（一）体层摄影

普通 X 线摄影是 X 线照射人体组织后投影的所有影像重叠在一起的总和影像。所检查的感兴趣层面上的影像因前后重叠，不能清晰显示组织结构。体层摄影可以获得特定层面上组织结构的影像，并将不属于该层面的结构在投影过程中去掉。体层摄影通常用于普通 X 线片难以清晰显示、存在较多重叠或处于深处的病变位置。它可以帮助了解病变内部结构是否存在钙化、空洞或破坏，以及病变边缘是否锐利、病变大小和位置等，还可显示主气管、支气管腔有无狭窄、扩张或堵塞情况。此外，体层摄影还可以配合造影检查，以观察选定层面的结构和病变之间的关系。

（二）放大摄影

放大摄影是根据投影学原理，将受检部位和 X 线片之间的距离增加，使投照的影像扩大，但较模糊失真。焦片距与肢片距是影响影像放大的两个主要因素。当焦片距一定时，物体影像放大就取决于肢片距。肢片距越远，影像放大就越大；如果肢片距保持不变，焦片距越近，影像放大越大。

图像放大对影像质量的影响小于变形。对于临床需要测量部位的图像，如心胸比例等，影像放大则是主要矛盾。此时，焦片距的确很重要，心脏测量要在 200cm，以缩小放大率、模糊阈值。国际放射学界公认，当图像上的半影模糊值小于 0.2mm 时，人眼观察影像毫无模糊之感；当半影模糊值等于 0.2mm 时，人眼观察影像开始有模糊之感。故 0.2mm 的半影模糊值就是模糊阈值。因此，无论焦点尺寸、物片距离、焦片距怎样变化，其半影模糊值不应超过 0.2mm。

这种放大摄影可用于显示细致结构，从而观察有无早期和细微的改变。

（三）高千伏摄影

利用 120kV 及以上管电压进行 X 线摄影（高千伏摄影）时，人体组织对 X 线的吸收以康普顿散射为主，各部分结构影像密度受原子序数和身体厚度的影响减少。由于 X 线穿透作用强，能穿过受照射的所有组织，可在致密影像中显示出隐蔽的病变。由于高千伏摄影散射线增加，因此滤线栅的栅比在 12：1 以上。使用滤线栅可滤过散射线、减少毫安秒（mAs）、提高图像对比度、提高信噪比，特别是对胸部纵隔结构显示清晰。

高千伏摄影的优点：①可得到层次丰富的影像，提供更多的诊断信息。②降低了毫安秒，减少患者接受的 X 线辐射剂量。③缩短曝光时间，减轻因患者运动造成的影像模糊。④保护设备，减轻 X 线管的负荷，延长 X 线机的使用寿命。⑤曝光宽容度提高，有利于摄影条件的选择。高千伏摄影的缺点主要是散射线增多，影像图片的灰雾度增加，影像的对比度下降。所以，实施高千伏摄影必须在 X 线管窗口前增加滤过和使用滤线设备消除散射线，以获得高质量的 X 线影像资料。

（四）软 X 线摄影

软 X 线摄影多用于乳腺，显影效果好。软 X 线摄影于 1913 年由德国的 Saloman 开始研究。1930 年美国的 Warren 采用细颗粒胶片及增感屏技术进行乳腺摄影。1960 年美国的 Egan 采用低千伏、大毫安秒、无增感屏的方法进行乳腺摄影，拍摄出的图像质量有所提高。1970 年法国首先推出专用于乳腺及软组织摄影的钼靶 X 线机。

利用钼靶、钨靶或铬靶等材料做的 X 线管靶面，用低的管电压以产生软 X 线进行摄影。由于波长长，软组织的影像分辨率高。软 X 线摄影主要用于乳腺癌的普查和诊断。软 X 线摄影是当前乳腺癌早期诊断的重要手段之一。

三、X 线对比剂的临床应用

（一）X 线对比剂的引入途径

X 线对比剂的引入途径主要分为直接引入和间接引入两种。

1. 直接引入：除胃肠钡餐造影可以口服外，大多都需要医疗器械辅助，如导管、穿刺针等，将对比剂引入管道或目标器官中，如将对比剂经气管内导管注入支气管内行支气管造影，将碘对比剂经尿道内导尿管注入膀胱中行膀胱造影，将钡剂或碘对比剂经肛管注入结肠内行对比剂灌肠造影，将碘对比剂经心室内导管注入行心血管造影，穿刺血管或向血管内插入导管注入碘对比剂以行血管造影等。

2. 间接引入：又称生理积聚。将碘对比剂通过口腔或经血管注入人体后，使其选择性地从一个器官排泄出来，暂时存在于实质器官或通道内而显影。将碘对比剂经手部静脉注入到达肾实质或肾盂造影、口服胆囊造影和静脉胆道造影等都是常用的利用生理积聚的造影方法。

（二）X 线对比剂应具备的条件及分类

X 线对比剂应具备下列条件：①无味、无毒性，不引起不良反应；②对比度强，显影清晰；③价格低廉，使用方便；④易于吸收和排泄；⑤理化性能稳定，久储不变质。但目前所使用的 X 线对比剂不能完全满足上述要求。

X 线对比剂可分为阴性对比剂和阳性对比剂。常用对比剂简述如下。

1. 气体：一种阴性对比剂，常用的有空气、氧气、二氧化碳及笑气（N_2O）等。空气在人体内较其他气体吸收慢，便于追随观察，但所引起的反应较大。空气和氧气进入血液循环后，可引起气体栓塞，故应加以注意。二氧化碳反应小，溶解度大，即使进入血液循环，也不致产生气体栓塞，但因吸收快，必须尽快完成检查。气体造影主要用于蛛网膜下腔、关节腔、腹腔、腹膜后等。

2. 硫酸钡：一种阳性对比剂，属于难溶性固体 X 线对比剂。目前应用最多的是由医用硫酸钡粉制成的钡糊（稠钡剂）和混悬液（稀钡剂），亦可制成胶浆。稠钡剂黏稠度高，含有 70% 左右硫酸钡，用于食管或胃的黏膜造影。硫酸钡混悬液含有 50% 左右硫酸钡，用于胃肠道造影。钡胶浆则可用于支气管造影。纯净硫酸钡为白色粉末，无毒性，目前多制成高浓度、低稠度、涂布性良好的钡胶浆，与产气剂、消沫剂共用，行胃肠道双重对比造影。

3. 含碘化合物：这一类都属于阳性对比剂。碘与不同物质化合形成不同的含碘化合物，主要分为无机碘化物、有机碘化物及碘化油三类。由于无机碘化物含碘量高、刺激性大、不良反应多，现在临床上已经较少应用。

1）主要经肾脏排泄的水溶性有机碘化物：此类对比剂大多数为三碘苯环的衍生物，它们在水中溶解度大、黏稠度低，能制成高浓度溶液。注入血管后迅速经肾脏排泄，少量经肝、胆排泄。在体内代谢过程中一般不放出或极少放出游离碘，血管注射后反应小，除用于泌尿系造影外，还被应用于心脏和各种血管的造影。注意预防对比剂诱发的急性肾损伤。经血管注入的水溶性有机碘化物对比剂大体分为离子型和非离子型，它们在结构上都是三碘苯环的衍生物，可以分为单体对比剂和双体对比剂两类，双体对比剂每个分子含有两个三碘苯环，含碘量比单体对比剂高。

2）主要经肝脏排泄的有机碘化物：此类对比剂为排泄性胆系对比剂，分为口服和静脉注射两类，目前几乎不用。

3）油脂类对比剂：常用的有碘化油，含碘浓度为 40%，黏稠度较高，不溶于水，可溶于乙醚。直接注入检查部位形成组织密度对比，显示腔道的形态结构。碘化油几乎不被人体吸收，绝大部分由注入部位直接排出体外，少量残留的碘化油在肺泡内或进入腹腔，可长达数月至数年之久，形成肉芽肿。目前碘化油应用较少。

常用的碘对比剂和理化性质见表 2-3。对比剂肾病风险评分与对比剂肾病和透析风险的关系见表 2-4。

表 2-3　常用的碘对比剂和理化性质

分类	结构	通用名	商品名	分子量（MW）	碘含量（mg/mL）	渗透压（mOsm/kg H_2O）
第一代（高渗对比剂）	离子型单体	泛影葡胺	安其格纳芬	809	306	1530
第二代（次高渗对比剂）	非离子型单体	碘海醇	欧乃派克	821	300 350	680 830
		碘普罗胺	优维显	791	300 370	590 770
		碘帕醇	碘必乐	777	300 370	680 800
		碘佛醇	安射力	807	320 350	710 790
		碘美普尔	典迈伦	777	300 400	521 726
	离子型单体	碘克酸	海赛显	1270	320	600
第三代（等渗对比剂）	非离子型单体	碘克沙醇	威视派克	1550	320	290

表 2-4　对比剂肾病风险评分与对比剂肾病和透析风险的关系

风险评分（分）	肾病风险（%）	透析风险（%）
≤5	7.5	0.04
6~10	14.0	0.12
11~16	26.1	1.09
>16	57.3	12.60

四、X 线检查方法的选择和临床应用评价

（一）检查方法的选择

X 线检查方法有很多，如何正确选择和综合应用以达到诊断目的十分重要。检查方法的选择应以临床要求和检查部位为依据，一般是先简单、后复杂，但也有灵活性，根据具体情况综合应用。透视检查是最简单的方法，胸部检查可首先采用。又如肠梗阻，往往需要透视检查与 X 线摄影结合采用。在厚度大的部位，如颅骨、脊椎等，应该选择体层摄影。特殊摄影应在其他检查的基础上做进一步研究时应用，如胸部体层摄影。

某些疾病仅普通检查（透视检查或 X 线摄影）即可做出诊断，如长骨骨折。另一些疾病则需采用特殊检查或造影检查才能达到诊断目的，例如检查胆囊需做胆囊造影。有时需特殊检查与造影检查相结合，如胆囊造影时，并用体层摄影。在选择检查方法时，必须从实际出发，既要解决诊断问题，又要减少患者负担，诊断一经确定，就无需再做多种检查。

（二）临床应用评价

1. 普通 X 线检查的优点：①X 线曝光剂量小，有利于 X 线防护，普通胸部 X 线摄影曝光剂量通常仅为胸部 CT 的数十分之一。②量子检测效率高，DR 的 DQE 可达 $60\%\sim75\%$，检查灵敏度高。③空间分辨率高，DR 平板的矩阵通常大于 2200×2600，像素尺寸小于或等于 $140\mu m$，空间分辨率大于或等于 3.5LP/mm。

2. 普通 X 线检查的缺点：①与超声、MR 相比，普通 X 线检查仍为有辐射损伤的检查，在检查时应注意在保证图像质量的前提下，尽量减少曝光剂量、时间和检查次数。②普通 X 线检查为二维成像，组织结构前后重叠。③普通 X 线检查为静态影像，不能满足动态器官的影像显示。动态 DR 成像可以弥补这种不足。④密度分辨率相对较低。

第四节　X线摄影的选择与步骤

一、常规 X 线摄影

（一）摄影条件的选择

1. 距离的选择：焦点至探测器的距离称为源像距（SID）。被照体至探测器的距离称为体像距。摄影时应尽量使被照体紧贴探测器，并且被照体与探测器平行。身体不能靠近探测器时，应根据设备的负荷增加源像距，以减小放大率及几何学模糊，提高影像的清晰度。如椎体和四肢骨关节摄影源像距至少取 100cm，胸部及心脏摄影源像距取 180~200cm。

2. 焦点的选择：在不影响 X 线管负荷的情况下，尽量采用小焦点摄影，以提高 X 线图像的清晰度。小焦点用于管电流量小的部位，如四肢、鼻骨、头颅等的局部摄影。大焦点用于管电流量大的部位，如胸腹部、脊椎等的局部摄影。

3. 中心线及斜射线的应用：中心线是经过照射野中点的 X 线，其照射方向代表 X 线摄影的方向。斜射线是中心线以外的 X 线。一般中心线应垂直于探测器平面摄影，并对准摄影部位的中心。当被照体长轴不与探测器平行而成角时，可运用倾斜 X 线的方法，中心线应垂直被照体轴线和探测器夹角的平分角面，以避免图像几何变形。

4. X 线管、肢体及探测器的固定：X 线管对准摄影部位后，锁定各个控制 X 线管运动的按钮或旋钮防止 X 线管移动。对于易发生运动的部位或体位，在使身体处于较舒适的姿势后给予固定。同时向受检者解释，取得密切配合，使其保持身体不动。探测器应与中心线对准并锁定。曝光前通过观察窗检查 X 线管、被照体及探测器的位置关系，确认无误后选择曝光条件迅速曝光。

5. 准直器、滤线栅的应用：根据拍摄部位的大小和源像距，调节准直器选择合适的照射野，避免不必要的照射及减少散射线的产生。被照体的体厚超过 15cm 或应用 60kV 以上管电压时，需使用滤线栅，并按滤线栅使用的正确方法操作。

6. 管电压与管电流的选择：检查时应先了解受检者的病史及临床诊断，根据摄影部位的密度和厚度等具体情况，选择较合适的管电压和管电流，数字化的设备有自动或手动曝光控制，在使用时可通过选择部位等自动调到预设的曝光参数。对于婴幼儿及不配合的受检者应尽量缩短曝光时间摄影。

7. 呼吸方式的选择：为避免呼吸对图像质量的影响，摄影时应采用闭气的方法。如胸腹部摄影时需要闭气。摄影前应向受检者告知检查注意事项并使其密切配合。不受呼吸运动影响的部位，如四肢，不需要闭气。

1）平静呼吸下保持闭气，是摄影检查过程中常用的技术。在拍摄心脏、头颅、肩颈部、上臂等部位时，呼吸会导致胸廓肌肉的牵拉，引起上述部位的震颤。为了避免这种情况的发生，要求受检者在检查前先保持平稳呼吸，并在呼气到一定程度后闭气。通过平静呼吸下闭气，可以有效减少上述部位的运动干扰，提高检查结果的准确性和清晰度。

2）深吸气后保持闭气，是在拍摄胸部及膈上肋骨等部位时常用的呼吸技术。这种技术的原理是通过深吸气后迅速闭气，可以使肺内含气量增加，从而使得图像对比更为明显。同时，闭气后，膈肌下降，进一步增强了肺野和肋骨在膈上的显示，提高了检查结果的可读性和准确性。

3）深呼气后保持闭气，是在腹部或膈下肋骨位置的摄影检查中常用的呼吸技术。受检者需要先深吸气，然后呼气并闭气。这样做的目的有两个：一是通过深呼气使膈肌上升，使腹部的体厚减小，进而提高图像的清晰度；二是深呼气后闭气可以增加血液内的氧气含量，延长闭气时间，以保持有限时间内的静止。通过这种呼吸技术，我们可以得到清晰详细的腹部或膈下肋骨位置的摄影图像。

4）连续呼吸，应用于摄影检查的特殊呼吸技术。在某些检查中，如胸骨正位摄影，为了使肋骨因呼吸运动而模糊，而胸骨能够更加清晰地显示出来，要求受检者做快速的连续呼吸。这种呼吸技术可以使得摄影图像中的肋骨模糊不清，减少了肋骨的干扰，同时将胸骨的显示效果最大化，提高了检查的可靠性和准确性。

5）平静呼吸不闭气，主要用于四肢前臂、躯干等部位摄影。

通过合理选择和运用不同的呼吸技术，可以在摄影检查中取到更好的效果。

（二）摄影步骤

1. 开设备：首先打开X线机设备主机。先打开显示器（或电脑），再打开摄影主机开关，待所有程序进入后方可正常工作。

2. 阅读申请单：核对受检者姓名、年龄、性别、编号，了解病史，明确摄影部位和检查目的。录入受检者的基本信息及进入选择部位与界面等。核对受检者资料，确认无误。按照要求摄影部位设置曝光参数。

3. 摄影部位的确定：普通位置进行常规摄影检查，特殊病例可根据具体情况选择合适的位置，如急诊危重者和不能常规摄影者，或需要增加摄影特殊体位，如切线位、轴位、斜位等。脊柱摄影应包括邻近椎体（如摄胸椎包括C_1或L_1），以明确其解剖位置。肢体的长轴与胶片的长轴平行，应至少包括一个邻近病变一端的关节。

4. 摄影前的准备：摄影全腹部、下部脊柱、尿路、肠道等部位，必要时应做肠道内容物排空，否则会影响图像质量。一般常用的方法有口服泻药法，如口服硫酸镁、番泻叶等，或灌肠清洁肠道内容物。

5. 探测器的选择与放置：根据摄影检查部位选择探测器，探测器应充分包全受检部位的软组织。如只有一个探测器，则通过调节照射野进行调整。探测器的放置应根据检查需要和检查方式适当调整。

6. 标记的放置：传统X线摄影一般用铅字标记，铅字号码应按照标准放于暗盒适当位置，以便阅片时识别核对。数字化摄影在检查成像后添加标记及备注。

7. 衣物的要求：在摄影前去掉可能对图像质量产生影响的所有物品，如发夹、饰物、扣子、内衣、膏药等物品。

8. 肢体厚度的测量：胸部摄影的千伏值是依据被照体厚度来决定的，根据被照体厚度选择摄影参数。

9. 呼吸方式训练：头部、胸部、腹部等易受呼吸运动影响的部位，在摄影前应做好呼气、吸气和闭气的训练。

10. 体位设计及中心线：应根据摄影部位的需求和检查目的设计相应的体位，尽可能减少受检者的不适。中心线应对准被照体摄影部位的中心位置。

11. 放射防护：应做好未检查部位X线放射防护，特别是甲状腺、生殖腺等的放射防护。

12. 选择源像距：根据摄影部位要求调节X线管与探测器的距离。

13. 选择摄影参数：根据摄影部位的位置、体厚、生理病理情况和设备条件，选择焦点、管电压、管电流等。摄影的曝光方式分为手动和自动。手动方式可从给出的参数组合上重新调整和修改曝光所需的千伏、毫安秒、曝光时间等。手动设置曝光条件需要操作者有丰富的工作经验，了解不同部位和体位的曝光参数变化规律。如果只会常规设备操作，不会设计调整设备曝光参数，就无法保证图像质量。

14. 曝光及图像后处理与传输：上面的步骤完成后，确认控制台的各摄影曝光参数无误后曝光摄影。用CR摄影曝光后，用条形码扫描器对IP盒的条形码窗口进行扫描，将扫描后的盒插入扫描主机读取已记录的信息，通过计算机对已获取图像进行显示及处理，根据临床需要打印及选择打印张数。用DR摄影如对胸部摄影，提前嘱咐受检者吸气后闭气曝光，曝光完成后系统会自动读出数据并在计算机上显示图像，然后调节适当的灰度，根据图像质量，确认是否符合诊断，如果符合诊断表示摄影完成，然后进行图像后处理，打印激光胶片，将图像发送传输至影像管理中心，供医生诊断。

15. 关机：传统屏片摄影直接关闭X线机主机。关闭CR与DR系统时按下面的操作步骤。

1）CR系统：关闭扫描主机，关闭计算机，关闭X线机主机。

2）DR系统：关闭工作站软件，计算机自动关机；关闭X线高压；关闭控制柜电源；关闭计算机配电接线板电源；关闭配电柜电源总闸。

二、特殊情况的X线摄影

根据受检者病情正确地选择摄影方法是临床医生及放射工作人员应慎重考虑的问题。X线摄影时放射工作人员必须遵循"以人为本"的理念，要为临床医生提供准确无误的影像学诊断依据，要注意不能让X线摄影检查加重病情甚至危及生命。因此X线摄影是一项责任大、技术性要求高的工作，是临床抢救、诊断和治疗过程中很重要的环节。

根据检查申请单，迅速确认摄影检查部位及要求。根据受检者的病情和运送受检者到检查室的条件，摄影体位原则上尽量减少对受检者的搬动，减少受检者的损伤和痛苦。在操作过程中轻、快、准，如果需要搬动受检者，则应与受检者家属及其他医护人员密切配合。去除伪影物品，如果不能去除，要给诊断医生备注说明原因。放置探测器，摆体位，调整距离、X线中心线及照射野，选择曝光时间曝光，曝光结束后，监护受检者，迅速处理影像，送 X 线诊断医生做诊断。

（一）危重受检者的 X 线摄影注意事项

危重受检者因不能到 X 线摄影室检查，需要放射工作人员到病房和手术室进行摄影检查（床旁摄影）。放射工作人员使用移动式 X 线机到病房或手术室进行 X 线摄影检查。使用前必须熟练掌握移动式 X 线机的操作。放射工作人员接到临床医生的通知后，要争分夺秒地前往病房或手术室，到了目的地后应提前做好设备电源连接及开机、受检者体位摆放，注意做到无菌操作。

（二）急诊受检者的 X 线摄影注意事项

急诊受检者所需要的 X 线摄影检查部位及要求，是临床医生根据病情需要来确定的。放射工作人员应根据检查需要进行受检者体位摆放，动作迅速、因地制宜地完成 X 线摄影检查工作。急诊受检者的 X 线摄影的一般原则：①把握受检者的病情；②尽量减少准备工作对受检者的不利影响；③适应性变通处理现场的问题；④检查时动作应轻柔谨慎，避免造成医源性损伤；⑤注意 X 线的放射防护；⑥对于有开放性外伤或手术受检者应做到无菌操作，避免对受检者造成医源性感染。

第五节　X 线影像学诊断的原则与步骤

X 线影像学诊断是临床诊断的一部分，需要遵循一定的诊断原则和步骤，才能更好地、全面地、客观地做出诊断。同样，图像质量的优劣直接影响着人眼睛对图像人体结构的判定，进而影响诊断的准确性。放射工作人员必须提供优质的图像。优质的图像是准确诊断疾病的条件。

一、X 线影像学诊断原则

X 线影像学诊断原则是通过观察受检部位的组织器官在 X 线透过后显示于屏幕或 X 线胶片上的影像，研究人体解剖结构和生理状态，观察是否正常或异常。如发现有异常，则对异常进行全面分析，再综合所见，进而推测病变的性质，而后结合临床病史资料做出诊断分析。因此，X 线影像学诊断是以分析影像为基础，但最后诊断则需要结合临床病史资料。为了能对影像做出正确判断并提高 X 线诊断水平，需要熟练掌握：①人体正常解剖结构和生理状态的 X 线表现；②不同疾病在不同阶段的病理及生理变化的 X 线表现；③病史、症状、体征以及其他诊断有关的临床资料。

二、X 线影像学诊断步骤

X 线影像学诊断可按下列步骤进行：在观察 X 线片时除应注意摄影的技术条件，包括摄影位置的正确性、黑白对比度、曲线和骨骼及软组织轮廓的清晰度，在读写报告时要养成良好的读片习惯，一定要按照顺序观察，以免遗漏病变。如在阅读胸部 X 线片时，可按胸廓、纵隔、膈、肺部、胸膜等顺序观察，但要有重点。在阅读肺部胸部 X 线片时，可从肺尖至肺底，从肺门到肺野外带逐一观察判定。观察病变时需要注意下列几点：①病变的位置和分布情况；②病变的数量；③病变的形状；④病变的边缘；⑤病变的密度；⑥邻近组织器官的改变；⑦器官功能的改变。

　　通过对病变进行观察和分析，可以做出初步诊断，需结合临床症状进行综合分析。如在胸部 X 线片上，肺炎和浸润性肺结核均为渗出性病变，呈密度高、边缘模糊的片状影，两者表现可完全相同。另外，同一疾病也可因阶段不同而出现不同的 X 线表现，即所谓"同病异影"。如肺癌可呈小结节状，也可出现薄壁空洞。因此，X 线影像学诊断必须结合临床病史。还应指出，X 线检查虽然是重要的临床诊断方法之一，但也有其局限性。X 线检查不能使病变显影，如支气管内膜结核，尽管痰菌阳性，也不能从 X 线片上做出诊断。对 X 线影像的诊断价值与局限性必须有正确认识。X 线影像学诊断还应注意年龄、性别、职业史和接触史、生长和居住地区史以及其他重要资料等。

第三章　CT 基础理论与应用

第一节　概述

计算机断层摄影（Computed Tomography，CT）是电子技术、计算机技术与 X 线检查技术相结合的产物。CT 给医学影像技术的发展带来一次革命性的进步。1971 年 9 月，豪斯菲尔德（Godfrey Hounsfield）成功研制出第一台 CT 机，并在 Atkinson-Morley 医院安装获得第一幅头部 CT 图像。1972 年 4 月，豪斯菲尔德和安普鲁斯（Ambrose）在英国放射学研究院年会上报告了 CT 成像的第一篇文章，同年 10 月在芝加哥北美放射学会（Radiological Society of North America，RSNA）年会上向全世界宣布了这项新的发明。1974 年，美国 George Town 医学中心的工程师莱德雷（Ledley）成功研制出了全身 CT 机。豪斯菲尔德于 1972 年获得了与工程学诺贝尔奖齐名的 McRobert 奖。1979 年，豪斯菲尔德和在塔夫茨大学从事 CT 图像重建研究工作的科马克（Cormack）教授一起获得了诺贝尔生理学或医学奖。

自从成功研制出首台 CT 机以后，医学影像技术有了新的进步。1983 年，美国的 Douglas Boyd 博士开发出电子束 CT（Electronic Beam CT，EBCT），并投入临床使用。1989 年，螺旋 CT 的诞生使得 CT 技术产生了重大飞跃。1992 年双层螺旋 CT 的成功研制又揭开了多层螺旋 CT 快速发展的新篇章。2004 年推出了 64 层螺旋 CT，又称为容积 CT，其扫描时间更短，扫描范围更广，CT 扫描全身血管成为可能。2007 年，日本东芝公司成功研制出 320 层螺旋 CT，具备不移动检查床扫描成人心脏或头部的能力。2008 年，美国通用电气公司将 Gemstone 材料探测器应用于 CT，成功研制出能谱 CT，该技术在增强组织对比度、去除金属伪影、物质定性分离与定量分析等方面具有一定的临床价值。CT 经过近几十年的不断发展，成为临床诊断不可或缺的技术。

电子束 CT 扫描示意图见图 3-1。

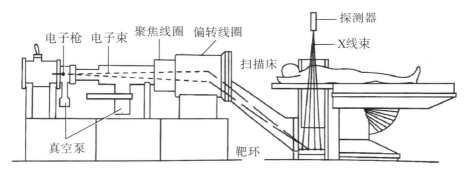

图 3-1　电子束 CT 扫描示意图

　　从非螺旋 CT 到螺旋 CT、从单层螺旋 CT 到多层螺旋 CT、从单源螺旋 CT 到双源螺旋 CT，CT 的硬件和软件发展经历了几个阶段。第一阶段，1989 年在 CT 传统旋转扫描的基础上，采用了滑环技术和连续进床技术，实现了螺旋扫描。第二阶段，1998 年多排螺旋 CT 问世，使机架球管围绕人体旋转一圈能同时获得多幅断面图像，提高了扫描速度。第三阶段，2004 年在 RSNA 年会上推出了 64 排螺旋 CT，又称容积 CT，开创了容积数据成像的新时代。第四阶段，2005 年在 RSNA 年会上推出了双源螺旋 CT，它改变了常规 CT 机使用一个 X 线球管和一套探测器的 CT 成像系统，而是通过两套 X 线球管和两套探测器来采集图像。这种创造性的技术突破了目前常规 CT 的局限性。2009 年的能量成像技术使 CT 从解剖成像发展为功能成像。多平面重组、容积重组等后处理技术，低剂量技术，能谱成像，3D 锥形束反投影重建技术，集成化探测器技术，立体散射线滤线器，共轭采集技术，数字精控摇篮床技术，黄金能谱球管技术等不断扩大 CT 在临床中的应用。

　　CT 的未来发展趋势：一是主要针对扫描速度和临床应用的研究，体现在时间分辨率的提升和扫描范围的增宽；二是针对能量成像研究，充分了解病灶的性质。

第二节　CT 的临床应用范围、优缺点和发展

一、CT 的临床应用范围

　　1. CT 主要用于医学影像学诊断。

　　2. 在医学影像学检查中，CT 几乎可包括人体的任何一个部位或器官。

　　3. CT 由于密度分辨率高，可分辨人体组织内微小的差别，使影像学诊断的范围大大扩展。

　　4. 注射对比剂后，CT 能分清血管的解剖结构，观察血管与病灶之间的关系，以及病变部位的血供和血流动力学变化。

　　5. CT 可引导定位穿刺活检，其准确性优于常规 X 线透视检查或超声的定位穿刺。

6. CT 有助于制订肿瘤患者的放疗计划和进行放疗效果评价。

7. CT 可用于各种定量分析计算工作，如心脏冠状动脉钙化、椎体骨密度、痛风石的测量分析。

8. CT 的三维成像图像后处理质量高，可协助临床诊断和指导颌面部整形外科手术。

二、CT 的优缺点

（一）CT 的优点

1. 断层图像：与普通 X 线检查比较，CT 得到的是断层图像，CT 通过准直器的准直，可以消除人体内组织器官间的相互重叠影像，得到无层面以外结构的干扰、图像清晰、层厚准确、病灶定位准确的解剖结构。此外，还可以通过横断面图像进行图像后处理，获得所需的冠状面、矢状面图像。CT 肺窗见图 3-2。CT 脑窗见图 3-3。

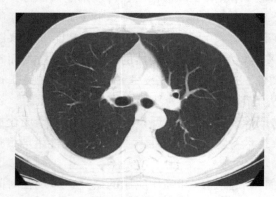 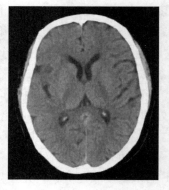

图 3-2 CT 肺窗　　　　　　　　　　图 3-3 CT 脑窗

2. 密度分辨率高：CT 图像清晰，密度分辨率高。CT 密度分辨率较高的原因在于：首先，CT 采用了严格的准直系统，使得 X 线穿过被照体时散射尽可能少，从而提高了图像的清晰度。其次，CT 采用了高灵敏度和高效率的探测器，可以更好地接收和转换被照体所散发的 X 线信号，提高了图像质量。此外，CT 还利用计算机软件对图像的灰阶进行调节，可以根据医生的诊断需求调整图像的密度范围，使其更符合人眼视觉的观察需求。与普通 X 线片相比，CT 具有大约 20 倍的密度分辨率，能够更准确地显示病灶和解剖结构，提高诊断的准确性和可靠性。

3. 可做定量分析：CT 能够准确地测量各组织的 X 线吸收衰减值，通过各种计算，可以做定量分析。临床应用于冠状动脉钙化积分和骨密度、血流灌注等的定量测定（图 3-4、图 3-5）。

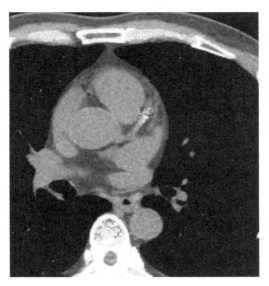

图 3-4　CT 冠状动脉钙化积分图像

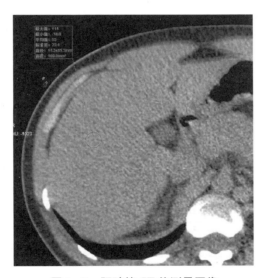

图 3-5　肝脏的 CT 值测量图像

4. CT 增强扫描：为医生提供了更多的诊断依据，反映人体组织器官血供的特点，已广泛应用于临床，成为不可缺少的检查手段（图 3-6）。

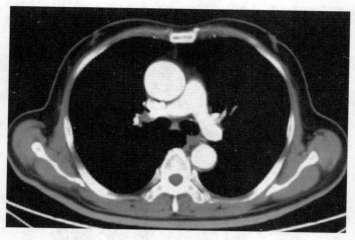

图 3—6 CT 增强扫描图像

5. 可做图像后处理：通过计算机和设备专用的图像处理软件，可以对病变的结构、形状、大小等进行分析。后处理技术有多平面重组（Multipe Planar Reformation，MPR）、曲面重组（Cured Planar Reconstruction，CRP）、容积重组（Volume Reformation，VR）、CT 仿真内镜（CT Virtual Endoscopy，CTVE），以及专用的冠脉成像、灌注成像软件等。采用螺旋扫描，可获得三维图像和多平面的断层图像。图像后处理大大提高了 CT 检查结果的直观性。

（二）CT 的缺点

1. 极限空间分辨率低于普通 X 线摄影。目前，中档 CT 机其极限空间分辨率约为 10LP/cm，而目前高档的 CT 机其极限空间分辨率约为 14LP/cm。普通 X 线增感屏摄影的极限空间分辨率可达 10LP/cm，无屏单面药膜胶片摄影，其极限空间分辨率可达 30LP/cm 以上。

2. CT 的定位、定性诊断只是相对而言，其准确性受各种因素的影响。在定位方面，CT 对于体内小于 1cm 的病变常常容易漏诊；在定性方面，也常受病变的部位、形状、大小、性质、病程长短、患者的体型和配合度等诸多因素的影响。

3. CT 图像基本上只反映解剖学方面的情况，较少有器官功能和生化方面的信息，CT 血管造影图像质量也不及数字减影血管造影（Digital Subtraction Angiography，DSA）。

三、CT 的发展

1. CT 血管成像（CT Angiography，CTA）：在心脏及血管成像方面的临床应用为影像学开拓了新的领域。CTA 取代部分 DSA 成为心脑血管检查的首选方法。尤其是双源 CT 和 320 层动态容积 CT，在心血管方面为心率过快和心律不齐患者的成像开辟了新路径，为冠心病的准确诊断提供了有力的依据。最近几年各设备厂商推出的能谱成像技术可以有效去除冠脉支架和钙化斑块硬化伪影，拓宽了 CTA 的临床适用范围。冠状动脉颈动脉及脑血管一站式扫描、冠状动脉胸腹部一站式扫描等，可以全方位评价患者病情，为临床早期干预治疗提供更多信息（图3-7、图3-8）。

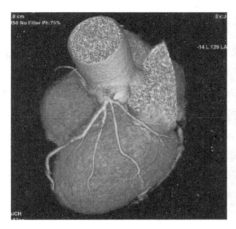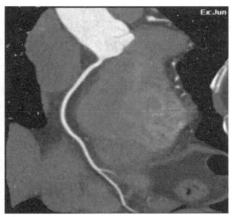

图 3-7　CT 冠状动脉造影后处理图像

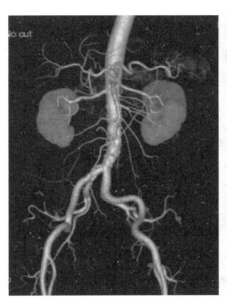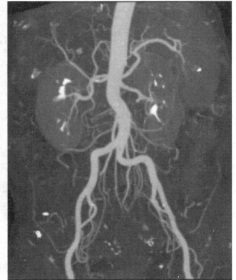

图 3-8　腹部 CTA 后处理图像

2. 低剂量 CT 扫描（Low Dose CT，LDCT）：又称低辐射剂量 CT 扫描，是当代 CT 创新技术的主要发展方向及研究热点。多层螺旋 CT 的大剂量扫描，特别是灌注成像多次扫描的辐射危害，已成为严重的公共卫生问题。合理降低扫描剂量是必须遵循的原则。国际放射防护委员会（International Commission on Radiological Protection，ICRP）经研究认为 CT 扫描增加了癌症发病率，并提出了放射防护最优化原则，要求在图像质量和辐射剂量方面取得平衡。日本学者 Naidich 等人于 1990 年首先提出了低剂量肺部 CT 扫描的概念，在其他参数不变的情况下，把 X 线管电流降低，CT 成像能达到诊断要求。

目前放射学界的共识是，在满足临床诊断需求的同时，尽可能合理地降低受检者的辐射剂量。在图像扫描环节使用心电图自动毫安调节技术，3D自动毫安技术，智能最佳管电压扫描技术，心脏滤线器、控制螺距、患者体重指数（BMI）确定个体化扫描技术，前瞻性心电门控代替回顾性心电门控等。在图像重建方面使用迭代算法重建图像技术。在图像处理方面使用2D或3D降噪技术等。此外，还通过研究先进的探测器，设置前后滤线器和适形滤过器等来降低辐射剂量。

3. 表面阴影显示（Surface Shaded Display，SSD）（图3-9）及CTVE：表面阴影显示是通过计算被观察物体的表面所有相关像素的最高和最低CT值，保留所选CT阈值范围内的像素，将超出CT阈值范围的像素透明处理后重组成三维图像。以前的CT机只能提供横断面扫描影像进行诊断。而三维CT图像显示的扫描器官空间立体结构感强，能够直观地显示解剖关系，有利于显示病灶范围及病变与周围的情况。表面阴影显示是诊断复杂骨畸形、骨折、容易遮挡的部位的首选方法，能给临床医生一个立体形态且可以从不同角度来观察病变的立体图像。三维CT图像可以用于术前术中对比、指导医生手术方式及手术治疗效果评估。

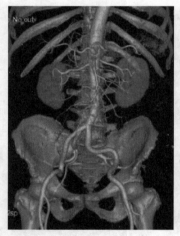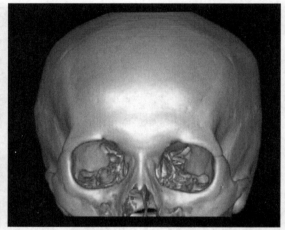

图3-9 表面阴影显示

CTVE是容积数据同计算机领域的虚拟现实结合，重组出空腔器官内表面的立体图像。CTVE可模拟内镜检查的过程，即从一端向另一端逐步显示器官管腔内的情况，再加以伪彩色编码，使内腔显示更为逼真，类似于纤维内镜所见的影像。为充分利用CTVE，可扩展CT值阈值和透明度的调整范围，以实现更准确的图像展示。具体来说，可针对不需要观察的组织将透明度设定为100%，使其在图像中完全透明化，从而消除任何伪影的干扰；而对于需要观察的组织，则将透明度设置为0，以保留其图像并清晰呈现。除此之外，为了增强内腔显示的真实感，可以运用伪彩色编码，进一步提升图像质量。通过这些改进，CTVE可以在各种管道器官的检查中得到更广泛的应用。相较于传统内镜，CTVE具备独特的优势。它可以观察到传统内镜无法到达的位置，如狭窄部位和管腔的远端，同时还能够观察到管腔外部的情况，用于判断腔外肿块是否突出以及局部侵犯等问题。CTVE简便、无创，患者无任何不适感。然而，需要注意的是，CTVE 并不能直接观察管腔内组织的颜色或进行活检，因此在某些方面无法完全取代传统内镜检查。尽管如此，随着科技的不断进步，CTVE 有望逐步发展为更全面的内镜检查替代方案。

4. CT 能谱成像：CT 能谱成像又称双能量 CT（Dual Energy CT，DECT），是指在同一次扫描中，CT 机产生两种不同能量的射线（140kV/80kV）瞬时切换进行信息采集，从而提高时间分辨率，探测器接收后进行单能量重建，除了产生传统混合能量图像外，还能获得单能量图像、基物质图像、能谱曲线以及有效原子序数等，并能进行物质分解和组织定性。CT 能谱成像可以提高小病灶的检出率，有利于对肿瘤、斑块成分的鉴别，消除或减少金属、钙化等的硬化伪影，观察支架管腔，优化图像质量和对比噪声比等。CT 能谱成像主要分为双源双能量成像和单源能谱成像两大类。双源双能量成像依赖双源 CT，单源能谱成像使用单球管 CT。单源能谱成像主要有快速管电压切换技术、"三明治"探测器技术、变换线管电压实现两种高低管电压能量的 DNA 能谱成像。三种能量成像技术使 CT 从单参数（CT 值）、单图像（混合能量图像）时代进入了多参数（CT 值、能谱曲线、基物质图像、有效原子序数）、多图像（单能量图像和混合能量图像、虚拟平扫图像）时代，CT 从宏观形态学领域进入微观物质成分识别及浓度测量领域。

CT 能谱成像在临床应用的优势有：

1）CT 能谱成像在实质器官中可以发现一些多层螺旋 CT 发现不了的病变，可以做定量分析和定性分析，对于判断病变的病理变化有很大的作用。

2）可获得不同物质的能谱曲线，在一定程度上实现了物质定性分离和定量测定，患者受到的辐射剂量少。

3）具有超高的灵敏度，可以清楚地显示冠状动脉支架内情况，用于判断支架的通畅情况，可消除支架金属、人工髋关节、人工膝关节等金属伪影的影响，破除了以往传统 CT 及螺旋 CT 在这方面的限制。

4）CT 能谱图像清晰度高，能进行肿瘤早期探查、病变良恶性鉴别、物质成分定性分析等。

5）临床应用前景广，在肝脏代谢分析、肝内微小病灶早期发现、骨代谢异常、区分陈旧性及新鲜性出血等方面的研究有重大进展。

5. CT 血流灌注成像（CT Perfusion，CTP）：用 CT 动态增强来分析局部器官或病变的动态血流变化，并以图形和图像的形式将其显示出来的一种功能性成像技术。需要在多层螺旋 CT 机上扫描，并使用专用软件进行处理和分析。传统的 CT 只能对人体解剖结构进行诊断。该技术主要用于急性脑梗死、肿瘤的诊断、治疗和预后评估。CT 心肌灌注成像、血流储备分数 CT 也开始走向临床，可以对冠状动脉狭窄、心肌梗死及其活性检测和左心功能进行全面准确的一站式评估；可以反映肿瘤内血管的生长情况和血流动力学情况，通过测定肿瘤内微血管密度等判断肿瘤的恶性程度，为肿瘤化疗后疗效的评估提供有力的依据。

CT 脑灌注成像见图 3-10。

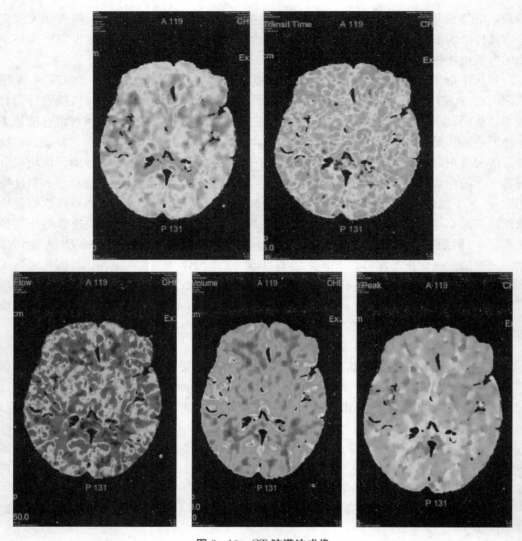

图 3—10 CT 脑灌注成像

6. CT 导航（CT−based Navigation）：影像医学、空间定位和计算机技术相结合而成的医疗技术，目前主要应用于临床微创介入手术，具有操作可视化、精确化等优点。CT 导航系统主要包括空间定位系统、计算机以及相应的数据处理和图像处理软件，还可以有机器人辅助。空间定位有机械定位、光学定位和电磁定位。目前 CT 导航在外科的应用较多，如 CT 导航下椎弓根螺钉植入、机器人辅助脑立体定位活检、CT 导航下的肿瘤穿刺活检与消融治疗等。

第三节 CT 机基本结构

CT 机主要由扫描系统、计算机系统、附属设备和图像显示与存储系统组成。扫描系统是CT机的核心部件。

一、扫描系统

扫描系统包括扫描机架和数据采集系统。扫描机架主要由X线管、准直器、探测器、滤过器、滑环、高压系统、冷却系统等组成。扫描机架可根据检查的需要进行角度倾斜。数据采集系统主要由探测器、A/D转换器、缓冲器、积分器等组成。

（一）X线管

X线管由电子阴极、阳极和真空管套组成。CT机使用的X线管的基本结构与一般X线管相同，但额定功率较常规X线管要大。CT机的球管热容量远远超过普通X线机的球管热容量。固定阳极X线管常用于平移/旋转扫描方式，即第一、二代CT机，由于热负荷不足，不能耐受阳极所产生的高热，不适应现代CT机的高速发展要求，已被淘汰。旋转阳极X线管焦点小，热容量大，主要用于扇束形式的扫描，用于第三、四代CT机。扫描时间只需2～10秒，信息采集时间短，而通过X线管的电流量大，常是100～600mA，阳极靶面材料多为钨铼合金，转速为3600转/分或10000转/分。因此，需要用旋转阳极球管，使焦点的瞬间容许热负荷大幅度增加，而X线管的扫描时间短，多采用油冷方式冷却。现在螺旋CT机的X线管一般都采用大功率的X线管。X线管的管套大都采用金属或陶瓷材料，阳极靶面的直径可达到200mm，X线管整体质量的增加，也增加了X线管的热容量和散热率，阴极采用一根或者数根灯丝组成，吸气剂采用钡吸收使用过程中产生的气体分子，确保了X线管的真空状态。

螺旋CT机X线管靶面的厚度也有所增加，并且使用了不同的材料，目的是提高阳极的热容量。以前的阳极使用全金属制造，现在有些X线管采用化学汽化沉淀石墨复合层和黄铜的复合阳极盘。石墨有很好的储热性能，使阳极的热容量提高。现在设想使用液体轴承来替代过去的滚轴轴承，液体轴承的主要成分是液态的镓基金属合金，采用液体轴承后，一方面能增加球管的散热率，另一方面能减少噪声和振动。

（二）准直器

准直器分别位于X线管和探测器的前方，可以减少散射线的干扰，决定扫描的层厚，提高图像质量。X线管侧准直器需要更精确的设计。受X线管焦点几何投影的半影影响，焦点越大，半影越大，所以球管前常采用多层准直器。探测器侧准直器用于减少散射线并限制层厚，但不能决定像素的长和宽，像素的长和宽与扫描野的尺寸、采样间隔及计算机软件有关。狭窄的准直器可以提高图像的轴空间分辨率，但是，由于进入探测器的光子相对减少，噪声加大，要得到满意的图像需要增加扫描条件。准直器的宽度即X线扇束的宽度，平行扫描时等于扫描层厚，螺旋CT容积扫描时代表扫描轨迹的厚度，对Z轴的空间分辨率起决定作用。在非螺旋和单排螺旋扫描时，准直器宽度决定了层厚的宽度，即层厚等于准直器宽度。但在多排螺旋扫描时有所差别，同样的准直宽度可由4排甚至16排探测器接收，而此时决定层厚的是所采用探测器排的宽度和计算机打开通道的多少。如同样10mm的准直器宽度，可以由4排2.5mm的探测器接收，则层厚就是 2.5mm。如果由 16 排 0.625mm 的探测器接收，则层厚就变成了 0.625mm。有效层厚指扫描时实际所得的层厚，由于设备制造的精确性，标称的 1mm 甚至 0.5mm 层厚一般都有一定的误差，其误差范围为 10%～50%，层厚越小，误差越大。一般层厚的误差与扫描所采用的方式和设备是否为螺旋 CT 无关。

（三）高压系统

高压系统主要包括高压发生器和稳压装置两部分。CT 机与普通 X 线机的高压发生器基本结构相同，均是给 X 线管提供高电压的装置。高压电源的稳定性要求很高，因为高压值的变化直接反映 X 线能量的变化，而 X 线能量与吸收值的关系极为敏感，是决定人体组织对 X 线衰减系数 μ 的关键值。可以将交流单相 220V 或三相 380V 的低电压提高或变换到 50～150kV 的直流高电压，有三相全波整流和逆变两种方式。高压发生器分为连续式和脉冲式两种，连续式主要用于第二代 CT 机，脉冲式主要用于第三代 CT 机。为了减小高压发生器和高压滤波电容的体积，提高电压的转换效率和可控精度，目前 CT 机中广泛使用逆变方式的高压发生器。高频发生器于 20 世纪 80 年代开始用于 CT 机，它的工作原理是将低频、低压的交流电源转换成高频、高压电源，可产生 500～25000Hz 的高频，经整流和平滑后，其电压波动范围小于 1%，而常规三相、十二脉冲发生器的波动范围为 4%，工作效率明显提高。目前使用的新型 CT 机多采用高频发生器，电压稳定度高，图像分辨率高；使用的功率最高可达 120kW，管电压的范围大都在 80～140kV 之间选择，X 线管电流的范围一般是 20～800mA。

（四）冷却系统

CT 扫描机架内有两个冷却电路：电子冷却和 X 线管油冷却。CT 机在工作过程中会产生大量的热量，影响电子的发射，更为严重的是导致靶面出现裂痕，会影响 X 线的质量，所以需要冷却。X 线管用绝缘油与空气进行热交换，扫描机架静止部分则用风冷或者水冷进行热交换。扫描机架与外界是隔绝的，通过热交换器控制温度。X 线管和机架内都有热传感器把信号传给主计算机，当温度过高时，则会中断信号，机器停止工作，直到设备温度降到正常范围才可以重新工作。另外，主计算机根据扫描参数的设定预算热量值，当预算值超过正常范围时，计算机会在屏幕上给出提示，操作者可通过修改扫描方案来继续进行检查，如缩短扫描范围，降低毫安秒、千伏等。扫描机架内部温度的升高会影响电子电路的热稳定性。温度以 18～27℃ 为宜。

除 X 线管自身的油冷却外，CT 机架的冷却系统一般有水冷却、风冷却和水风冷三种。各个公司在各种型号的 CT 机中采用其中的一种，这三种冷却系统各有优缺点。机架冷却系统的主要作用是加速散发由 X 线管和机架内电器设备在工作期间产生的热量。冷却系统的散热效果水冷却最好，但是装置复杂、结构庞大，需一定的安装空间和经常性维护；风冷却效果最差，其他方面也与水冷却相反；而水风冷则介于两者之间。低档 CT 机多采用空气冷却，中、高档 CT 机多采用水冷却或水、气冷却方式。

（五）探测器

探测器是一种能量转换装置，是 CT 机数据采集系统中的关键元件，作用是探测 X 线的辐射强度，接收透过被照体的 X 线并将其转换为可供记录的电信号。20 世纪 70 年代末至 80 年代初的 CT 机大都使用钨酸镉探测器，20 世纪 80 年代至 90 年代初则改用闪烁晶体和高压氙气探测器。

探测器应满足以下基本条件：①工作性能稳定，有良好的再现性；②具有良好的线性转换特性；③对较大范围的 X 线强度具有良好的反应能力及均匀性；④具有高的检测效率；⑤体积小，灵敏度高；⑥残光少而且恢复常态的时间快。探测器的种类很多，根据 X 线通过一定物质所产生的效应分为两种：一种是收集电离电荷的探测器，分为气体探测器和固体探测器；另一种是收集荧光的射线探测器，称为闪烁探测器。目前已出现多排探测器，正在研发平板探测器。

1. 气体探测器：由高压极板、信号电极、绝缘极板和一个充有一定压力气体的密封容器组成，多采用化学性质稳定的惰性气体，如氙气、氪气。密室内气体的压力一般约为 30 个大气压。气体探测器的基本工作原理是收集电离室内气体被 X 线电离后形成的电荷，记录辐射强度，当 X 线光子入射时与气体相互作用，产生成对的光电离子，由收集电极集中后产生与 X 线强度成比例的电流。该电流由其他元器件经过一系列转换后作为扫描信息输入计算机最终形成影像。第三代 CT 机的气体探测器主要用氙气。气体探测器的优点：稳定性好、几何利用率高、响应时间快、无余晖产生；缺点：吸收效率低、空间分辨率较差、检出效率低、需要定期充气等。气体探测器的几何效率约为 95%，转换效率约为 45%。现在的 CT 机已经不使用疝气探测器。

2. 闪烁探测器：由闪烁晶体、光导及一个光电倍增管组成，由闪烁晶体把 X 线转换为光信号，再用光电倍增管或高灵敏度光电二极管接收，变成电信号送至信号采集处理器。闪烁探测器的基本原理是利用一些无机晶体对 X 线（或 γ 射线）的光子吸收特性，产生与 X 线（或 γ 射线）辐射强度成比例的荧光，将荧光经光电转换元件转换成电流信号。由于闪烁探测器对 X 线吸收强度和转换效率高，在 CT 机中大量使用。以前固体探测器采用铊激活碘化钠晶体（NaI），使碘化钠晶体材料和光电倍增管耦合在一起，起到光电转换作用，但由于碘化钠有余晖，且动态范围有限，后又被锗酸铋（BGO）和钨酸镉（CdWO₄）等取代，而光电倍增管则被固态光电二极管闪烁晶体探测器所取代。

第一、二代 CT 机的探测器由碘化钠晶体与光电倍增管组成。碘化铯晶体相对不容易发生潮解，但发光效率仅为碘化钠晶体的 30%~40%，而且价格昂贵。锗酸铋晶体同碘化钠晶体及氟化钙晶体相比优点较多，应用广泛。铋原子序数较高（83），比重较大，能量吸收系数比碘化钠大 3 倍左右，检出效率较高，无余晖，不潮解，常用于第四代 CT 机。

3. 稀土氧化陶瓷：实际上是掺杂了钇、钆之类金属元素的超快速氧化陶瓷，采用光学方法使这些材料和光二极管结合在一起。其特点是 X 线吸收率达 99%，光电转换效率达 99%，与光电二极管的响应范围匹配好，余晖更低以及稳定性更高，并且容易进行较小分割。

二、计算机系统

（一）主机系统

CT 机所用计算机系统应具有高速运算、大容量数据储存和检索的功能，由中心处理装置（Central Process Unit，CPU）、主储存装置、辅助储存装置、显示装置和操作台等组成。中心处理装置与主储存装置是计算机的核心，进行数据的收集和运算，完成控制和监视扫描过程，进行数据管理、图像重建、故障诊断及分析等。辅助储存装置主要有光盘和磁盘，用于储存图像的数据。磁盘储存的图像数据受中心处理装置所控制，可即时依指令显示图像。磁盘容量不等。显示装置目前多应用高分辨率的专业显示器，也可用彩色显示装置及液晶显示装置。

操作台可输入扫描参数、患者资料；发出开始或停止采集数据的指令，控制扫描；显示和储存图像；诊断系统故障。其主要由视频显示系统、电视组建系统、软驱及光驱系统三部分组成。

1. 视频显示系统：该系统主要由字符显示器、调节器、视频控制器、视频接口、键盘和鼠标等组成。主要功能是实现人机对话，控制图像操作，输入和修改患者的数据，建立计算机与视频系统之间的指令和数据通道。

2. 电视组建系统：该系统由存储器及其控制和输入输出、模拟显示、字符产生和选择、窗口处理和控制的电子线路组成。其功能是储存和显示所有格式的图像，做窗口技术处理，实现示踪的各种功能。

3. 软驱及光驱系统：用来储存和提取图像的信息，也可以用于故障诊断和计算机应用软件写入等。

（二）工作站

工作站（Workstation）原指一类电子计算机，其系统规模比微型机大，一般运行UNIX操作系统，具有三维图像处理功能。现在由于微型机的硬件功能增加，许多医学三维图像处理的计算机系统基于微型机也能够处理三维图像，均称作工作站。工作站与扫描系统的计算机连接，具有独立完成图像处理、三维重建、图像网络传输、影像分析、图像排版打印等功能，医生可以独立进行诊断。

（三）网络应用（DICOM接口）

在临床上，数字成像技术日趋成熟，计算机技术飞速发展，CT扫描层厚已经达到0.6mm，较单排CT层数以百为单位增长，信息采集量越来越大，这种变化决定了放射影像学诊断应该建立在资源共享、综合分析的基础上，所以网络应用势在必行。数字图像存储与传输（Picture Archiving and Communication System，PACS）是建立在医学成像、图像处理、工作站及网络设计、数据库、软件工程基础之上的技术含量高且操作性很强的高新技术，是能够全面实现医学图像获取、显示、存储、传送和管理的综合系统。借助网络不但可以将数字图像传送到影像科的诊断医生的显示器，而且还可以传送到临床医生的显示器里进行调阅，协助临床诊疗。

三、附属设备

（一）检查床

床面采用了易被X线穿透的材料、能承重和易清洗的碳素纤维。检查床将患者送进、退出扫描机架，准确地将需要检查部位送到预定的位置，同时严格受计算机控制匀速前进或退出，完成扫描。检查床能做上升或下降运动，以方便患者上下检查床，同时检查床还能够纵向移动，移动精度要求很高，绝对误差小于±0.5mm，高档 CT 应小于±0.25mm。根据 CT 检查的需要，检查床有承重和床面材质两个方面的要求。承重是确保特殊体型患者的检查需要。为适应 CT 检查摆位的需要，与 X 线束射出同方向的位置上有红外线定位灯，方便医生在给患者摆位时准确定位。

（二）高压注射器

高压注射器是 CT 增强扫描和 CT 血管检查的辅助设备，其作用是保证在一定的时间内快速准确地将对比剂注入目标部位的血管内，高浓度地充盈受检部位的血管及组织，以得到较好对比度的图像。高压注射器能通过接口电路与 CT 主机相连接，使射线管曝光和对比剂注射二者协调配合，提高检查的准确性和成功率。高压注射器也可独立控制，通过遥控来控制高压注射器的启动与停止，避免辐射。高压注射器可在一定范围内选择对比剂注射总量、注射速率、注射压力，可由工作人员通过设备键盘进行预设，可与生理盐水不同组合注射，以实现不同的检查目的。

高压注射器的注射动作是通过直流电机完成的。直流电机的转动通过传动轮及传动轴转化为直线运动，推动针栓完成注射。在注射过程中，压力反馈系统由电路监测与限制主电路采样电机电流，通过速度的反馈精确计算实际压力值，并将当前注射的实时压力值反馈至主控制单元。当注射中压力值超出最大压力限制，有击穿心壁或血管危险时，压力反馈系统实时反馈压力信息至主控制单元触发电机降低注射流速。如果短时间内流速无法下降，则报错并停止注射。

四、图像显示与存储系统（PACS）

（一）图像显示

CT 扫描后经过计算机后处理获得的图像除在工作站上显示外，还需要使用胶片直接显示图像。将图像信息转换成胶片所使用的设备为多幅照相机和激光照相机，激光照相机广泛应用于临床。

多幅照相机又称为阴极射线管（Cathode-ray-tube，CRT）照相机，由成像系统、胶片储存系统、传片系统及控制系统组成。其工作原理是依靠电子束的阴极射线管把视频信号转变为图像信号，显示在照相机内部的视频显示器的屏幕上，该显示器与诊断台面的显示器通过视频电缆相连，同步显示，再通过光镜折射和透镜系统把视频显示器屏幕上的图像聚焦后投影在胶片上，使胶片感光。根据所选的幅式设定，每选择一幅图像，通过计算机处理器控制，使显示器和聚焦透镜系统移动，把屏幕图像投影到胶片相应的位置。快门启动一次，曝光一幅图像。由于受到阴极射线管扫描方式的限制及操作不便，得到的照片质量不高，该种照相机逐渐被淘汰，已经很少使用。

激光（Light Amplification by Stimulated Emission of Radiation，LASER）为"辐射光子激发发光放大"的缩写词，该技术被认为是 20 世纪的一个重大科学技术新成就。

1984 年，世界上第一台医用激光打印机问世，称为湿式激光打印机。1994 年，干式激光打印机制造成功，激光胶片的感光打印成像一次完成。2000 年，直接热成像相机问世，它将原始的数字信号直接表达为胶片图像，避免了信号衰减、细节失真等信息损耗现象。20 世纪 80 年代开发的医用激光打印技术目前已成为 CR、DR、CT、MR、DSA、超声、核医学等数字化影像设备硬拷贝的主流，提供了高质量的医学影像信息，是一次质的飞跃。

激光打印机又称为激光相机。经过电子计算机重建的 CT 图像数据，由计算机通过激光打印机的接口，送入激光打印机的存储器。激光打印机根据不同的数据产生不同强度的激光束对胶片进行扫描曝光，形成 CT 照片影像。

激光打印机的分类如下：

1. **按激光光源分类：**①氦－氖激光打印机，20 世纪 70 年代初最早用于激光打印机的是气体氦氖激光器，它具有性能稳定、衰减慢的优点。氦氖激光波长为 633nm，接通激光器后需要预热约 10 分钟，达到一定的温度后才能工作。②半导体激光打印机，20 世纪 70 年代末起步，它具有使用方便、调制速率高、体积小、寿命长、效率高、电注入、直接调制输出方便、抗震性能较好等优点，获得临床广泛应用。半导体激光波长为 670～820nm，在红外线范围内，能将成像所需的数据直接用激光束写在胶片上。这两种激光器所产生的波长不一样，在临床应用时，必须选用适合的激光波长、相匹配的红外胶片或氦－氖胶片才能保证胶片质量，两者不可代替使用。

2. **按是否需要冲洗胶片分类：**①湿式激光打印机具有较好的成像质量，但成像后的胶片需要配备一套胶片洗片机，经过相应的化学药液来冲洗，图像质量的影响因素较多，且污染环境。②干式激光打印机是指在完全干燥的环境下，无需冲洗胶片的化学药液、供水系统、暗室，仅需要配有数字化胶片，再把图像信息输出到胶片，就能打印胶片的设备。湿式激光打印机一般采用氦－氖激光器，干式激光打印机一般采用红外激光。

（二）图像存储

CT 图像数据可储存于硬盘、U 盘、光盘、PACS 等介质中，需要时可以随时调阅。硬盘和 U 盘兼有存储容量大和存储速度快而稳定的特点，是目前应用最普遍的图像存储器。光盘容量大、存储方便快捷、价格低廉。PACS 存储容量很大，而且具有扩展内存功能，现在已经广泛应用于各个医疗机构，方便随时调阅 CT 图像。

第四节　CT 成像原理

1972 年豪斯菲尔德成功研制出第一台 CT 机。CT 借助人体各种组织器官对 X 线具有不同衰减系数的特征，通过采集获得人体内某层面在各方向上的吸收曲线，再经过数学演算方法重建图像，解决普通 X 线成像中组织重叠的缺陷问题，能够清楚显示被照体内部结构，极大地提高了影像学诊断水平。组织器官具有密度差异是 CT 成像的基础，数据采集和图像重建是获得 CT 图像的重要环节。

一、CT 成像与普通 X 线成像的区别

CT 成像与普通 X 线成像最大的区别：一是真正的断层影像，二是重建成像。数字化图像的最小单位为像素，而无论层厚大小，CT 的扫描层面始终是一个三维的体积概念。CT 成像利用了 X 线的衰减特性并重建一个指定层面的图像。CT 成像与普通 X 线成像均是利用人体组织器官对 X 线的吸收差异进行成像，因此，部分书籍或文献中在 CT 前面加上"X"，称为 X-CT，而临床应用中已简称为 CT。X 线的基本特性之一是具有穿透作用。在医学应用中，X 线衰减的强度变化通常与物质的原子序数、密度、每克电子数和源射线能量有关。

在实际应用中，X 线摄影是投射成像，而 CT 是采样数据重建成像。投射成像由于成像方式的局限性，只能形成灰度差的图像，其图像的对比度取决于 X 线与人体组织器官相互作用后形成的射线衰减对比。在图 3-11 中，从 X 线源产生的辐射，一次性地投射于胸部并被用于成像。一方面，人体所有的三维组织结构都被以一种方式传递为射线强度衰减值，并且在 X 线行进路径上的所有组织结构形成了重叠；另一方面，投射成像只能显示射线衰减差较大的组织器官，如图 3-11 的胸部包含了肋骨、含空气的肺和纵隔软组织，其中仅射线衰减差较大的肺和肋骨能被较好地显示。其他部位如头颅的 X 线摄影也是如此，尽管头颅 X 线片包含脑组织，但它只能显示射线衰减差较大的颅骨（图 3-12）。

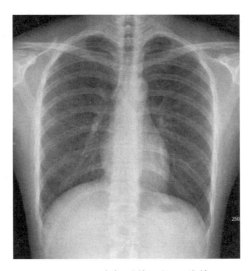

图 3-11　胸部后前正位 X 线片

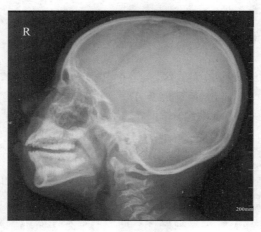

图 3-12　头颅侧位 X 线片

二、X 线的衰减和衰减系数

CT 成像利用了 X 线的衰减特性进行图像重建。这种衰减与 X 线的基本特性密切相关。衰减是指 X 线通过被照体后强度减弱，这是由于 X 线的一部分光子被吸收，另一部分光子被散射。衰减强度的大小通常与物质的原子序数、密度、每克电子数和源射线能量有关。通过测量和分析光子的衰减，可以获取被照体内部结构和组织密度的信息。根据 Lambert-Beer 定律，X 线通过人体组织后的光子与源射线成指数关系。在均匀的物体中，X 线的衰减与该物体的行进距离成正比。假定比例常数为 μ，X 线的行进路程为 dX，穿过该物体后 X 线强度为 dI，则：

$$dI = -\mu dX \tag{式 3-1}$$

将式 3-1 进行不定积分运算，其路径 dX 被看作 X 线所通过物体的厚度，并以 d 表示，则上式可简单写成：

$$I = I_0 e^{-\mu d} \tag{式 3-2}$$

式 3-2 中，I 是通过物体后 X 线的强度，I_0 是入射 X 线的强度，e 是 Euler's 常数（2.718），μ 是线性衰减系数，d 是物体厚度，这是 X 线通过均匀物体时的强度衰减规律，是经典的匀质物体线性衰减系数公式。

在 CT 成像中，线性衰减系数 μ 相对较重要，因它与衰减量有关，计量单位是 cm^{-1}。根据式 3-2，我们可以得到线性衰减系数 μ，即：

$$I/I_0 = e^{-\mu d} \tag{式 3-3}$$

$$\ln I/I_0 = -\mu d \tag{式 3-4}$$

$$\ln I_0/I = \mu d \tag{式 3-5}$$

$$\mu = (1/d) \times (\ln I_0/I) \tag{式 3-6}$$

式 3-6 中，ln 是自然对数，因在 CT 成像中 I 和 I_0 都是已知的，d 也是已知的，根据上式就可以求得 μ。单一能谱射线和多能谱射线的衰减不一样，单一能谱射线又称单色射线，其光子具有相同的能量；多能谱射线又称多色射线，其光子具有的能量则各不相同。在实际应用中，CT 成像以多能谱射线为主。

多能谱射线通过物体后的衰减并非指数衰减，而是既有质的改变也有量的改变。经衰减后光子数减少，射线的能量增加，并使通过物体后的射线硬化。因此，我们不能简单地将等式 $I=I_0 e^{-\mu d}$ 直接应用于 CT 多能谱射线的射线衰减，只能用大致相等的方法来满足这一等式。

根据 X 线的基本特性，我们已知 X 线的吸收和散射有光电作用和康普顿效应，那么多能谱射线通过一个非匀质物体后的衰减大致可以用下述等式表示：

$$I=I_0 e^{-(\mu_p+\mu_c)d} \qquad \text{式 3-7}$$

式 3-7 中，μ_p 是光电吸收的线性衰减系数，μ_c 是康普顿吸收的线性衰减系数。光电作用主要发生在高原子序数组织中，在某些软组织和低原子序数的组织中则作用较小；康普顿效应发生在软组织中，在密度有差别的组织中康普顿效应的作用则有所不同。另外，光电作用与射线能量大小有关，而康普顿效应并非像光电作用那样随能量的增加而增加。

三、CT 数据采集基本原理

CT 的扫描和数据采集是指由 CT 成像系统发出的一束具有一定形状的射线束透过人体组织后，产生足以形成图像的信号被探测器接收。同时，所产生的扫描数据与最终形成图像的空间分辨率、伪影等密切相关。在 CT 成像系统中，基本组成是具有一定穿透作用的射线束和产生、接收衰减射线的硬件设备。其中，对射线束的要求包括形状、大小、运动的路径和方向。

简而言之，CT 成像指透射的 X 线按照特定的方式通过被照体某断面，再由探测器接收穿过被照体断面的 X 线，将 X 线衰减信号传递给计算机处理，经计算机重建处理后形成一幅内部器官的某断面的图像。现在使用的 CT 机一般有两种不同的数据采集方法：一种是逐层采集法（非螺旋扫描），另一种是容积数据采集法（螺旋扫描）。

逐层采集法 X 线管围绕人体旋转，探测器同时接收采样数据，然后 X 线管停止旋转，检查床移到下一个扫描层面，重复进行下一次扫描，一直到全部预定的部位扫描完成，其间每一次只扫描一个层面。容积数据采集法：螺旋 CT 扫描时采用的方法，即扫描机架单向连续旋转 X 线管曝光，检查床同时不停顿地单向移动并采集数据，其采集的是一个扫描区段的容积数据。

在逐层采集法数据采集的第一步，X 线管和探测器围绕人体旋转，根据不同的空间位置，探测器依据穿过人体的衰减射线采集数据，这一相对衰减值可由下式计算：

$$\text{相对衰减值}=\ln\frac{\text{源射线强度（}I_0\text{）}}{\text{衰减后射线强度（}I\text{）}} \qquad \text{式 3-8}$$

一般来说，一幅 CT 图像需要几百个采样数据，而每一个采样数据由相当量衰减射线构成，所以，一次扫描全部衰减射线可有下述关系式：

$$\text{衰减射线总量}=\text{采样数}\times\text{每次采样射线量} \qquad \text{式 3-9}$$

综上所述，CT 扫描成像的基本过程是通过 X 线管释放的 X 线，经准直器准直后，以窄束形式穿透人体,然后由探测器接收。探测器将接收到的 X 线转换为光信号,并将其送至数据采集系统进行逻辑放大。随后,通过模数转换器将光信号转换为混合了模拟信号和数字信号的形式,再通过信号传送器传输给计算机进行图像重建,重建后的图像再由数模转换器转换成模拟信号,最后以不同的灰阶形式在显示器上显示,或以数字形式存入计算机硬盘,或送到激光打印机拍摄成照片供诊断使用。

CT 成像是个复杂的计算机演变和数据重建过程。CT 扫描形成一幅 CT 图像可分为以下八个步骤:

1. 当患者被送入检查床后,X 线管和探测器会围绕其身体旋转,扫描和采集数据。X 线管发射的 X 线会经过准直器进行精确调整,确保高度准直。

2. 在射线穿过患者身体后,源射线会逐渐衰减,衰减的射线会被探测器接收。而探测器阵列则分为两部分,前组探测器主要测量源射线的强度,后组探测器记录穿过患者身体后的衰减射线。

3. 参考射线和衰减射线经过准直器后会被转换成电信号,这些电信号经过放大电路进行放大,以增强其检测能力和准确性。逻辑放大电路在接收到放大后的信号后,会根据衰减系数和体厚指数进行计算和进一步放大。这样可以确保得到更精确的图像和数据信息。

4. 经过逻辑放大电路放大后的信号,会通过模数转换器进行转换,将连续变化的模拟信号转换成离散的数字信号。模数转换器通过采样和量化的方式将信号数字化,保留了原始数据的特征,并且便于计算机进行处理和储存。在传送给计算机之前,需要进行模拟信号到数字信号的转换,以满足计算机系统对数据的要求。

5. 计算机开始处理数据。数据处理过程包括校正和检验。校正是去除探测器接收到的位于预定标准偏差以外的数据。检验是将探测器接收到的空气参考信号和射线衰减信号进行比较。校正和检验利用计算机软件重新组合原始数据。

6. 通过阵列处理器的各种校正后,计算机进行成像的卷积处理。

7. 通过扫描得到的解剖结构数据,计算机采用滤过反投影重建算法重建图像。

8. 重建处理完的图像再由数模转换器转换成模拟信号,传输至显示器显示,或传输到硬盘暂时储存,或传输至激光打印机打印成照片。

四、CT 成像方式与图像重建

(一)非螺旋 CT 成像

1. 成像方式和图像重建:非螺旋 CT 扫描过程中检查床和患者保持不动,X 线管和探测器围绕人体旋转一周获取投影数据。在非螺旋 CT 扫描中,X 线束轨迹呈不相连续的环形,数据采集不连续,是真正的断面影像,此时层厚等于准直宽度。非螺旋 CT 扫描必须经历 4 个步骤才能完成:X 线管和探测器系统启动加速、X 线管曝光采集扫描数据、X 线管和探测器系统减速停止、检查床移动到下一个检查层面。

非螺旋扫描和螺旋扫描示意图见图 3-13。

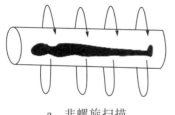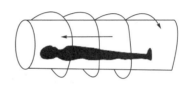

a 非螺旋扫描　　　　　　　　　　b 螺旋扫描

图 3-13　非螺旋扫描和螺旋扫描示意图

　　早期的常规 CT 受到技术限制只能进行非螺旋 CT 扫描。第一、二代 CT 机的扫描模式为旋转＋平移，获得的投影数据为平行束。投影数据完全遵从 CT 图像重建理论需求，成像的特点是散射噪声影响小、图像质量好。缺点是 X 线利用率低、扫描速度慢。第三代 CT 机采用旋转＋旋转的扫描模式，提高了扫描速度，增大了数据采集量，但获得的投影数据为扇形束，不能直接将投影数据转换到 Radon 空间，需要经过特殊处理后才能用于重建图像。

　　2. 非螺旋 CT 扫描的优缺点：传统的单排 CT 由于 X 线管电缆的制约，一次检查的时间相对较长。因为 X 线探测器为避免电缆的缠绕，旋转后必须反转，这一机械逆向运转减缓了下一次启动的速度。由于患者每次呼吸幅度有差异，有可能造成被照部位中的小病灶被遗漏；呼吸运动在多平面重组和三维成像的图像中会产生阶梯状伪影。非螺旋 CT 扫描需要不断地启动与停顿，整个检查时间长，对受检者耐受性要求较高。在增强检查中，非螺旋扫描较难在对比剂强化的最佳时机进行图像采集，导致增强效果较好的只有几层图像。非螺旋扫描不存在螺距，也就不存在重叠扫描的情况。

　　非螺旋 CT 扫描作为最基本的扫描方式，在低剂量扫描和图像质量方面较螺旋 CT 具有较大的优势。但是，较窄的轴扫范围和较慢的扫描速度制约了非螺旋 CT 扫描的应用。宽探测器的发展应用，以及前瞻性心电门控触发（Step and Shoot，SAS）扫描在冠状动脉低剂量扫描中的成功应用，促进了非螺旋 CT 扫描在其他部位应用的研究，目前的热点主要涉及颅脑器官低剂量扫描和单部位灌注低剂量扫描。非螺旋 CT 扫描的射线投影全部落在图像层面的探测器上，不需要插值来获取足够数据，而且每个 360°之间为连续、顺序扫描，相互之间没有重叠。因此非螺旋 CT 扫描与螺旋 CT 扫描相比，在减少患者辐射剂量方面更具优势。步进式轴扫采用独特的数据采集模式和图像重建算法，在管电压和管电流相同的情况下，较螺旋 CT 扫描具有更低的辐射剂量。

　　非螺旋 CT 扫描不仅能够降低辐射剂量，而且重建的图像比同等剂量的螺旋 CT 扫描具有更好的空间分辨率和密度分辨率，以及更低的图像噪声。

　　非螺旋 CT 扫描模式下 X 线在人体表面的投影轨迹均为闭合曲线，获得的投影数据为真正的断层数据，无其他层面的干扰，可以获得较好的图像质量。但由于数据采集是间断进行的，扫描时间长，受呼吸运动影响较大，容易发生漏扫和运动伪影。

　　（二）螺旋 CT 成像

　　1. 单层螺旋 CT 成像。

　　1）成像方式和图像重建：根据奥地利数学家 Radon 的二维图像反投影重建原理，

被重建的一幅二维图像平面上的任意点，必须采用一周扫描全部角度的扫描数据，传统的非螺旋CT扫描满足上述要求。

由于非螺旋CT扫描的X线是以不同的方向通过患者获取投影数据，并利用平面投影数据由计算机重建成像，因此非螺旋CT扫描每一层的投影数据是一个完整的圆形闭合环。而螺旋CT扫描每一层的圆形闭合环则有偏差。

螺旋CT扫描在检查床移动中进行，覆盖360°的数据用常规方式重建会出现运动伪影。为了消除运动伪影，必须采用数据预处理后的图像重建方法，从螺旋CT扫描数据中合成平面数据，这种数据预处理方法被称为线性内插。线性内插的含义：螺旋CT扫描数据段的任意一点，可以采用相邻两点扫描数据通过值，然后再采用非螺旋CT扫描的图像重建方法，重建一幅断面图像。目前最常用的线性内插方法有两种：360°线性内插和180°线性内插。

360°线性内插在螺旋CT扫描出现的早期即被使用，采用360°扫描数据向外的两点通过内插形成一个平面数据。这种内插方法的主要缺点是由于层厚敏感曲线（Sensitivity Profile，SSP）增宽，图像的质量有所下降。

180°线性内插采用靠近重建平面的两点扫描数据，通过内插形成新的平面数据。

180°线性内插和360°线性内插最大的区别是，180°线性内插采用了第二个螺旋扫描的数据，并使第二个螺旋扫描数据偏移了180°，从而能够靠近被重建的数据平面，这种方法能够改善SSP，提高成像的分辨率，进而改善重建图像的质量。

2）单层螺旋CT扫描的优缺点：单层螺旋CT扫描的优点在于可连续曝光扫描；螺旋扫描一次可完成多个部位，提高了扫描速度；特殊器官在屏气情况下扫描，层与层之间数据采用补偿采样，数据内插可减少病灶的遗漏；因扫描速度快，提高了单位时间内的扫描速度，运动伪影减少，增强扫描对比剂的利用率提高；可回顾性多平面三维重建。

单层螺旋CT扫描的主要缺点是X线束是薄扇形，层厚固定不变，加上仅有一组数据采集通道，纵向Z轴分辨率下降，可出现部分容积效应影响图像质量；另外对设备的要求较高，特别是要求X线管有较高的热容量和较高的冷却率以便适应长时间、高输出量的扫描要求。

2. 多层螺旋CT成像。

多层螺旋CT扫描的图像重建预处理，基本是一种线性内插方法的扩展应用。但因为多层螺旋CT扫描探测器排数增加，在重建断面没有可利用的垂直射线。另外，由于采用多排探测器和扫描时检查床快速移动，如果扫描螺距选择不当，会使一部分直接成像数据与补充成像数据交叠，使可利用的成像数据减少，图像质量衰退。

为了避免上述情况，多层螺旋CT扫描和图像重建一般要注意螺距的选择，并在重建时做一些必要的修正。多层螺旋CT扫描与单层螺旋CT相比，扫描采用的射线束超越扇形束的范围，称为锥形束。由于射线束的形状改变，因此在图像重建中产生了一些新的问题，最主要的是扫描长轴方向梯形边缘射线的处理问题。

目前多层螺旋CT图像重建预处理主要有两种方法：一种是图像重建预处理不考虑锥形束边缘的预处理，另一种是在图像预处理中将锥形束边缘部分的射线一起计算。4

层螺旋 CT 扫描仪大部分采用不考虑锥形束边缘的预处理。

根据各生产厂商采用方法，通常有以下几种重建预处理方法。

1）扫描交叠采样的修正：又称为优化采样扫描（Optimized Sampling Scan），通过扫描前的螺距选择和调节缩小 Z 轴间距，使直接成像数据和补充成像数据分开。

2）Z 轴滤过长轴内插法：这是一种基于长轴方向的 Z 轴滤过方法。该方法是在扫描获得的数据段内确定一个滤过段，滤过段的范围根据需要选择，选择的范围又被称为滤过宽（Filter Width，FW），在选定的滤过段内的所有扫描数据都被做加权平均化处理。其滤过参数宽度和形状，通常可影响图像的 Z 轴分辨率、噪声和其他方面的图像质量。

3）扇形束重建：单排探测器扫描所获得的数据一般都采用扇形束重建。在多排探测器扫描中，将锥形束射线平行分割模拟成扇形束后，再使用扇形束进行图像重建。

4）多层锥形束体层重建：多层螺旋 CT 扫描由于外侧射线束倾斜角度增大，在射线束螺距小于 1 或者层厚螺距小于 4 时，会出现数据重叠，所以 4 层螺旋 CT 的层厚螺距往往要避免使用 4 或 6 之类的偶数整数，但为了避免误操作，多数厂家已在螺距设置中采用限制措施避免这种选择的出现。

3. 16 层及以上螺旋 CT 成像。

16 层及以上螺旋 CT 的图像重建与 4 层螺旋 CT 不同，将锥形束边缘部分射线一起计算。目前世界上 4 家高端 CT 机生产厂商分别采用不同的图像重建预处理方法。Siemens 公司采用了一种被称为"自适应多平面重建"（Adaptive Multiple Plane Reconstruction，AMPR）的方法。GE 公司采用了"加权超平面重建"（Weighted Hyperplane Reconstruction）的方法。Toshiba 和 Philips 公司则都采用了 Feldkamp 重建算法。

1）自适应多平面重建：将螺旋扫描数据中两倍的斜面图像数据分割成几个部分，重建时，各自适配螺旋的轨迹并采用 240°螺旋扫描数据。经过上述的预处理后，最终图像重建的完成还需要在倾斜的、不完整的图像数据之间采用适当的内插计算。采用自适应多平面重建后其内插函数的形状、宽度均可自由选择，像 4 层 CT 中的自适应 Z 轴内插方法一样，自适应多平面重建也实现了扫描螺距自由可选，并且 Z 轴分辨率和患者的射线量与螺距无关。

2）加权超平面重建：先将三维的扫描数据分成一个二维系列，然后采用凸起的超平面做区域重建。如先收集全部投影数据中的 1—9，然后再 2—10、3—11，最后再将所有扫描数据加权平均处理。经过参数优化后，可改善图像的质量。

3）Feldkamp 重建算法：一种近似非螺旋扫描三维卷积反投影的重建方法。该方法指沿着扫描测量的射线，将所有的测量射线反投影到一个三维容积，以此计算锥形束扫描的射线。三维反投影方法对计算机的要求较高，需配置专用的硬件设备来满足重建的速度和时间要求。

4. 多层螺旋 CT 成像的优缺点。

1）与单层螺旋 CT 扫描相比，数据采集系统中采用多通道的多排探测器的扫描速度更快，最快旋转速度目前可达到每圈 0.25 秒。X 线管旋转一周可获得更多层数的图像。

2）多层螺旋 CT 的图像可利用多组通道采集进行融合重组，称为并联输出，可减少部分容积效应，图像空间分辨率显著提高。

3）多层螺旋 CT 可同时行多层透视，应用实时重建可同时显示多个层面的透视图像，使 CT 透视引导穿刺的定位更准确。

4）与单层螺旋 CT 相比，多层螺旋 CT 的锥形 X 线束在纵向上覆盖探测器的厚度有所增加，提高了 X 线利用率，降低了 X 线管的损耗，但是也加大了多层探测器信息采集所产生的几何数据误差。探测器越宽，影响越大，对相应的扫描重建算法的要求越高。

（三）CT 图像重建

利用图像采集过程中采集到的被照体的数据，再现目标部位的一个层面图像。CT 图像重建以前使用过各种方法，现在 CT 机较多使用滤波反投影法。以前及现在所使用的各种图像重建算法主要有迭代法、反投影法、滤波反投影法、傅里叶重建法、褶积反投影法。

1. 迭代法：又称逐次近似法。迭代法是一种精确的重建算法。它包括三种重建法：代数重建法、迭代最小平方法、联立方程重建法。代数重建法首先对一幅图像的各像素给予一个任意的初始值，并利用这些假设数据计算射线束穿过物体时可能获得的投影值，然后用这些计算值和实际投影值比较，根据两者的差异获得一个修正值，再用这些修正值修正各对应射线穿过物体后的诸像素值。通过反复迭代以后，直到计算值和实测值达到精确度为止。迭代法早在 1956 年就被用于太阳图像的重建，后来被豪斯菲尔德用于 EMI 型头颅 CT 机。目前的临床用 CT 机已不采用这种重建方法。

2. 反投影法：又称总和法或线性叠加法。它利用所有射线的投影累加值计算各像素的吸收值，从而形成 CT 图像，或者说是某一点（像素）的（吸收）值正比于通过这一点（像素）射线投影的累加。其最主要的缺点是成像不够清晰，需花大量的计算时间并且分辨率不够高。反投影法的优点有图像重建速度快、运算简单，因此成为传统 CT 常用的重建技术。目前已不采用这种算法成像，但它却是 CT 其他成像算法的基础。

3. 滤波反投影法：又称卷积反投影法。滤波反投影法只进行一维傅立叶变换，是解析法之一，重建速度快，精度高，运算量小，此方法是目前的主要方法之一。其成像过程大致可分三步（预处理—卷积—反投影）：第一步，将全部投影数据（衰减吸收值）做预处理，经过预处理的数据称为原始数据（Raw Data），该原始数据可存入硬盘，在需要时再取出为重建图像使用；第二步，将原始数据的对数值与滤波函数进行卷积，由于空间滤波函数 h（1）选取是卷积计算的关键，故称之为卷积核（Convolution Kernel）；第三步，经滤波后的原始数据被反投影成像，并通过显示器显示。

4. 傅立叶重建法：解析法之一，利用空间和频率的概念表达一幅图像的计算方法。傅立叶重建法有几个优点：首先，一幅频率图像可采用改变频率的幅度来做图像的处理，如边缘增强、平滑处理；其次，这种处理方法能被计算机的工作方法接受；最后，频率信号便于图像质量的测试，如调制传递函数（MTF）的方法。但因需进行二维傅立叶变换，计算量较大，在实际应用中难度大于滤波反投影法与迭代法，已不能满足现代 CT 机的要求。

5. 褶积反投影法：又称为滤波修正反投影法，先对采样函数值进行修正，然后利用反投影法重建影像，也就是说，在反投影相加之前，先用一个校正函数进行滤波，以修正图像。褶积反投影法的特点是转换简单、转换速度快、图像质量好，是目前应用最多的方法。滤波反投影法、傅立叶重建法、褶积反投影法都是利用傅立叶变换投影定理进行图像重建，统称为解析法。解析法的特点是速度快、精度高。滤波反投影法、褶积反投影法是目前 CT 图像重建技术中应用广泛的方法。解析法与迭代法相比有两个优点：①在成像速度方面，因为图像重建的时间与被重建图像的大小和投影有关系，解析法要快于迭代法；②在精确性方面，根据数据利用情况，解析法优于迭代法。但迭代法能够用于不完整的原始数据进行图像重建，而解析法则不能。

现在改进的迭代法已经在临床上逐步取代了传统的滤波反投影法，与传统的滤波反投影法比较，在图像校正过程中，改进的迭代法采用了系统光学模型和系统统计模型来提高校正效果。除了建立系统光学模型外，该算法还通过分析每个独立光子的统计波动特征，与正确的统计分布进行比较。通过反复进行容积迭代重建循环，有效地降低了统计波动引起的图像噪声。此外，在低剂量情况下，该算法还通过多次迭代和校正更新来实现高质量图像的重建，这对于减少噪声非常有益。这种改进的迭代法可以得到更清晰、更准确的图像。

五、CT 成像的基本概念

（一）体素、层厚、重建间隔

1. 体素：一个三维概念，是 CT 容积数据采集中最小的体积单位。它有三要素，即长、宽、高。CT 中体素的长和宽即像素大小，都小于或等于 1mm，高度或深度由层厚决定，有 10mm、5mm、3mm、2mm、1mm 等。CT 图像中，根据断层设置的厚度、矩阵的大小，像素显示的信息实际上代表的是相应体素含括的信息量的平均值。

2. 层厚：扫描后一幅图像对应的断面厚度。在非螺旋 CT 扫描中，准直器打开的宽度等于层厚，并且所得的层厚不能通过再次重建处理改变；在单层螺旋 CT 扫描中，尽管准直器打开的宽度仍然是扫描结果所得的层厚，但可通过回顾性重建（如采用小层间隔重叠重建）来改变图像的质量属性；在多层螺旋 CT 扫描中，因为同样的准直器打开宽度可由 4 排甚至 16 排探测器接收，此时决定层厚的是所采用探测器排的宽度而非准直器打开的宽度。如同样 10mm 的准直器打开宽度，如果由 4 个 2.5mm 的探测器排接收，那么一层的层厚就是 2.5mm；如果由 16 个 0.625mm 的探测器排接收，可以产生 16 个层厚为 0.625mm 的影像。

3. 重建间隔：也称为层间距、重建增量，定义为被重建的相邻图像在长轴方向的距离。通过采用不同的间隔，可确定螺旋扫描被重建图像层面的重叠程度，如重建间隔小于层厚即为重叠重建。重叠重建可减少部分容积效应和改善 3D 后处理的图像质量。

（二）螺距

单层螺旋 CT 螺距的定义是扫描机架旋转一周检查床运行的距离与射线束宽度的比

值。在单层螺旋 CT 扫描中，检查床运行方向（Z 轴）扫描的覆盖率或图像的纵向分辨率与螺距有关。螺距的计算公式如下：

$$螺距（P）=TF（mm）/W（mm）\qquad 式3-10$$

式 3-10 中，TF（Table Feed）是扫描机架旋转一周检查床运动的距离，单位为 mm；W 是层厚或射线束准直的宽度，单位也是 mm。

多层螺旋 CT 螺距的定义基本与单层螺旋 CT 相同。

（三）窗口技术

CT 值标尺被设置为（-1024）~（+3071），总共有 4096 个 CT 值，而 CT 显示系统灰阶的设置一般为 256 个灰阶，大大超出人眼识别灰阶的能力（一般不超过 60 个灰阶）。窗口技术是将全范围 CT 值分时分段进行显示的技术。被显示灰阶的范围称为窗宽（W），其中间值称为窗位（C），窗宽以外的 CT 值不显示。根据此概念，我们可以计算出 CT 值显示的范围，显示下限为窗位减去 1/2 窗宽（C-W/2），上限是窗位加上 1/2 窗宽（C+W/2）。

图 3-14 脑部 CT 图像的窗宽和窗位分别是 80 和 40，那么它所显示的 CT 值范围为 0~80。我们可根据窗宽和窗位的概念设计出各种不同的显示窗，如双窗、Sigma 窗等，调节窗宽、窗位能改变图像的灰度和对比度，能抑制或去除噪声和无用的信息，增强显示有用的信息，但不能增加图像的信息，而只是等于或少于原来图像中已存在的信息。

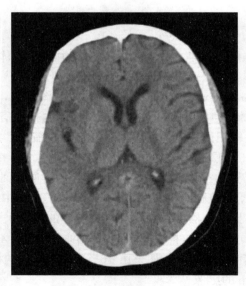

图 3-14　脑部 CT 图像

（四）视野

视野（Field of View，FOV）的基本含义是重建图像的范围。CT 机中的扫描视野是固定的，一般为 50cm。所选择的 5~50cm 视野都是重建范围。视野属于重建参数，不是扫描参数。

（五）部分容积效应

在 CT 中，部分容积效应主要有两种现象：部分容积均化和部分容积伪影。CT 成像时 CT 值的形成和计算，是根据被成像组织体素的线性衰减系数计算的，如果某一体素内只包含一种物质，CT 值只针对该单一物质进行计算，但是，如果一个体素内包含三种相近组织，如血液（CT 值为 40）、灰质（CT 值为 43）和白质（CT 值为 46），那么该体素 CT 值的计算是将这三种组织的 CT 值平均，最后上述测量的 CT 值被计算为43。CT 中的这种现象被称为部分容积均化。被成像部位组织构成不同，可产生部分容积伪影。如射线束只通过一种组织，得到的 CT 值就是该物质真实的 CT 值；射线束如同时通过衰减差较大的骨骼和软组织，CT 值就要根据这两种物质平均计算，由于该两种组织的衰减差别过大，导致 CT 图像重建时计算产生误差，部分投影于扫描平面产生伪影被称为部分容积伪影。部分容积伪影的形状可因物体不同而有所不同，一般在重建后横断面图像上可见条形、环形或大片干扰的伪影，部分容积伪影最常见和典型的现象是在头颅横断面扫描时颞部出现的条纹状伪影（图 3-15），又称为"Hounsfield"伪影，这种现象也与射线硬化作用有关。

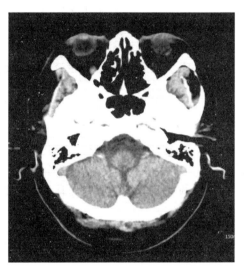

图 3-15　脑部 CT 的颅底伪影

（六）重建函数

重建函数是一种算法，又称为重建滤波器、卷积核等，可影响图像的分辨率、噪声等。在临床 CT 检查中，图像处理的滤波函数模式一般有三种，即高分辨率模式、软组织模式和标准模式，除这三种模式外，有的 CT 机还增加了超高分辨率和精细模式等。高分辨率模式用于强化图像边缘、轮廓，提高空间分辨率，但同时也会增加图像的噪声。软组织模式用于图像平滑、柔和，可减少噪声、提高密度分辨率，但会降低图像对比度。标准模式则是没有任何强化和柔和作用的一种运算处理方法。

第五节　放射防护与辐射安全

X线在医学检查中运用越来越广泛，接触的人也随之增加。在利用X线对人体部位进行检查时，X线对正常人体组织也可能产生一定的损伤。因此，在进行X线检查时对受检者的非检查部位做好屏蔽防护是非常重要的，同时医务人员也应注意自身放射防护。

一、放射防护基本原则

进行X线检查时应遵循如下原则：①实践的正当化，即放射实践对人群和环境可能产生的危害与个人和社会从中获得的利益相比，应当是很小的，即效益明显大于付出的全部代价时，所进行的放射性工作就是正当的，值得进行。②放射防护的最优化，应当避免一切不必要的照射，使放射性和受照剂量在可以合理达到的尽可能低的水平。要求对放射实践选择防护水平时，必须在由放射实践带来的利益与所付出和健康损害的代价之间权衡利弊，以期用最小的代价获取最大的净利益。③个人剂量限值，在实施正当化与最优化两项原则时，同时保证个人受照剂量不超过规定的相应限值。

二、放射防护措施

由于X线的生物损伤效应，为减少射线对受检者的损害，摄影中应采取缩短曝光时间、增加摄影距离、屏蔽未照射部位等措施。在确保影像质量的前提下，尽量减少被照部位的受照剂量及非检查部位的受照剂量。放射工作人员应遵照国家有关放射防护卫生标准的规定，制定必要的防护措施，正确进行X线检查的操作，认真执行保健条例，定期监测受照剂量。

三、常用放射防护器材

在必须进行X线检查时，使用放射防护器材进行屏蔽防护是最直接有效的方法。常用的X线屏蔽防护材料有高原子序数的金属铅和低原子序数的建筑材料。

1. 铅：铅的原子序数是82，具有耐腐蚀、在射线照射下不易损坏和强衰减X线的特性，是一种良好的屏蔽防护材料。

铅的使用非常广泛，在X线设备中可用铅做成X线管套内衬防护层、防护椅、遮线器、铅屏风和放射源容器等；在放射防护中可以做成各种铅或者含铅制品，如铅防护门、铅橡皮、铅玻璃等；铅橡皮可制成铅手套、铅围裙、铅衣、铅帽、铅围脖等个人防护用品，还可以做成铅活动挂帘、铅屏风等；铅玻璃可以做成铅观察窗、铅眼镜等。

2. 建筑材料：由水泥、粗骨料、砂子和水混合做成的混凝土，成本低，结构性能良好，一般用来做墙体固定防护屏障。在其中加入适量的重晶石、铁矿石等材料，可以制成密度较高的重混凝土。在医用诊断 X 线能量范围内，砖也可以作为防护材料，厚 24cm 的实心砖墙约有 2mm 的铅当量，施工过程中要让砖缝中的砂浆饱满，不能出现缝隙。

四、放射防护器材的应用原则

在放射科诊疗场所必须配备防护用品，如铅衣、铅围脖、铅围裙、铅帽等。在进行放射检查时，尽量缩小照射野且对临近照射野的敏感组织器官进行遮挡防护。如进行胸部检查时，应该给受检者佩戴铅围脖对甲状腺进行遮挡防护；进行腹部、盆腔检查时，给受检者戴上铅帽、铅围脖，胸部也要用铅衣遮盖；进行颅脑检查时，颈部包括以下部位都要进行遮挡防护。

放射工作人员工作期间应佩戴个人剂量仪。对于均匀的辐射场，射线主要来自前方时，剂量仪一般佩戴于左胸前。直接透视时要戴铅围裙和铅手套，并利用距离防护原则，加强自我防护。在介入放射技术操作中，应避免不必要的 X 线透视与摄影，应采用 DSA 设备、CT 机等进行监视。

在 X 线设备使用环境方面，对于医用 X 线的有效防护，重点在于对 X 线机房的固有防护，也就是机房的门、窗、周围墙体等建筑设施的遮挡防护。

第六节　X 线检查与 CT 对肺部疾病诊断的优缺点

肺部疾病诊断的主要方法是影像学检查。众多影像学检查方位都可以用于肺部疾病的诊断，但由于成像原理不同，病变的阶段、部位及性质不同等，各种影像学检查方位的优势也不同。有时一种影像学检查难以诊断，需要多种影像学检查相互补充、相互印证。诊断肺部疾病的前提是掌握各种影像学检查方位。肺部含气体，有良好的天然对比，因此普通 X 线片和 CT 是肺部疾病诊断的首选。在影像学检查中应扬长避短，充分发挥各种设备的功能特点，减少患者的负担及采取最可靠的诊断方法，同时又符合循证医学，遵循一定的检查步骤和诊断原则。

一、X 线检查对肺部疾病诊断的优缺点

X 线检查对肺部疾病诊断的优点是检查简单、方便、快捷，它是最常用的基本检查方法，它与 CT 相比辐射剂量较少。其主要用于健康体检、疾病的初步诊断及病例随访。X 线检查用于肺部的健康普查可以发现早期症状不明显的肺部疾病，如肺结核、尘肺、肺癌、肺结节等。X 线检查还可以进行动态观察，通过随访、复查了解疾病的变化，判断治疗效果。如对危重患者能够发现比较明显的病变，检查时间快，能尽快有一个影像学诊断结果。X 线检查应用历史悠久，各科医生具都有一定的观察和分析 X 线

片的经验，可以解决肺部许多疾病的诊断问题。因此，在肺部疾病诊断中 X 线检查可以作为首选检查。在此基础上根据疾病需要，再选择其他的影像学检查方法。

X 线检查对肺部疾病诊断的缺点：图像是二维影像，结构容易重叠，对一些隐蔽部位的病变易漏诊、误诊。在诊断肺内弥漫性间质病变方面具有很大的局限性，不能早期发现病变，不能很好地鉴别间质性浸润和间质纤维化。同时 X 线检查的密度分辨率低，特别是纵隔内的病变易与膈肌重叠，除了纵隔内积气或有大的钙化灶外，X 线检查不能直接显示纵隔内病变。

二、CT 对肺部疾病诊断的优缺点

CT 是肺部疾病的主要检查方法，具有较高的密度分辨率，能够清晰地显示解剖结构，对囊肿、出血、钙化的灵敏度很高，CT 增强检查可提高恶性病变的检出率，优于 X 线检查。目前 CT 广泛应用于肺部疾病的诊断。

1. 对于 X 线检查能够发现的病变，CT 能更清晰地显示病变位置、大小、形态等特征，可以更加准确地提出定位定性诊断。CT 可用于肺癌的定性诊断，且对肺癌的分期和治疗方案的确定可发挥很好的作用，可用于鉴别肿块是实性、液性、血管性还是脂肪性等，了解肿块的结构及边缘的微细变化。肺内的结节影像学诊断是比较困难的，通过图像后处理技术 VR、MPR、MIP、三维重组、CT 灌注成像、CTA 等，可以为鉴别诊断提供更多的信息。CT 引导下肺组织穿刺活检可以明确诊断，临床应用比较广泛，可作为肺内孤立性结节定性诊断的首选。

2. 根据病程的发展过程和规律、不同阶段、不同病理学改变等来选择影像学检查方法。临床诊断高度怀疑胸内病变，而传统 X 线检查阴性的患者，肺部 CT 可以发现隐蔽的病变或不明显的病变。如临床上患者突发发热、咳嗽、胸痛，X 线检查阴性，肺部 HRCT 可以较早发现大叶性肺炎；痰细胞学检查阳性，而 X 线检查阴性，CT 可发现微小隐蔽的肺癌；患者长期咯血，X 线检查阴性，肺部 CT 能够清楚地显示支气管扩张的部位、范围和程度，尤其是 HRCT 能够较早发现病灶。

3. 根据病变选择影像学检查方法。CT 能发现细小的病变，而且可区分间质性浸润和间质纤维化；不仅能够早期发现肺气肿，且能对肺气肿进行分型和测算累及范围，通过 CT 肺功能检查，可以对肺气肿进行综合评价。肺间质性病变、支气管扩张、肺气肿、纵隔内外病变、肺内粟粒性病变、钙化等首选 CT。

4. CT 在肺部应用的缺点是辐射剂量明显高于 X 线检查。胸部 CT 对疾病的检出和诊断要明显优于胸部 X 线片，但有时一些病变如肺癌、肺结核、肺炎的表现相似，弥漫性间质性病变表现亦相似，缺乏特异性，导致诊断与鉴别诊断困难，易漏诊、误诊。

第四章 肺部组织解剖学

胸部以胸廓为支架，与膈围成胸腔。肺位于胸腔内，是呼吸系统的一部分，由实质组织和间质组织组成。气管、支气管直至终末细支气管的各级支气管分支属于导气部分。呼吸性支气管、肺泡管、肺泡囊和肺泡为气体交换部分。

肺能进行气体交换，还能分泌保持肺泡膨胀状态的肺泡表面活性物质，在形成血管作用物质、溶纤维素和免疫等方面有重要作用。具有气体交换作用的肺腺泡，包括一、二、三级呼吸性支气管，肺泡管，肺泡囊及肺泡，这些都属于肺实质组织。血管、神经、淋巴管、淋巴结和小叶之间的疏松结缔组织，淋巴管和肺泡壁的胶原纤维、弹力纤维等均属于肺间质组织。

第一节 肺的外形、位置及结构

一、位置和分叶

肺位于胸腔内、纵隔两侧，借肺根和肺韧带与纵隔相连。肺外形大致呈圆锥形，具有一尖、一底、两个面和三个缘。肺表面被覆脏胸膜，光滑润泽。肺组织质软而轻，富有弹性。肺内含有空气，故能浮于水，胎儿和未呼吸过的新生儿肺内不含空气，质实而重，入水易下沉。肺的上侧为肺尖，经胸廓上口突至颈根部，超出锁骨内侧 1/3 上方 2~3cm。肺底位于肺的下面，膈上面，稍微向上凹，与膈肌相对，又称膈面。外侧面与膈相邻，与肋和肋间隙相连，称为肋面。内侧面与纵隔和脊柱相邻，称为纵隔面。在三面交界处分别为前、后、下缘。左肺前缘下部有一个心压迹。左肺由斜裂分为上、下两叶。右肺由水平裂和斜裂分为上、中、下三叶（图4-1）。

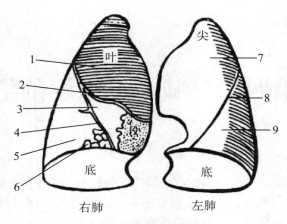

图 4-1 肺部的形态

注：1. 右肺上叶；2. 水平裂；3. 右肺中叶；4. 斜裂；5. 右肺下叶；6. 肺小叶；7. 左肺上叶；8. 斜裂；9. 左肺下叶。

引自：康健. 系统解剖学 [M]. 北京：科学出版社，2009.

二、体表投影

1. 肺的前界、下界：肺的前界与胸膜前界一致，仅左肺前缘在第 4 胸肋关节高度沿第 4 肋骨急转向外至胸骨旁线处弯向外下，至第 6 肋软骨中点续为肺下界。肺下界较胸膜下界稍高，平静呼吸时，在锁骨中线与第 6 肋相交，在腋中线越过第 8 肋，在肩胛线与第 10 肋相交，近后正中线处平对第 10 胸椎棘突。小儿肺下界较成人约高一肋。

2. 肺裂：右肺由水平裂和斜裂分为上叶、中叶、下叶，左肺由斜裂分为上叶、下叶。两肺斜裂为自第 3 胸椎棘突向外下方，绕过胸侧部至锁骨中线与第 6 肋相交处的斜线，右肺的水平裂为自右第 4 胸肋关节向外，至腋中线与斜裂投影线相交的水平线（图 4-2）。

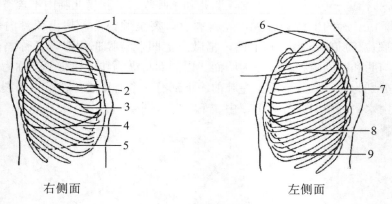

图 4-2 肺的体表投影

注：1. 胸膜顶；2. 水平裂；3. 斜裂；4. 右肺下缘；5. 胸膜下线；6. 胸膜顶；7. 斜裂；8. 左肺下缘；9. 胸膜下线。

3. 肺根：出入肺门所有结构的总称，借疏松结缔组织连接，由胸膜包裹组成。它的结构排列顺序：左肺根前方为膈神经，心包膈血管，后方为胸主动脉和迷走神经，上为主动脉，下为肺韧带；右肺根前为膈神经、心包膈血管、上腔静脉，后为迷走神经，上为奇静脉，下为肺韧带。前方平对第 2~4 肋间隙前端，后方平第 4~6 胸椎棘突高度，在后正中线与肩胛骨内侧缘连线中点的垂直线上。

三、气管

气管是中线结构，位于食管前方，呈管状，在第 4 或第 5 胸椎下缘水平，分为左、右主支气管。气管分叉处称为气管杈。成人的分叉角为 $55°~65°$，儿童为 $70°~80°$。两侧主支气管再继续分支，主支气管是气管分出的第一级支气管，主支气管在肺门处分支为叶支气管，即第二级支气管，经第二肺门入肺叶。叶支气管再分为段支气管，为第三级支气管。每个段支气管再反复分支，管径越分越细，整体形态犹如倒立的树枝，故称为支气管树（图 4-3）。

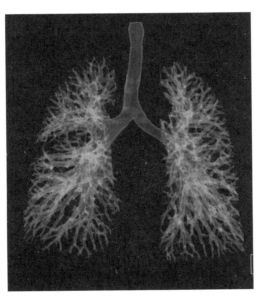

图 4-3　CT 气管气道重建图像

气管是由 15~20 个 "C" 形的软骨环、结缔组织和平滑肌构成。气管内面衬以黏膜，气管后壁缺少软骨，由弹性纤维以及平滑肌构成的膜壁封闭。甲状腺峡多位于第 2~4 气管软骨环前方，气管切开术通常在第 3~5 气管环处进行。

四、支气管肺段

支气管肺段（Bronchopulmonary Segments，BS）是指每个段支气管及其分支所在的肺组织，也可以简称为肺段（S）。每个肺段都呈现圆锥形状，尖朝向肺门，底朝向肺表面。肺段内含有段支气管、肺段动脉、肺段静脉和肺段的血管。每个肺段在肺中占据一定的位置，除了通过肺胸膜与相邻肺段的胸腔下的小静脉支相连外，还有一些少量的结缔组织和段间静脉分隔，在肺段切除手术中起到标志作用。段间静脉负责收集相邻肺段的静脉血液。肺段动脉通常与肺段的位置相适应，并与段支气管伴行，其末梢支将血液分布到肺段的边缘区域。在临床上常根据病变的范围，以肺段为单位实施手术切除，肺段的解剖在临床上具有重要意义（图4-4）。

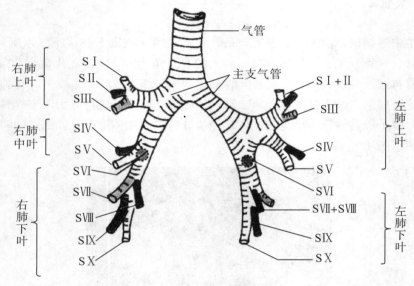

图4-4　肺段示意图

1. 右肺：肺段相对比较恒定，为10个肺段。上叶3段：尖段、后段和前段；中叶2段：外侧段和内侧段；下叶5段：背段、内侧基底段、前基底段、外侧基底段和后基底段。

1）尖段（SⅠ）：肺尖的部分，以第一肋压迹和尖前切迹的平面与前段和后段分界。也有尖段发育异常成为独立小叶，称为奇叶。

2）后段（SⅡ）：位于尖段下方的后外侧部。上方与尖段相接，前方与前段邻接，二者间无明显分界，下方借斜裂面与下叶的背段相邻，肋面与胸壁内面相邻，椎旁面与胸椎椎体相邻。

3）前段（SⅢ）：位于尖段下方的前内侧部。上方与尖段相接，二者以第一肋压迹和尖前切迹为界，后方与后段相接，二者间无明显分界，下方借水平裂面与中叶相邻，肋面与胸壁内面相邻，纵隔面与右心房、上腔静脉等器官相邻。

4）外侧段（SⅣ）：位于中叶的外侧部。上方借水平裂面与上叶的前段相邻，后外下方借斜裂面与下叶的前基底段相邻，内侧与内侧段相接，二者之间有时在肋面或斜裂面上有副裂或切迹分隔。

5）内侧段（SⅤ）：位于中叶内侧部。上方借水平裂面与上叶的前段相邻，外侧与外侧段相接，下方为膈面与膈相邻，内侧面为纵隔面，稍凹陷与心包相邻。

6）背段（SVI）：位于下叶的上部，为下叶中最大的一段。前上面为斜裂面，与上叶后段相邻，有时两段融合。下方与各基底段相接，其间有时有切迹或不同程度的额外裂分隔。肋面紧贴胸壁内面。椎旁面与食管和胸椎相邻，此肺段为肺脓肿的好发部位。背段支气管的邻近部有较多的淋巴结，当淋巴结肿大时，常压迫背段支气管造成支气管狭窄。

7）内侧基底段（SVII）：位于下叶的内下部。前面为斜裂面，与中叶相邻。外侧与前基底段相接，其下部偏内侧有下腔静脉沟。后外侧与外侧基底段相接。后方与后基底段相接。底面为膈面，与膈相邻。后上方与背段相接。此段与下叶其他基底段之间有时存在不同程度的切迹或裂沟。该段与左肺下叶的内侧基底段均是支气管扩张症的好发部位。此段的范围较小，也较隐蔽。

8）前基底段（SVIII），位于下叶的前下部。后上方与背段相接。前面为斜裂面，与中叶相邻。后方与外侧基底段相接。内侧与内侧基底段相接。外侧面为肋面，紧贴胸壁内面。底面为膈面，与膈相邻。此段较恒定，是进行肺段切除术的适宜部位。

9）外侧基底段（SIX）：位于下叶下部的后外侧部。前内侧与前基底段相接，后内侧与后基底段相接，外侧面为肋面，与胸壁内面相邻。底面为膈面，依附于膈上面。上方与背段相接。内侧与内侧基底段相接。此段不宜做单独的肺段切除，其范围较其他肺段小，变异较大，位置也较深。

10）后基底段（SX）：位于下叶的后下部，上方与背段相接。前方与内、外侧基底段相接。后外侧面为肋面，紧贴胸壁内面。底面为膈面，与膈相邻。内侧面为椎旁面，与胸椎相邻，此面有被食管右侧壁压成的沟。

2. 左肺：由于左肺的尖段支气管与后段支气管、内侧基底段支气管与前基底段支气管常共干，故合并为尖后段和前内基底段，故左肺常分为8段。上叶分为4段：尖后段、前段、上舌段和下舌段；下叶分为4段：背段、前内基底段、外侧基底段和后基底段。

1）尖后段（SI+II）：包括肺尖及上叶的后上部。前下方与前段相接，以尖前切迹为分界标记。下方借斜裂面与下叶背段相邻。后外侧面即肋面，与胸壁内面相邻。内侧面即椎旁面，与胸椎椎体相邻并有主动脉沟、锁骨下动脉沟、食管沟，与同名动脉和器官相邻。

2）前段（SIII）：位于上叶上部的前下方、尖后段的前下方，为尖前切迹（第一肋压迹）与第一心切迹之间的区域。后上方与尖后段相接，下方与上舌段相接，二者以第一心切迹为界。外侧面即肋面，与胸壁内面相邻，内侧面为纵隔面，有左头臂静脉沟与同名静脉相邻。后下方有一小部分借斜裂面与下叶相邻。

3）上舌段（SIV）：位于上叶下部（舌叶）的上半部。上方与前段相接，下方与下舌段相接，外下方借斜裂面与下叶的前内基底段相邻。外侧面为肋面，与胸壁内面相邻。内侧面为纵隔面，与心包相邻。上、下舌段之间常有长短不等的裂、沟分隔。

4）下舌段（SV）：位于上叶的最下部。上方与上舌段相接，有时有裂、沟分隔。后方借斜裂面与前内基底段相邻。外侧面为肋面，与胸壁内侧面相邻。内侧面为纵隔面，与心包相邻。底面为膈面，与膈相邻。

5）背段（SⅥ）：位于下叶的上部。前方借斜裂面与上叶尖后段和前段相邻，有时与上叶尖后段有肺实质融合现象。下方与各基底段相接，有时与基底段之间出现裂隙分隔。肋面与胸壁内面相贴。椎旁面与胸主动脉和胸椎椎体相邻。

6）前内基底段（SⅦ+SⅧ）：位于下叶下部的前内侧部。上方与背段相接。前上方借斜裂面与舌叶的上、下舌段相邻。后方与外侧基底段和后基底段相接。外侧面为肋面，与胸壁内面相邻。内侧面为纵隔面，与心包相邻。底面为膈面，与膈相邻。内侧基底段支气管与前基底段支气管虽常共干，但内侧基底段支气管却很恒定，起始部距肺门较近，易于暴露。除内侧基底段与前基底段可一同切除外，还可单独进行内侧基底段切除。另外，内侧基底段可单独发生支气管扩张症。

7）外侧基底段（SⅨ）：位于下叶基底的后外侧部。上方与背段相接，前内侧与前基底段相接。外侧面为肋面，与胸壁内面相邻。底面为膈面，与膈相邻。此段的段支气管虽然变异较大，但其起点较高，故仍可进行单纯的肺段切除术。

8）后基底段（SⅩ）：位于下叶的后下部。上方与背段相接。后外侧面为肋面，与胸壁内面相贴。内侧面为椎旁面，与胸椎椎体相邻，此面上还有被胸主动脉和食管压成的同名沟。底面为膈面，与膈相邻。

第二节　肺的血管

一、肺动脉

肺动脉于右心室发出，向头侧延伸，在正中线偏左侧在平第4或第5胸椎水平处分出略短的左肺动脉和较长的右肺动脉，分别进入左肺和右肺。

左肺动脉较短、位置稍高，延续肺动脉干到达肺门，呈弓形跨过左主支气管，经左主支气管的前上方，绕行于上叶支气管的后下方，分为两支直接进入左肺的上叶和下叶。肺动脉入肺后与同名支气管伴行。右肺动脉较长，经升主动脉和上腔静脉的后方，在右主支气管前方分为上行一支、下行两支。上支较小，发出进入右肺上叶，称为上叶动脉，沿上叶支气管前内侧上行，与上叶的尖、后、前段支气管相对应，亦分为三支肺段动脉。下支较大，又称叶间动脉，分为两支，分别是中叶动脉、下叶动脉。分支分别进入右肺中叶和右肺下叶。右肺中叶动脉：为叶间动脉发出的终末支，其起点常位于中间支气管发出中叶支气管起点的前外上方。右肺下叶动脉：首先发出上段动脉，本干继续下行并转向同名支气管的外后方，称为基底动脉干。

肺动脉发出的分支相当恒定，但是肺叶和肺段肺动脉的起源和分支存在相当大的变异。这些变异肺动脉系统与气道紧密相关并且伴随其走行，肺动脉总是与相邻的气道伴行并一直延伸到呼吸性细支气管远端。测量肺动脉直径有助于肺血管疾病的诊断评估，但由于胸部X线片上许多近身体中心的血管显示不佳，测量大的肺动脉就限定为右侧叶间肺动脉。

二、肺静脉

肺静脉每侧分为两支，称为肺上静脉、肺下静脉，起源于小静脉，这些小静脉引流肺泡毛细血管和胸膜毛细血管网的血液回流，经小叶间静脉、次段间静脉、段间静脉，最后汇合成左、右肺静脉的上干及下干进入左心房。在肺根处，左、右肺静脉的上干位于肺动脉的前下方，左、右肺静脉下干的位置较低，且靠近背侧。与肺动脉相比较，肺静脉与气道无关。

肺静脉无瓣膜，走行经常变换，不与肺动脉伴行，携带的是动脉血。肺静脉通常为两上支和两下支，前者引流右侧上、中叶血液回流和左上叶血液回流，而后者引流左下叶血液回流。右侧肺静脉走行于肺动脉主干下方，上腔静脉后方，分别进入上腔静脉和左心房。左侧肺静脉向前经过降主动脉并分别进入左心房，这与右侧肺静脉进入心房相同，或者在心包腔内汇合后进入心房。

肺动脉、肺静脉及支气管结构示意图见图4-5。

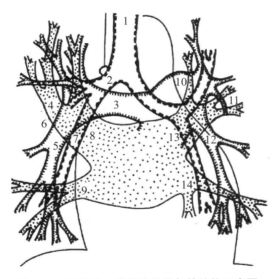

图4-5　肺动脉、肺静脉及支气管结构示意图

注：1. 气管；2. 右主支气管；3. 右肺动脉；4. 下后静脉干；5. 右下肺动脉；6. 肺门角；7. 中间支气管；8. 右上肺静脉；9. 右下肺静脉；10. 左肺动脉弓；11. 舌叶动脉；12. 左下肺动脉；13. 左上肺静脉；14. 左下肺静脉。

引自：夏瑞明，刘林祥. 医学影像诊断学［M］. 3版. 北京：人民卫生出版社，2014.

三、支气管动脉及静脉

支气管动脉起自胸主动脉，肋间后动脉发出，共1~3支，细小，参与肺根入肺，分布于各级支气管壁、血管壁、肺实质和脏胸膜等处，其毛细血管与肺动脉的毛细血管有吻合。两侧可各为一支或数支，发出后沿左、右支气管从肺门进入肺内，围绕在支气管的周围。支气管动脉为供应肺组织的营养血管，在支气管壁外膜组织中形成动脉丛，并由此发出分支穿透肌层进入黏膜下层，再分支形成毛细血管丛，以营养黏膜。

支气管静脉分为深、浅两种。深支气管静脉起自肺内的细支气管的毛细血管网，并和肺静脉相吻合，最后经肺静脉进入左心房。浅支气管静脉引流肺外支气管、肺胸膜及肺门淋巴结的静脉血，经奇静脉、半奇静脉或肋间静脉，至上腔静脉返回右心房。

通过肺毛细血管的侧支分流即不通过气体交换的血量一般很少，肺发生了支气管扩张、纤维化和支气管肺癌等时，肺动脉间的交通支明显比正常时增多。支气管扩张时，由于扩张的支气管动脉受体循环支配而压力增高，所以如发生咯血，咯血量会较大而且严重。

第三节　肺的神经系统

肺及支气管的神经来自内脏运动神经和感觉神经。两神经在肺根前后组成肺丛，后随肺根入肺。内脏运动神经包括交感神经和副交感神经，主要调节气管、支气管与血管等的平滑肌舒缩以及腺体的分泌。肺及支气管的副交感神经又称迷走神经，是分布广、行程长的混合性神经，从延髓内的迷走神经背核分支参与组成肺丛，在肺内神经节交换神经元，后纤维分布至肺。主要作用是使支气管收缩、腺体分泌增强。肺及支气管的感觉神经纤维沿上述两类神经上行。另一类沿着迷走神经上行，其神经元胞体位于迷走神经下节（结状神经节），中枢突入延髓止于孤束核；一类沿胸交感神经上行，其神经元胞体位于脊髓胸2～7节段的脊神经节，中枢突入脊髓。

肺的神经与肺门处的血管、气管、支气管分支互相交错构成网状肺丛。肺丛进入肺门处肺组织后，顺着血管和支气管的走向，在肺实质内延长并汇合成支气管丛。支气管丛继续与肺血管、小支气管伴行，与支气管分支逐级变细，神经纤维也相应减少。最后，末梢神经消失于毛细血管壁、细支气管平滑肌、肺泡管、肺泡囊等。

第四节　肺的淋巴系统

肺是一个淋巴循环特别丰富的器官，有深、浅两组淋巴管。肺的浅淋巴管位于脏层胸膜的深面，收纳肺周围部的淋巴液，由丛汇集的淋巴管行向肺门淋巴结。深淋巴管起自肺小叶间结缔组织和小支气管壁的毛细淋巴管网，收纳肺深部淋巴液。深淋巴管围绕支气管和肺血管构成深淋巴管丛，在行向肺门途中汇集成一些大的淋巴管入肺门淋巴结。因此，肺的淋巴液总是流向肺门的。

肺淋巴管网可分为胸膜淋巴管网、血管周围淋巴管网和支气管周围淋巴管网三组。胸膜淋巴管网属于浅层，分布于胸膜内，在胸膜中再汇集成几支主要淋巴管，引流入肺门淋巴结。血管周围淋巴管网和支气管周围淋巴管网属于深层，首先在肺泡管周围形成淋巴管丛，并汇合成多支淋巴管，这几支淋巴管包绕于支气管、肺动脉和肺静脉的外周，最后引流至肺门淋巴结。胸内淋巴结有胸壁淋巴结和脏器淋巴结两组。

右肺上区的淋巴液直接引流到右侧上部肺门淋巴结、右气管旁淋巴结、右气管支气管淋巴结、右前纵隔血管前淋巴结等。右肺中区的淋巴液引流到右侧中部肺门淋巴结、右气管旁淋巴结及气管分叉下淋巴结、右气管支气管淋巴结。右肺下区的淋巴液引流到右侧下部肺门淋巴结、气管分叉下淋巴结及后纵隔淋巴结。故右肺所有的淋巴液都将进入右侧淋巴导管。

左肺上区的淋巴液引流到左侧上部肺门淋巴结、主动脉淋巴结、左气管旁淋巴结及左前纵隔血管前淋巴结。左肺中区的淋巴液引流到左侧中部肺门淋巴结、左前纵隔淋巴结、左气管旁淋巴结及气管分叉下淋巴结。左肺下区的淋巴液引流到左侧下部肺门淋巴结、后纵隔淋巴结、气管分叉下淋巴结。因此，从纵隔淋巴结的位置，可以预估肺部感染或肿瘤原发病灶的所在位置。

肺的淋巴引流见表 4－10。

表 4－1　肺的淋巴引流

肺	分区	范围	引流淋巴结
右肺	上区	右肺上叶前内部	右侧上部肺门淋巴结 右气管旁淋巴结 右气管支气管淋巴结 右前纵隔血管前淋巴结
	中区	右肺上叶后外部 右肺中叶 右肺下叶上部	右侧中部肺门淋巴结 右气管旁淋巴结 气管分叉下淋巴结 右气管支气管淋巴结
	下区	右肺下叶基底部	右侧下部肺门淋巴结 气管分叉下淋巴结 后纵隔淋巴结
左肺	上区	左肺上叶上部	左侧上部肺门淋巴结 主动脉淋巴结 左气管旁淋巴结 左前纵隔血管前淋巴结
	中区	左肺上叶下部 左肺下叶上部	左侧中部肺门淋巴结 左前纵隔淋巴结 左气管旁淋巴结 气管分叉下淋巴结
	下区	左肺下叶下部	左侧下部肺门淋巴结 后纵隔淋巴结 气管分叉下淋巴结

第五章　肺部正常影像

肺位于胸廓内，为圆锥形含气的弹性器官。胸部分为胸壁和胸腔器官两部分，胸腔器官分为中部的纵隔和两侧的肺及胸膜。胸部影像是胸腔内、外各种组织器官重叠的影像。熟悉各种正常及变异的影像学表现是胸部影像学诊断的基础。

第一节　肺部正常 X 线影像

肺部正常 X 线影像是分析肺部异常 X 线影像的基础。充满气体的肺组织与胸廓其他组织有良好的自然对比，在 X 线片上可获得对比度较大的影像，为肺部的 X 线检查提供有利条件。胸部 X 线片影像为多个组织器官的复合影像，故应按一定的顺序和层次全面地观察和分析 X 线片，避免将注意力集中在某一点而出现漏诊。

胸部后前位及侧位见图 5-10。

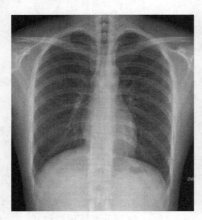 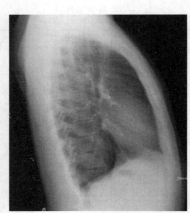

a　胸部后前位　　　　　　　　　　b　胸部侧位

图 5-1　胸部后前位及侧位

一、肺野

肺野在胸部后前位片上显示，位于纵隔两侧，肺部影像密度均匀。深吸气时因肺内含气量大而透亮度增高，呼气时透亮度降低。肺野的透亮度与肺含气量成正比，与肺内血量成反比。另外，肺野的透亮度与胸壁软组织的厚度有关，瘦弱者透亮度高，肥胖及健壮者透亮度低。

在临床中为了明确病变的位置，从第 2、4 肋前端的下缘各引一条水平线，将肺野分为上、中、下肺野。胸部后前位片上显示两侧肺野，内为纵隔影，外为肋缘，下为膈缘。由肺门向外至肺野外围，将肺野均分为内、中、外三个弧形带。内 1/3 为肺内带，可见肺门阴影与大血管等软组织；中 1/3 为肺中带，有明显的自肺门向外走行的肺纹理显示；外 1/3 为肺外带，肺纹理很少显示或基本没有。第 1 肋下缘以内的部分称为肺尖区，锁骨以下至第 2 肋下缘以内的部分称为锁骨下区。上肺部的前上部属上叶，后部为下叶背段上中部。中肺部前为上叶的前段，后为下叶背段的中、下部。在尘肺的诊断中，为了指出尘肺病变的分布范围，分别从第 1 肋外缘以内部分（肺尖）至膈顶的垂直距离等分，用等分点的水平线把两侧的肺野各分为上、中、下几个肺野。

肺野分区示意图见图 5-2。

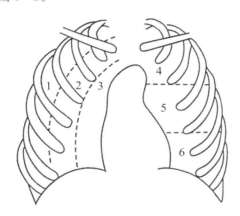

图 5-2　肺野分区示意图

注：1. 肺外带；2. 肺中带；3. 肺内带；4. 肺上野；5. 肺中野；6. 肺下野。

二、肺叶

肺叶之间都有叶间胸膜相隔，称为叶间裂。右肺分上、中、下三叶，左肺分上、下两叶，在胸部后前位片上显示，各叶因互相重叠不能清楚区分，在胸部左侧位片上显示，以斜裂或水平裂为界，可分出各个肺叶。

1. 右肺：右肺有水平裂和斜裂，在胸部后前位片上显示，右肺上叶占右肺野上、中部；中叶上缘为水平裂，与上叶不重叠，内缘至心右缘，下缘至斜裂，最外端向内下行至右肺内侧部，不参与右肋膈角区的显影；下叶上部和右上叶重叠，下部与中叶重叠，上部投影到水平裂上方，下缘与右膈接触，占据右肋膈角。在右侧位片上显示，上叶后缘为斜裂，下缘为水平裂（右肺副裂）；中叶位于右肺的前下部，呈尖朝肺门的三角形，上缘和下缘分别为水平裂和斜裂；下叶位于斜裂后方，呈尖朝上的大三角形。右肺三叶互不相互重叠；水平裂在胸部后前位片和左侧位片上都能显示。它在斜裂的前面将上、中叶分开。

2. 左肺：左肺只有一个斜裂，将左肺分为上、下两叶，上叶相当于右肺上、中叶所占的肺野，下叶相当于右肺下叶所占的肺野。左肺上叶相当于右肺上、中叶之和，与右肺斜裂位置相当，只是它的最高点比右侧略高，因此其倾斜度也略大。

3. 肺叶的副叶：副叶是额外的肺叶，由副裂深入肺叶内所形成，属于解剖变异，常见有 4 个副叶。

1）奇叶：胚胎早期发育时，奇静脉跨于右肺尖，以后肺向上发展，而奇静脉向下移至肺尖的内侧，最后固定于右侧纵隔的肺根上方。如果这种滑动受阻，则奇静脉分隔上叶，又因奇静脉的位置不同，奇叶的大小也不同。奇静脉与胸膜反折形成奇副裂。在胸部后前位片上显示，为一弧形的细线状影，自肺尖部向内下走行至右肺门上方，终端呈一倒立的逗号状弧形阴影，是奇静脉断面的垂直投影。

2）下副叶：也称心后叶，较常见，发生率为 $6\% \sim 10\%$，两侧均可发生，以右侧多见。下副裂自横隔上内侧部向下叶基底部深入，把内基底段分隔成独立的肺叶，即由下副裂分隔内基底段而形成下副叶。在胸部后前位片上，下副裂自横膈内侧向上斜行达肺门部，呈一弧形状阴影，有时在膈面形成轻微幕状或小三角形突起。右下副叶呈三角形，底部靠膈面，尖端指向肺门，位于下叶的前内部，大小不一。左侧下副叶因心影遮挡不易发现。

3）左中副叶：由左横副裂分隔舌叶与上叶面形成，相当于右肺中叶。

4）后副叶：多见于右侧，由下叶背段形成。在下叶背段下缘，后副裂呈水平方向深入，将背段分隔成单独的肺叶，后副裂与水平裂约在同一平面，为水平裂向后延伸而成。

4. 肺段：肺段通常成圆锥形，尖端指向肺门，底部朝向肺的外围。每个肺叶由几个肺段组成，各肺段有单独的支气管，但是肺段之间没有明显的分界，只有在病理情况下才有明显的分界。在胸部后前位片上，正常肺段的解剖结构是难以辨认的，但认真分析病变的原因可以确定其所在大致肺段，但是在 CT 影像上很容易辨认。

5. 肺小叶：每个肺叶由许多个肺小叶组成。肺小叶的直径约 1cm，每个肺小叶之间由疏松结缔组织所分隔，即小叶间隔（可区分的最小肺组织单位）。每个小叶中间有一支小叶支气管和一支小叶动脉伴随深入肺小叶内，而肺静脉则分布于小叶间隔内。每个肺小叶支气管又分出 3~5 支末梢细支气管。末梢细支气管逐渐向远侧延续及分支，形成一、二、三级呼吸性细支气管，最后止于肺泡。肺间隔内有毛细血管网、弹力纤维及胶原纤维等组织，小叶间隔之间的肺组织称为次级肺小叶。正常的肺小叶在胸部后前位片上不可见，只有单小叶间隔因液体或组织而致小叶间隔增厚时才可见。

6. 肺纹理：在两侧肺野中呈放射状分布的许多树枝样阴影，称为肺纹理，自肺门开始向肺外放射状延伸，由粗变细，到肺外带时几乎消失。肺纹理主要由肺动脉、肺静脉、支气管、淋巴管和少量间质组织等构成。在胸部后前位片上显示，以肺动脉及其分支为主，肺动脉显示较浓而清晰的高密度条纹影，伴支气管走行。肺静脉显示粗而淡，多与肺动脉影重叠，而正常支气管及淋巴管不显影。正常情况下，这些肺纹理可到达肺组织凸面脏层胸膜下。

相比较，两肺上部肺纹理较细，而下肺部肺纹理较粗。右下肺内带肺纹理比较明显，不要误认为肺纹理为异常，老年人比年轻人多，卧位比站立位多，摄影参数条件低时较多，矮胖者较多。应注意观察肺纹理的粗细、多少、分布及有无扭曲变形等。

三、肺门

肺门是指胸腔中央连接肺和纵隔的区域。在胸部后前位片上显示，肺门包括肺动脉、肺静脉、支气管、淋巴组织、神经组织及其周围的结缔组织，以肺动脉及肺静脉为主要成分。肺门影位于肺内带，正常肺门影的变异范围较大。在胸部左侧位片上显示，左右肺门大部分都相互重叠呈逗号样。右肺门略偏前偏下，左肺门偏上偏后。其前方为右上肺静脉干及右叶间动脉，后者常形成凸向前的圆形或卵圆形阴影，无分叶状表现，边缘清楚，勿误认为病变。

肺门的位置见图 5－30。

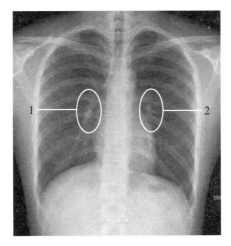

图 5－3　肺门的位置

注：1. 右肺门；2. 左肺门。

1. 左肺门影：左肺门上部由左肺动脉弓及其尖后支、前支，以及上肺静脉的尖后静脉、前静脉构成。左肺动脉弓位于左主支气管和上叶支气管之间，呈圆形、半圆形或弧形阴影，其外缘总是向外隆起，勿误认为肿块病变。左肺门下部由左下肺动脉及其分支构成。左肺门影常不同程度地被心影遮盖，有时左肺门外缘伸出一弧形向下方走行的环状影，它是舌叶动脉起始于左肺动脉弓的腹侧所致，不可误认为空洞，可行不同位置透视鉴别。

2. 右肺门影：右肺门影位于中肺内带，比左肺门影低 1～2cm，分上、下两部。右肺门上部约占肺门的上 1/3，由右上肺静脉、上肺动脉及下肺动脉干后回归支构成；右肺门下部约占肺门的下 2/3，由右肺下动脉干构成，沿中间段支气管外源平行向外、下方走行。

四、肺裂

肺部正常的叶间裂有水平裂、右侧斜裂、左侧斜裂。水平裂位于右肺上叶与中叶之间，右侧斜裂位于右肺上叶和中叶、中叶和下叶之间，左侧斜裂位于左肺上叶与下叶之间。

1. 斜裂：右侧斜裂约起自第 5 后肋端水平，向前、下斜行大致平第 6 肋骨，止于距膈面前缘 2~3cm 处，与膈顶平面约成 50°角。左侧斜裂较右侧起点高，约在第 3~4 后肋端平面，因而倾斜度较大，前下端达肺的前下缘，与膈顶平面约成 60°角。正常斜裂在胸部后前位片上很少见到，只能在胸部左侧位片上显示，当 X 线与胸膜走行方向平行时，可见细条状阴影，如同时出现应鉴别，勿误认为是病变。

2. 水平裂：又称横裂，由肺外缘至肺门外侧近水平走行，约平第 4 前肋或第 4 前肋间，为右肺上叶与中叶的分隔，在胸部正侧位片上均可显示。在胸部左侧位片上，水平裂有轻微弯曲，前部低于后部，后端起自斜裂中部，向前至肺的前缘，表现为线状致密影。

五、淋巴结

肺及纵隔淋巴结是比较多而集中的，主要分布在气管、支气管、血管的分叉处。在胸部后前位片上正常的淋巴结不显影，只有在病理情况下才能见到。气管、主支气管旁的主要淋巴结可分为四组：

1. 气管旁淋巴结组是指气管两旁的淋巴结，如有肿大，右侧病变比较容易显示。左侧因为与主动脉弓影像容易重叠，不易显示。

2. 气管支气管淋巴结组位于气管下段的前方，左右主支气管的周围。右侧气管支气管组淋巴结比较大，并向下延伸到右侧主支气管上方，一般有 5~9 个淋巴结。左侧气管支气管淋巴结组数目不定，一般 3~6 个，如右侧气管支气管淋巴结肿大，可见于右侧肺动脉之上。左侧见于主动脉与肺动脉之间。

3. 隆突下淋巴结组位于气管分叉的下面，在胸部后前位片上，淋巴结肿大时不易显示。

4. 支气管肺淋巴结组位于两侧肺门与肺叶支气管分支处，肿大时右侧淋巴结投影于肺动脉外方，比较容易识别。左侧往往被心影遮盖不易看见。

第二节　肺部正常 CT 影像

CT 图像是三维横断面的二维影像，三维中另一维是指层厚。胸部的组织复杂，有含气的肺组织、脂肪组织、肌肉组织及骨组织，因受重叠干扰，肺门区、纵隔区、肋膈窦区等部位的病变在传统的 X 线片上难以显现，而 CT 可以更清晰地显示肺内结构，故在胸部断层影像学中最为常用。CT 的人体某个断面图像的分辨率高，无断面以外组织结构干扰；CT 增强扫描还可以对血管、心脏和其他结构进行清晰显示。这些组织的密度差异很大，其 CT 值的范围广，所以在观察胸部 CT 时，至少需要用两种不同的窗宽和窗位，分别观察肺野与纵隔，有时还需采用骨窗，以观察胸部骨骼的改变。CT 检查提高了病变的检出率和诊断准确率。

一、气管和主支气管

正常气管壁较薄，位于中线或稍偏右侧，自上而下向后略倾斜，位于第 6 颈椎水平至第 5 胸椎水平。右主支气管短而粗，左主支气管细而长。CT 扫描层面上，平行时在肺窗上气管呈明显条形低密度影，垂直时呈圆形影，斜交时呈卵圆形低密度影。在 CT 纵隔窗上，可清楚显示气管、周围大血管及淋巴结的结构界限。上部呈环形，下部接近气管隆突部呈卵圆形，中部可呈马蹄形；前壁凸，后壁缺少软骨呈扁平状，儿童以圆形为主。老年人气管环状软骨可发生不规则的高密度影，在横断面上部分气管的右侧后壁直接与肺相邻，此处气管壁厚度如超过 4mm 视为异常。所有 CT 图像层面上，气管均位于食管之前方或稍右；在胸腔内，气管右侧壁与纵隔胸膜反折相接，于气管右半部后方与食管的右外侧壁之间有一潜在间隙，称为气管后窝，由肺所充填。气管、支气管根据管径粗细，在 CT 图像上表现为大小不等的环状影或平行线影，肺窗能更清楚观察肺野内的细小支气管，4～6 级以下细小支气管不能显示。如观察主支气管的形态特点，可以通过 CT 图像后处理三维重组或多平面重组显示主支气管的长轴形态（图 5-4）。另外，厚层可显示段支气管和叶支气管，薄层可显示亚段支气管。

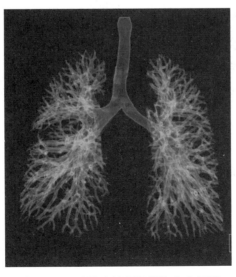

图 5-4　CT 重建处理气管和主支气管

二、肺叶

在 CT 图像上肺叶由叶间裂来定位。双肺富含气体，在 CT 图像上呈低密度影，深吸气时其 CT 值较深呼气时低。由于坠积现象，仰卧位时肺前部的衰减值低于后部，肺野较后部透亮一些，靠近后胸壁的肺组织可呈条带状高密度影，肺纹理亦由前往后逐渐增多、增粗，此现象以矮胖人群更显著。这是由于仰卧位时下部肺组织受压，血液、淋巴回流不畅。

各肺叶在 CT 上显示清楚。有时可见肺的解剖变异，常见以下三种。

1. 副肺：由肺组织构成，有气管样的结构，与正常肺分离；有的与气管相通，有的与气管不相通。

2. 副肺裂和副叶：除两肺正常的水平裂和斜裂外，有时可见额外的肺裂，即副肺裂，常见的有下副裂和后副裂。任何部分肺组织都有可能部分或全部通过副裂与邻近肺组织分隔。副裂所分离出的肺组织即为副叶，常见的有下副叶和后副叶。

3. 奇叶：以右肺多见，它是肺尖部发生的额外肺叶，由奇静脉经过右上肺肺尖部分向下反折而构成，位于 $T_4 \sim T_5$ 外侧与头臂静脉或上腔静脉之间，由前后走行的凹面向内呈细弧线影的奇静脉裂分隔而成。

HRCT 双肺的冠状面图像见图 5-5。HRCT 双肺的横断面图像见图 5-6。

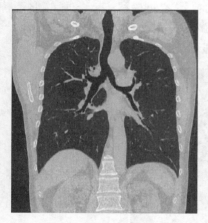

图 5-5　HRCT 双肺的冠状面图像

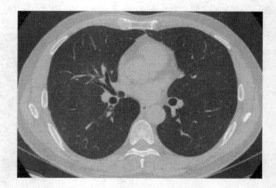

图 5-6　HRCT 双肺的横断面图像

三、肺段

肺段由段支气管及其所属肺组织构成，呈圆锥形，尖端指向肺门，底部朝向肺的表面，肺段之间无明显的边界。每个肺段有其单独的段支气管，肺段的名称与其相应的支气管名称一致。右肺上叶分为尖段、后段和前段，中叶分为外侧段和内侧段，下叶分为背段、内侧基底段、前基底段、外侧基底段和后基底段；左肺上叶分为尖后段和前段，舌叶分为上舌段和下舌段，下叶分为背段、前内基底段、外侧基底段和后基底段。各肺段在其相应的肺叶中占据较为固定的位置，熟悉其位置有助于在临床上诊断病变的具体解剖位置。段支气管解剖变异较多，多数人右肺分为 10 个段，左肺分为 8 个段。段支气管及支气管肺段见图 5-7。以下选择 6 个具有代表性的层面观察肺段。

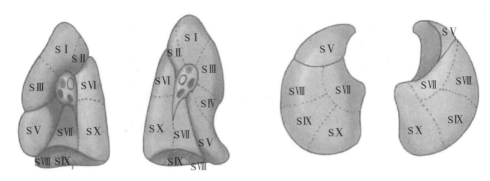

图 5-7　段支气管及支气管肺段

　　1. 主动脉弓上部层面（图 5-8）：右肺叶前外部弓状狭窄的为前段，后部为后段，二者的内侧为尖段。左肺叶前 1/3 为前段，中后部为尖后段，后方边缘已显示出下叶的背段。

　　2. 气管分叉部层面（图 5-9）：右肺前为前段，中为后段，后为背段；左肺前为前段，中为尖后段，后为背段。

　　3. 气管隆突下层面（图 5-10）：右肺前外部为前段，中部为后段，后方大部分肺野为背段。左肺前外为上舌段，前内为前段，后方为背段。

　　4. 相当于左心房中部层面（图 5-11）：右肺叶前部分为右肺中叶，分别显示出内侧段和外侧段，前半部几乎全为右肺中叶。中部见外侧基底段，后部偏内为后基底段。左肺叶前为舌叶的下舌段，舌叶后方为前内基底段，左肺后 1/3 是后基底段。

　　5. 相当于心室层面（图 5-12）：前部分为右肺中叶，分别显示出内侧段和外侧段；右肺门旁出现内侧基底段，其余肺段在肺叶的为前、外侧、后基底段。左肺前部为下舌段，中间小部分为前内基底段，后部是外侧基底段、后基底段。

　　6. 心脏下部、下腔静脉近心端层面（图 5-13）：右肺前部为少许中叶。沿斜裂向后依次为前基底段、外侧基底段和后基底段、内侧基底段。左肺前部为下舌段，后部为前内基底段、外侧基底段和后基底段。

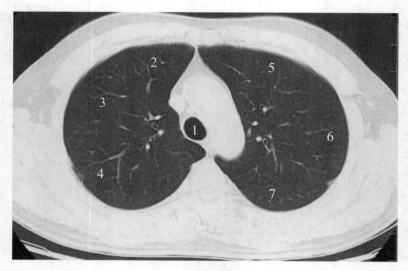

图 5-8 主动脉弓上部层面

注：1. 气管；2. 右肺上叶前段；3. 右肺上叶尖段；4. 右肺上叶后段；5. 左肺上叶前段；6. 左肺上叶尖后段；7. 左肺下叶背段。

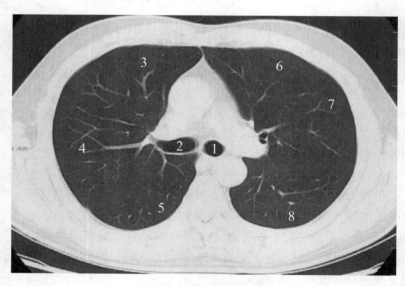

图 5-9 气管分叉部层面

注：1. 左主支气管；2. 右主支气管；3. 右肺上叶前段；4. 右肺上叶后段；5. 右肺下叶背段；6. 左肺上叶前段；7. 左肺上叶尖后段；8. 左肺下叶背段。

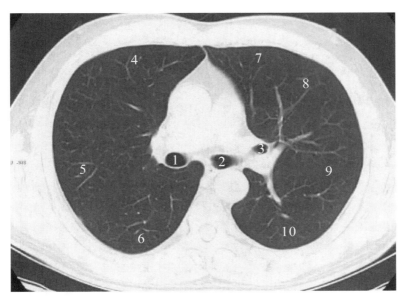

图 5-10　气管隆突下层面

注：1. 右中间支气管；2. 左主支气管；3. 左肺上叶支气管；4. 右肺上叶前段；5. 右肺上叶后段；6. 右肺下叶背段；7. 左肺上叶前段；8. 左肺上叶尖后段；9. 左肺斜裂；10. 左肺下叶背段。

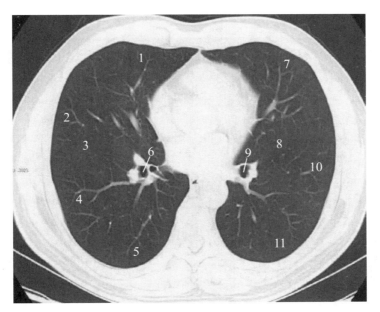

图 5-11　相当于左心房中部层面

注：1. 右肺中叶内侧段；2. 右肺中叶外侧段；3. 右肺斜裂；4. 右肺下叶外侧基底段；5. 右肺下叶后基底段；6. 右肺下叶支气管；7. 左肺上叶上舌段 8. 左肺斜裂；9. 左肺下叶支气管；10. 左肺下叶前内基底段；11. 左肺下叶后基底段。

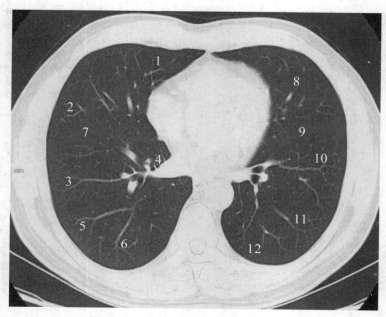

图 5-12 相当于心室层面

注：1. 右肺中叶内侧段；2. 右肺中叶外侧段；3. 右肺下叶前基底段；4. 右肺下叶内侧基底段；5. 右肺下叶外侧基底段；6. 右肺下叶后基底段；7. 右肺斜裂；8. 左肺上叶上舌段；9. 左肺斜裂；10. 左肺下叶前内基底段；11. 左肺下叶外侧基底段；12. 左肺下叶后基底段。

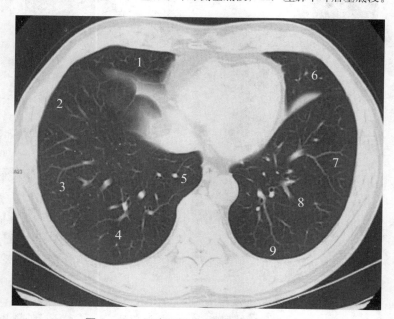

图 5-13 心脏下部、下腔静脉近心端层面

注：1. 右肺中叶内侧段；2. 右肺中叶外侧段；3. 右肺下叶外侧基底段；4. 右肺下叶后基底段；5. 右肺下叶内侧基底段；6. 左肺上叶下舌段；7. 左肺下叶内侧基底段；8. 左肺下叶外侧基底段；9. 左肺下叶后基底段。

四、次级肺小叶

次级肺小叶由小叶核心、小叶实质和小叶间隔组成，是最小的独立肺单位，为结缔组织分隔包绕。小叶核心主要有小叶肺动脉和细支气管，管径约 1mm，位于小叶中央，引流肺静脉位于小叶间隔。小叶实质为肺泡结构。小叶间隔构成肺小叶的边界，由结缔组织构成，在 HRCT 上表现为均匀线状致密影，与胸膜垂直，肺外带易见。

从影像学的角度考虑次级肺小叶是肺结构的基本功能单位有两个主要原因：①它是可在 HRCT 上清楚显示的最小肺解剖单位；②评价次级肺小叶病变的分布对鉴别诊断有帮助。间质性肺水肿和肿瘤性淋巴管扩张主要侵犯小叶间隔。与终末或呼吸性细支气管相关的病理过程在 HRCT 上的典型表现为靠近小叶中央分布为主。一些特殊疾病可引起次级肺小叶密度异常，如小叶中央型肺气肿表现为局灶性低密度影，肺结核、感染性细支气管炎、过敏性肺炎和矽肺表现为次级肺小叶内高密度影。

五、肺裂

肺裂由两层脏层胸膜构成，在 CT 上主要表现为低密度的乏血管带，或呈中等密度的灰条影和高密度的细线影。肺裂包括斜裂和水平裂。CT 上斜裂与扫描层面垂直或斜交，故显示为窄条状无血管区或致密细线，宽 2~3mm，由后上向前下走行。常规 CT 上两肺下叶容易以斜裂来加以确定。

1. 左侧斜裂（图 5-14）在肺门上区，始于 T4 水平，左侧斜裂顶部 90% 高于右侧，10% 双侧斜裂在同一水平，呈凹面向前的弧形乏血管带，宽 2~3mm，或细线条影像。位置偏后，向足侧的层面上叶裂逐渐前移。在肺门区内侧与左叶间动脉相连，至肺门下区内侧与左心缘相连。斜裂的前方为左上叶，后方为左下叶。

2. 右侧斜裂（图 5-15）始于 T5 水平。左右侧斜裂形态及位置大致相似且对称，双侧对比观察有利于识别异常。右侧斜裂中部与水平裂相交，水平裂以上，斜裂的前方为右上叶，后方为右下叶；水平裂以下，斜裂的前方为右中叶，后方为右下叶。

3. 右肺水平裂（图 5-15）位于中间段支气管平面及右叶间动脉分出中叶动脉与下叶动脉的平面上，呈向外横行的较宽的无血管区，又称作右中肺窗。右肺水平裂用来确定右肺上叶和中叶。水平裂弧形弓顶向上，表现为自右肺叶间动脉向外分出的片状乏血管"裸区"，即右中肺窗。在此层面上，右中肺窗的周围仍为右肺上叶，"窗"的中央为右肺中叶，后方为斜裂的乏血管带及右肺下叶。约 60% 水平裂向前斜行，后部与斜裂汇合。在中间段支气管水平的连续几个扫描层面上可见到水平裂及其后方斜裂的乏血管带。肺组织从前向后依次可显示右肺上叶、右肺中叶及右肺下叶。

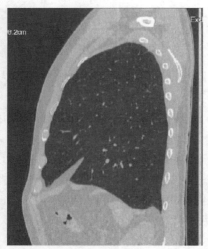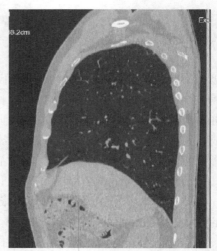

图 5—14　左侧斜裂 CT 图像　　　　图 5—15　右侧斜裂和右肺水平裂 CT 图像

4. 奇静脉裂呈前后走行的细弧线影，凹向内侧。其他副裂可在支气管肺段的边界处形成，但在 CT 上很少能辨认。下副裂可勾画出内或前内基底段。左横副裂分界舌叶可产生类似于右肺水平裂的少血管区。

六、肺血管及肺淋巴管

肺由双重循环系统供应血液，一支为肺循环，另一支为支气管循环。肺动脉、肺静脉、淋巴管、神经和支气管等组成肺纹理，CT 图像上显示中等密度的条状影，以肺门为中心放射状向外周逐渐分支及变细，因肺纹理的斜行走向，横断 CT 图像上可呈线条状或小的圆形影。

1. 肺血管。

肺血管在 CT 图像上的表现主要取决于其管径和走行方向。与支气管不同的是，支气管内含有空气，呈现低密度影，而血管内则充盈着血液，显示高密度影，形成明显的对比。然而，肺动脉和肺静脉在正常情况下没有明显的密度差异，因此鉴别它们存在一定困难，需要根据它们与相应支气管的位置关系或连续层面的分析来确定。通常，靠近肺门的大血管比较容易观察到，但肺内血管的显示率并不一致，在追踪肺门血管干的连续层面扫描下，才能准确定位是肺动脉还是肺静脉。一般来说，肺动脉与同名支气管紧密伴行，多位于支气管的前侧、外侧或上方；而肺静脉主干则位于同名支气管的后侧、内侧或下方。需要注意的是，由于 CT 扫描采用的是横断面成像方式，并受到部分容积效应的影响，支气管与相应血管之间的位置关系可能与正常的解剖观察结果并不完全一致。例如，实际上处于上下位置的支气管和血管，在 CT 图像中可能显示为内外位置，甚至不在同一层面上显示。因此，了解 CT 图像与实体解剖之间的异同对于正确理解和解释 CT 图像非常重要。

肺动脉 3D MP 成像见图 5—16。

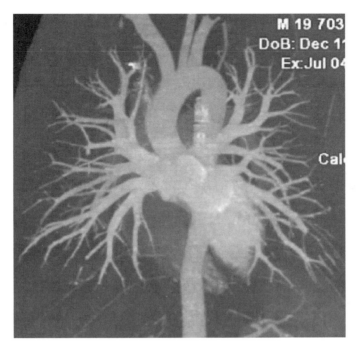

图 5－16　**肺动脉** 3D MP **成像**

1）肺动脉：起自右心室，并由主肺动脉弓下方分为左、右肺动脉。CT 图像上在肺动脉干层面、左肺动脉层面和右肺动脉层面可见。右肺动脉在右上叶支气管的前下方行进，而左肺动脉则在左上叶支气管的上方。右肺动脉较左肺动脉长，且位置比左肺动脉低。右肺动脉在升主动脉和上腔静脉后方、食管前方、奇静脉弓下方进入右肺门，而后分出上叶支、中叶支和下叶支。上叶支分出与段支气管相对应的尖支、后支和前支。中叶支分出外侧支和内侧支。下叶支分出背支、内侧基底支、前基底支、外侧基底支和后基底支。左肺动脉在胸主动脉前方进入左肺门，而后分出上叶支和下叶支，分别再分出与肺段相对应的分支。上叶支分出尖后支、前支、上舌支和下舌支，下叶支分出下叶背支、前内基底支、外侧基底支和后基底支。

肺动脉与支气管树相对应逐渐分支，直到终末小动脉分布至肺腺泡。终末小动脉为终端动脉，分出肺毛细血管在肺泡间隔内形成毛细血管网。终末小动脉于终末细支气管的呼吸性细支气管处分为毛细血管前支，与肺泡间隔中的广大毛细血管网相连接。

2）肺静脉：血管较肺动脉血管细小，最小的肺静脉血管从肺泡管的远端开始，为毛细血管后支，然后汇聚成小静脉。CT 段面上有时不易分辨。肺静脉包括右上肺静脉、右下肺静脉、左上肺静脉和左下肺静脉，4 根静脉汇集于肺门，最终汇入左心房。肺段静脉由段内静脉和段间静脉汇入，段间静脉为分段标志。

两侧肺上、下静脉干各以两支静脉注入左心房。肺静脉无瓣膜，不与肺动脉伴行，携带的是动脉血。有时动、静脉相交几乎成直角，以致在体层摄影时可以看到段和亚段的静脉影，可以作为段和亚段分隔的标志物。肺动脉和肺静脉是构成正常胸部 X 线片中肺纹理的主要部分。肺动脉和支气管在肺小叶的中心部相伴走行，而肺静脉的分支则延伸至肺小叶间、肺段间隔中行进至肺门部。在肺的中心部，支气管和肺动脉、肺静脉的直径相当，但至肺表面时血管直径变细较支气管快。在肺边缘 2cm 左右部分，肺血管直径仅约 1mm，在 X 线片上此处肺纹理显示并不是很清晰。

支气管、肺动脉和肺静脉在肺段内的相对位置关系见表 5-1。

表 5-1　支气管、肺动脉和肺静脉在肺段内的相对位置关系

肺段支气管	肺段动脉	肺段静脉
尖段支气管	内	外
后段支气管	后	前
前段支气管	内（上）	下
上舌段支气管	外（上）	内（下）
下舌段支气管	外（上）	内（上）
中叶外侧段支气管	外	内
中叶内侧段支气管	外	内
背段支气管	外（上）	内（下）
内基底段支气管	前外	后内
前基底段支气管	前外	后内
外侧基底段支气管	前外	后内
后基底段支气管	后外	前内

注：肺段动脉和静脉的位置以肺段支气管为参照。

2. 肺淋巴管。

见第四章第四节的相关内容。

第六章　肺间质的生理与病理

弥漫性肺疾病又称弥漫性间质性肺疾病，简称间质性肺疾病，是临床中常见的肺间质疾病，其特点是肺部出现多个病灶或广泛异常改变，并且伴有临床症状和（或）肺功能受损。非肿瘤性弥漫性肺病变的病理特点主要表现为肺间质细胞增生、间质基质增多和慢性炎性细胞浸润。间质细胞是肺组织中的一种细胞，它们的增生和基质增多会导致肺的结构紊乱。慢性炎性细胞浸润意味着炎症反应在肺组织中得不到控制，进一步加重肺部的病变。除了病理学上的变化，弥漫性肺疾病还会导致肺功能受损和各种不同程度的临床症状。

第一节　肺间质的生理结构

肺组织由肺实质与肺间质组成。肺实质是肺具有气体交换功能的含气间隙及结构，包括肺泡管、肺泡囊、肺泡、肺泡壁。肺间质是指肺泡上皮细胞与毛细血管内皮组织基底膜之间的间隙，包括肺泡隔内血管和淋巴周围组织，含细支气管和支气管周围组织，是肺的支持组织。间质性肺疾病主要是肺间质受累，但也有发生在肺实质的，且伴有不同程度的肺泡上皮和终末气道上皮增生性病变。

肺间质常分为周边部结缔组织、中轴结缔组织、间隔间质三部分，三部分自由相通。

一、周边部结缔组织

周边部结缔组织包括肺膜和肺小叶间隔。肺小叶间隔是纤维状条索穿行于肺组织间形成的不完全分隔。肺小叶间隔在肺段和亚段之间，也会出现在小叶和肺泡之间。这些条索最初与肺静脉和一些肺淋巴管伴行。在胸部 X 线片上肺小叶间隔在解剖上与胸膜延续，因此结缔组织间隔内的液体有可能到胸膜表面，在胸膜下堆积形成胸膜下水肿。在胸部 X 线片上常能看到胸膜下水肿与 Kerley 线相连接。Kerley 线由肺内结缔组织间隔增厚所致。X 线检查发现胸膜下水肿亦说明，在患间质性肺水肿以及在淋巴管因肿瘤沿淋巴管播散而阻塞时，肺淋巴管不能超载或失去吸收毛细血管漏出液的能力。

二、中轴结缔组织

中轴结缔组织是包绕支气管-血管的鞘状结构，起源于肺门向周围延伸的纤维组织。它以纤维网的形式终止于腺泡的中心，形成肺泡管和肺泡囊的壁。肺泡位于纤维网中，在肺泡开口处弹性纤维及胶原纤维较多形成环状，有利于肺泡扩张后的回缩。

中轴结缔组织提供各种通道，包括血管系统、淋巴管道。另外，肺泡破裂逸出的气体可沿中轴结缔组织进入纵隔而产生纵隔气肿。

三、肺泡壁

肺泡壁又称实质性结缔组织。肺泡彼此相接，相邻两肺泡上皮之间的结构称为肺泡壁。肺泡壁内有网状纤维、弹性纤维以及丰富的毛细血管网。肺泡壁由鳞状上皮细胞和小的立方形上皮细胞构成，鳞状上皮细胞又称为Ⅰ型肺泡上皮细胞，小的立方形上皮细胞称为Ⅱ型肺泡上皮细胞。Ⅰ型肺泡上皮细胞被覆于95%的肺泡腔，易受损，且不能自我修复。Ⅱ型肺泡上皮细胞是干细胞，当肺泡上皮受损时或是在肺的正常发育生长中，都可以增生与分化，进行肺泡上皮的修复。这对于急性呼吸窘迫综合征（Acute Respiratory Distress Syndrome，ARDS）的病理很有意义。

第二节　间质性肺疾病的病理学改变

不同间质性肺疾病的病理形态学和病程急缓有所差异，但病理学改变基本相似。

1. 肺顺应性降低：肺组织的弹性减弱，导致肺泡和气道在吸气和呼气过程中不易扩张和收缩。这可能是由肺泡和支气管的弹性组织损伤或纤维化导致的。

2. 肺容量减少：肺的总容积和特定容积下降。常用的肺功能测定指标包括肺总量、肺活量、功能残气量和残气量。当肺容量减少时，这些指标会降低。

3. 弥散功能障碍：肺气体交换界面的功能下降。这可能是由肺泡间距的增加或交换界面的蛋白成分破坏和表面积减少所致。

4. 小气道功能异常：疾病导致小气道和（或）细支气管腔的变形和狭窄，造成通气-灌注（V/Q）比值失衡。

5. 气体交换紊乱：主要表现为低氧血症，尤其在运动负荷后加重，但并不一定伴有CO_2潴留或低碳酸血症。

6. 肺动脉高压：发病机制主要涉及肺泡壁和肺血管的炎症或纤维化损伤。这种损伤导致低氧血症和肺小血管内腔的闭塞，进而导致肺动脉高压的形成。

第三节　间质性肺疾病的病理学特点

间质性肺疾病的病理学特点为不同程度的间质和（或）肺泡内炎症以及下呼吸道结构破坏，肺泡毛细血管单位丧失，肺泡上皮细胞改变和肺泡壁纤维化等。病理学改变的程度和类型取决于肺损伤的特性和肺实质细胞重建正常肺泡结构的能力。如结节病轻度损伤，病情得到控制，则可完全恢复正常结构；而特发性肺纤维化/寻常性间质性肺炎损伤较重，受累肺泡结构的改变常是不可逆的，病变范围广泛导致正常肺结构丧失，遗留的大块纤维组织间出现囊性气腔，形成蜂窝肺病变。

肺泡上皮的典型改变是Ⅰ型肺泡上皮细胞数量减少，以立方上皮细胞化生替代，多为Ⅱ型肺泡上皮细胞，也可见从终末细支气管移行的细支气管上皮细胞。还有毛细血管丧失伴毛细血管上皮新生、继发性肺动脉高压的肺动脉改变等其他病变。

肺泡壁增厚可达数倍，从而导致气－血屏障距离增宽，肺泡内含气量减少，表现为机化性改变。肺泡壁增厚源于肺泡壁水肿，主要来源于间质的纤维化改变，包括间质细胞增加和结缔组织（特别是Ⅰ型胶原）沉积。一些疾病的纤维化完全位于肺泡间质，而另一些疾病因上皮细胞基底膜受损，纤维性病变扩至肺泡腔，肺泡腔内纤维化累及肺泡壁，使肺泡壁增厚。

一、弥漫性肺泡损害

弥漫性肺泡损害（Difftise Alveolar Damage，DAD）多见于急性呼吸窘迫综合征、细胞毒药物治疗或出现弥漫性肺炎的免疫抑制患者。DAD分为急性期（渗出期）和机化期（增殖期）。急性期表现为肺泡毛细血管基底膜急性损伤，炎性细胞进入肺泡腔内，血清蛋白和红细胞向肺泡腔内漏出，受损的肺泡壁Ⅱ型肺泡上皮细胞再生替代Ⅰ型肺泡上皮细胞，肺泡的被衬上皮坏死、脱落，间质水肿。在肺泡壁附近，坏死的上皮细胞、蛋白及纤维蛋白形成透明膜，呈嗜酸染色，灶状分布，肺泡间隔水肿和肺泡腔内出血。肺泡腔内逐渐可见成纤维细胞成分，进而导致肺泡腔内纤维化。机化期Ⅱ型肺泡上皮细胞增生、肥大，分化成Ⅰ型肺泡上皮细胞，形成透明膜，肺泡腔内渗出物吸收并向肺泡壁整合，成纤维细胞增生，间质和管腔内胶原沉积，肺泡隔显著增厚。如果病程迁延，或反复发生肺实质损害，则可能进展成严重纤维化及蜂窝肺。

二、机化性肺炎

机化性肺炎（Organizing Pneumonia，OP）的特征是小气道腔内胶原增生，即形成Masson小体。这种病变在肺泡管最明显，可向远端延伸至肺泡腔，也可向近端累及肌性细支气管，肺间质内慢性炎性细胞浸润，Ⅱ型肺泡上皮细胞增生被衬于肺泡表面，常伴有闭塞性细支气管炎，同特发性阻塞性细支气管炎伴机化性肺炎（Bronchiolitis

Obhterans with Organizing Pneumonia，BOOP）所见一致，称为隐源性机化性肺炎，有时可见由慢性炎性细胞和结缔组织形成的息肉样病变阻塞终末细支气管。BOOP与闭塞性细支气管炎（Bronchiolitis Obliterans，BO）引起的进行性阻塞性肺疾病不能混淆。闭塞性细支气管炎是气道不可逆的纤维性闭塞。机化性肺炎是对损伤的共性反应，常见于多种间质性肺疾病，包括DAD的机化期和弥漫性肺泡出血，弥漫性感染性肺炎也可出现相同改变。当导致机化性肺炎的损伤因素持续存在或治疗无效时，则可能进展为寻常性间质性肺炎和蜂窝肺。

三、寻常性间质性肺炎

寻常性间质性肺炎（Usual Interstitial Pneumonia，UIP）的重要特征是片状分布、时相不均一、分布多变的间质改变。低倍镜下很容易识别，但每个低倍镜视野下的所见都不尽相同。

UIP病变包括间质纤维化、间质炎症及蜂窝样改变，这些病变在正常肺组织间呈灶状分布，交替出现。多数纤维化由嗜伊红胶原和极少炎性细胞组成。胶原沉积导致肺泡间隔增厚，形成片状瘢痕。纤维化区可伴有区域性蜂窝样改变、气腔扩大等，衬以细支气管上皮或肥大的肺泡细胞，各气腔间被增厚的肺泡壁（含有胶原和不同数量的炎性细胞）分开。扩大的气腔常含有组织细胞、中性粒细胞、其他炎性细胞以及浓缩的黏蛋白，也可以是空洞。蜂窝样改变是继发于各种肺损伤病因的瘢痕化和气道重建的结果，并不是UIP特有，通常被认为是不可逆的病变，称为终末期肺。

在低倍镜下可见广泛纤维化，蜂窝肺组织中常混杂有炎性细胞浸润和肺泡间隔增厚等早期病变或正常肺组织，表现出病变时相不均一性。绝大部分纤维变区域由无细胞成分的致密胶原组织构成，也有增生活跃的肌成纤维细胞和成纤维细胞组成的小集合体，即成纤维细胞灶。成纤维细胞灶的特点是在淡染的黏液样基质内有梭状的成纤维细胞，其长轴常与肺泡间隔长轴平行，由于其淡染基质与邻近深染的肺实质形成明显对比，低倍镜下很容易识别。成纤维细胞灶分布广泛，见于炎症、纤维化和蜂窝样改变区域，是前期急性肺损伤后的机化，其中肌成纤维细胞胶原合成活跃。成纤维细胞灶虽不是诊断UIP的特征性病理学改变，但却是诊断UIP的必需条件，它表明纤维化正在进行而非既往损害造成的残余表现。由此可见，成纤维细胞灶、伴胶原沉积的瘢痕化和蜂窝样改变组成UIP时相的异质性，这种不同时相的病变共存构成诊断UIP的重要特征，是与其他间质性肺炎鉴别的关键点所在。

UIP的炎症性改变通常较轻，主要由小淋巴细胞组成，可见散在分布的浆细胞，偶可见嗜中性粒细胞、嗜酸性粒细胞。炎症主要发生在胶原沉积或蜂窝样改变区域，罕见于肺泡间隔完整的区域。UIP早期炎症病变表现不一定突出，如果存在严重的炎症病变，则可能不是UIP，而需考虑其他类型的间质性肺炎。

肺泡腔内巨噬细胞聚集也是UIP常见的非特异性表现，且与疾病分期无关。这一表现易与脱屑性间质性肺炎混淆，如果UIP的其他特征都具备，特别是肺泡腔内有明显的巨噬细胞聚集，则鉴别UIP和脱屑性间质性肺炎并不困难。

四、脱屑性间质性肺炎/呼吸性细支气管炎伴ILD

脱屑性间质性肺炎（Desquamative Interstitial Pneumonia，DIP）最显著的组织学改变是肺泡腔内出现均匀分布的肺泡巨噬细胞（Alveolar Macrophage，AM），肺泡巨噬细胞常含丰富的胞浆，可见复合吞噬体来源的细颗粒状黄棕色色素，多为单个核细胞，也可见散在的多核巨细胞，最初被错误地认为由肺泡间隔"剥脱"而来，所以被命名为DIP。与此相伴的是轻、中度肺泡间隔增厚，主要为胶原沉积，炎性细胞浸润较轻。可见灶状分布的增生肺泡上皮细胞，见不到成纤维细胞灶，蜂窝样改变也很轻微。低倍镜下各视野外观呈一致性均匀分布，与UIP分布的多样性形成鲜明对比。

DIP的肺泡巨噬细胞聚集以细支气管周围气腔明显。肺泡巨噬细胞聚集只限于这些区域而远端气腔不受累的病理过程称为呼吸性细支气管炎伴ILD（Respiratory Bronchiolitis-associated ILD，RBILD）。RBILD间质增厚与DIP相似，但气腔改变只限于呼吸性细支气管周围肺实质。近来有学者认为RBILD和DIP可能是同一疾病的不同结果，因为它们没有明确的组织学差别，临床表现和病程都很相似。

五、非特异性间质性肺炎

非特异性间质性肺炎（Non-specific Interstitial Pneumonia，NSIP）的特点是肺泡壁内出现不同程度的炎症及纤维化，缺乏诊断UIP、DIP或急性间质性肺炎（AIP）的特异表现，或表现为炎症伴轻度纤维化，或表现为炎症和纤维化混合存在。病变可呈灶状分布，间以正常肺组织，但病变时相均一，这一特点与UIP形成强烈对比。

NSIP的特征是肺泡间隔内由淋巴细胞和浆细胞混合构成的慢性炎性细胞浸润，浆细胞较多，病变在细支气管周围的间质表现更明显。NSIP应与LIP鉴别，LIP没有NSIP的由炎性细胞浸润造成的明显的结构扭曲，NSIP浆细胞浸润更明显。

近40％的NSIP表现为炎症和纤维化混合存在，特征为胶原束、淋巴细胞、浆细胞和偶尔可见的成纤维细胞混合存在。这些病例有时难以与UIP区别，但病变分布较为均一，见不到明显的结构改变（如蜂窝样改变），少数病例偶见成纤维细胞灶。

10％的NSIP表现为间质胶原沉积伴轻微炎症，呈灶状或弥漫性分布，病变表现处于非活动性状态，可能代表了旧的瘢痕区。广泛肺纤维化也可提示UIP，但其病变的均一性及缺乏活动性纤维化，能将两者区别开。

除间质炎症和纤维化外，近50％的NSTP病例可见轻度的腔内机化病灶，即BOOP的特征表现，通常病灶较小而不显著，仅占整个病变的10％以下。30％的病例有片状分布的肺泡腔内炎性细胞聚集，与DIP的区别在于NSIP病变呈灶性分布，并有明显的间质纤维化；4％的NSIP可出现淋巴样聚合体伴生发中心，即淋巴样增生，这些病变散在分布，为数不多；偶尔可见形成不佳的非坏死性肉芽肿，呈灶性分布。

六、细胞性间质性肺炎

细胞性间质性肺炎（Cellular Interstitial Pneumonia，CIP）是指炎症反应引起间质腔扩大的一种组织病理学改变。单个核细胞（淋巴浆细胞和间质巨噬细胞）为主要成分，也可见Ⅱ型肺泡上皮细胞增生，或伴少许成纤维细胞增生或胶原沉积。其他可见早期炎症病变，也可见到高度纤维变。IPF 和胶原血管病伴间质性肺疾病患者肺活检可见上述病变，DIP 也常有这种改变。

七、蜂窝肺

蜂窝肺是不可逆的终末期组织学表现。肺组织结构完全被纤维组织破坏，形成囊性改变，不具有气体交换功能，被覆增生的立方形上皮细胞，囊腔内黏液含有各种炎性细胞。衬覆的增生上皮细胞有恶性变的潜在可能，如腺癌或肺泡细胞癌。间质平滑肌细胞增生，肺血管改变，如内膜平滑肌增生、中层肥厚，提示由长期低氧性肺血管收缩所致。

八、淋巴细胞性间质性肺炎

淋巴细胞性间质性肺炎（Lymphocytic Interstitial Pneumonia，LIP）与 DIP 和 CIP 的区别在于肺泡腔和间质内出现一致的淋巴细胞浸润。间质内可见巨噬细胞聚集、非干酪性肉芽肿、血管周围淀粉物质沉积和芽生性淋巴中心，可转变为低度恶性肺淋巴瘤，也可以发展成终末期蜂窝肺。

九、嗜酸性粒细胞性肺炎

嗜酸性粒细胞性肺炎（Eosinophilic Pneumonia，EP）指嗜酸性粒细胞在间质和肺泡腔内积聚，可伴有 LIP、BOOP、UIP 及蜂窝肺。

十、肺泡蛋白沉积症

肺泡蛋白沉积症（Alveolar Proteinosis）为肺泡腔内无形态的嗜伊红颗粒状物质渗出，渗出物富含与表面活性物质相关的脂类和蛋白。早期一般见不到间质炎症，慢性病例可见肺泡壁的纤维化。

十一、弥漫性肺泡出血

弥漫性肺泡出血（Diffuse Alveolar Hemorrhage，DAH）发生于肺泡毛细血管基底膜广泛损害之后，肺泡内红细胞和吞噬含铁血黄素的巨噬细胞聚集。当弥漫性肺泡出血发生于毛细血管炎时，肺泡壁中存在着明显的中性粒细胞浸润，并由此导致纤维素样坏死。出血后可发生机化，如反复出血，可进展为间质纤维化。

十二、淀粉样物质沉积

淀粉样物质沉积是指淀粉样物质在肺内沉积，为原发性改变而非继发性改变。光镜下这种无结构物质可浸润于肺间质、肺小动脉、肺动脉壁和肺静脉壁。电子显微镜下可见在肺泡毛细血管基底膜内沉积最为致密。

十三、肉芽肿

肉芽肿（Granuloma）是机体对外来抗原发生的局部强烈反应，单核－巨噬细胞聚集，逐渐成熟形成类上皮细胞（类上皮样肉芽肿），单个核巨噬细胞可融合形成巨细胞，肉芽肿边缘部分可见淋巴细胞聚集。肉芽肿可含有包涵体，如星状体、八面体结晶、胆固醇碎屑和舒曼体。肉芽肿的某些特点对确定病因有所帮助，如干酪性坏死多数提示感染性肉芽肿，肉芽肿沿支气管中心性分布多见于过敏性肺炎。除肉芽肿性反应外，还可见到间质细胞浸润、OP 和 UIP。

第四节　间质性肺疾病的病理过程

间质性肺疾病是一组以肺泡壁和肺泡腔的炎症过程以及肺间质的瘢痕形成和纤维化为特征的疾病。这两个主要的病理过程的出现和比例受到特定病因和病程的影响。在大多数间质性肺疾病中，炎症和纤维化会相继或同时出现。炎症过程涉及多种不同类型的细胞。参与炎症病变的主要细胞包括巨噬细胞、淋巴细胞、中性粒细胞和嗜酸性粒细胞等。在不同类型的间质性肺疾病中，特定的细胞可能以一种或多种为主导，并发挥主导作用。随着病程的进展，间质性肺疾病的病理学改变也会发生变化。在急性期，损伤和炎症病变占主导地位。而在慢性期，纤维化病变成为主要表现。病理学改变在不同时期有所不同，并且可以根据急性期、亚急性期和慢性期进行分类和描述。

一、肺泡壁和肺泡腔的炎症过程

巨噬细胞、淋巴细胞、中性粒细胞和嗜酸性粒细胞等是参与炎症反应的细胞类型。特定病因导致的间质性肺疾病会引起特定类型的细胞浸润，其中一种或多种细胞可能占据优势并扮演主导角色。根据病理特征可以将其分为两种类型：中性粒细胞型肺泡炎和淋巴细胞型肺泡炎。中性粒细胞型肺泡炎以巨噬细胞、淋巴细胞和中性粒细胞为主导，这种类型常见于特发性肺纤维化、与结缔组织病相关的肺部疾病、石棉肺等非肉芽肿性肺泡炎。而淋巴细胞型肺泡炎以巨噬细胞和淋巴细胞为主导，常见于结节病、过敏性肺泡炎和铍尘肺等肉芽肿性肺泡炎。

　　某些间质性肺疾病的肉芽肿，实质是上皮样细胞的局部聚集，伴 T 淋巴细胞的浸润和包绕。典型的肉芽肿内或周围可见多核巨细胞存在，这是由多个吞噬细胞融合形成的胞浆丰富且多核的单一大细胞。

二、肺间质纤维化

　　肺间质纤维化是一种严重的肺部疾病，常常是间质性肺疾病的终末阶段。成纤维细胞聚集和胶原沉积，导致肺组织产生不可逆的纤维化变化。病种和病程不同进展的情况下，肺间质纤维化的程度也会有所不同。当病程较长且肺间质纤维化显著时，往往会丧失早期肺泡炎病变的某些特征。比如肉芽肿性间质性肺疾病的晚期，常常会形成大量纤维化，导致难以鉴别具体的病因和病种。终末期肺病变会表现出显著的肺部扭曲变形、瘢痕形成和囊腔形成，形成分布不均匀的蜂窝肺。这些严重的病理学改变会给患者的呼吸功能造成严重影响，并且难以逆转。

第五节　间质性肺疾病的病理学改变对应的病变

　　间质性肺疾病是以间质增生、炎性细胞浸润为主要病理学改变的一组异质性疾病，种类繁多，因为病理学改变没有特异性，诊断和鉴别诊断非常困难，需要临床医生和影像医生不断交流，才能做出较为客观正确的诊断。尽管如此，间质性肺疾病的病理学诊断也有一定规律性，掌握间质性肺疾病的主要病理学改变和分布特点，并与临床、影像结合，还是能够对相当多的间质性肺疾病做出病理学诊断。

一、以纤维组织增生为主的病变

　　各种原因的慢性肺损害都可能导致肺间质纤维组织增生、间质胶原化直至肺结构破坏和蜂窝肺形成，常伴有不同程度的弥漫性炎性细胞浸润。肺实质内纤维组织增生早期可以位于肺泡隔、小气道周围、胸膜下、小叶间隔周围或随机分布，增生的纤维组织可以较弥漫，也可以呈片块状，晚期主要是蜂窝样改变，即正常肺结构破坏，形成大小不等的囊腔，囊壁为纤维结缔组织，囊内常有黏液物质潴留，囊壁衬覆化生的支气管黏膜上皮细胞，没有明显的分布规律。上述病变后期均可出现广泛的肺纤维组织增生、肺结构破坏，此时没有临床上的帮助，对这些病变的鉴别诊断是很难的。

二、以弥漫性炎性细胞浸润为主的病变

　　不同原因引起的肺损害，导致肺泡隔、小气道周围大量炎性细胞浸润，一般没有肺

泡结构的破坏和重建，没有明显的纤维化。炎性细胞多为淋巴细胞、浆细胞，少数情况下可以是中性粒细胞及嗜酸性粒细胞，常伴有肺泡上皮细胞增生，因此该组织学改变也称为富于细胞的间质性浸润。很多疾病的早期都会伴有大量的炎性细胞浸润，在活检标本中有大量炎性细胞浸润时需进行鉴别。

三、以肺泡腔和小气道填充为主的病变

肺泡腔及小气道填充可以是各种物质、细胞成分，也可以是组织成分。最具特征的肺泡腔内物质沉积是肺泡蛋白沉积症，肺泡腔内大量颗粒状嗜伊红物质沉积，常有不同程度的组织细胞反应，有时可有细胞碎片，一般无肺泡隔的炎症细胞浸润和纤维性增宽。急性肺损伤早期可见肺泡腔内淡伊红染色的水肿液，并伴有透明膜形成，有时可见大量纤维素样物质在肺泡腔内沉积，称为急性纤维素性机化性肺炎（Acute Fibrinous and Organizing Pneumonia，AFOP）。硬金属粉尘吸入可导致巨细胞性间质性肺炎，即肺泡腔内大量具有活跃吞噬功能的多核巨细胞沉积，肺间质内弥漫性炎性细胞浸润，脱屑性间质性肺炎及其他病变（如呼吸性细支气管炎、药物吸入性肺损伤）引起肺泡腔内大量组织细胞沉积。肺泡微石症患者肺泡腔内大量层状钙化小体沉积，没有明显的间质炎症。

四、小气道病变

气道病变特别是小气道病变，虽然不属于间质性肺疾病的范畴，但常累及肺间质，导致弥漫性影像学改变，某些间质性肺疾病也会不同程度地累及小气道。小气道病变分为以炎症为主的病理学改变、以纤维化为主的病理学改变和以肉芽肿为主的病理学改变。以炎症为主的病理学改变包括急、慢性细支气管炎，胶原结缔组织病，滤泡性细支气管炎，弥漫性泛细支气管炎（Diffuse Panbronchiolitis，DPB），吸烟相关的呼吸性细支气管炎等。以纤维化为主的病理学改变包括各种原因引起的闭塞性细支气管炎、原因不明的气道中心性间质性肺炎（Airway Centered Interstitial Pneumonitis，ACIP）。以肉芽肿为主的病理学改变包括感染、结节病及吸入性肉芽肿性细支气管炎等。

五、血管病变

肺血管病变分为血管炎、肺动脉高压改变。肺血管炎作为弥漫性肺病的伴发病理学改变很常见，如细菌性肺炎、病毒性肺炎可伴发小血管炎，慢性嗜酸性粒细胞性肺炎、药物性肺炎、移植后肺病常伴发肺血管炎。以血管炎为主要病理学改变的弥漫性肺病并不多见，多为系统性血管病变累及肺，常累及肺的系统性血管病变有韦格纳肉芽肿、Churg-Strauss 综合征、显微镜下多血管炎，以及巨细胞动脉炎、结节性多动脉炎、Takayasu 动脉炎、Behcet 综合征、肺毛细血管炎。血管炎组织学改变为小动静脉的血管壁弹力纤维破坏、纤维素性坏死、慢性炎性细胞浸润、组织细胞及多核巨细胞反应，

毛细血管炎显示肺泡隔中性粒细胞及嗜酸性粒细胞浸润，血管炎可伴有肺实质的坏死、出血及坏死性肉芽肿形成，还可伴发肺内出血及含铁血黄素沉积。肺动脉高压作为伴发的病理学改变在间质性肺疾病中很常见，和间质性肺炎的程度有关，如 IPF 中常见肺动脉高压的形态学改变，肺动脉高压导致血管损害，会加剧肺缺氧，因此需要对肺动脉高压的血管变化进行描述。

六、肉芽肿性病变

肉芽肿是间质性肺疾病常见的病理学改变，伴发于各种间质性病变。肉芽肿的组织学表现为炎性细胞、上皮样组织细胞、成纤维细胞，伴/不伴多核巨细胞形成的结节，根据病理学改变可进一步将肉芽肿分为坏死性肉芽肿和非坏死性肉芽肿、血管炎性肉芽肿、形成不良的肉芽肿等。感染可形成坏死性肉芽肿，结缔组织病可发生坏死性肉芽肿。非坏死性肉芽肿见于结节病、吸入性肉芽肿性炎症等。过敏性肺炎可见形成不良的肉芽肿结节。

七、病变分布特征

肺间质性病变的分布特征不仅在影像学诊断中非常重要，对病理学诊断也同样有很大帮助，有些分布特征甚至是诊断的条件之一。如亚急性过敏性肺炎的炎性细胞常位于小气道周围，形成影像学小结节影。机化性肺炎呈结节状、多灶性分布。IPF 的纤维化区域呈片块状分布，间隔相对正常。有些病变是沿着气道或淋巴管分布的，如结节病。小叶中心性纤维化、滤泡性细支气管炎的病变主要位于小气道周围。

八、特殊的弥漫性肺病

这组病变和一般间质性肺疾病不同，影像学呈弥漫性分布，早期常没有明显的间质细胞增生和间质基质增多的改变，具有明显的特征性组织学结构，有足够的组织即可做出诊断。该组病变包括肺朗格汉斯细胞组织细胞增生症、淋巴管肌瘤病、肺泡微石症、肺泡蛋白沉积症等。

第七章　肺功能检查和CT
在间质性肺疾病中的应用

第一节　肺功能检查在间质性肺疾病中的应用

肺功能检查是呼吸系统疾病的必要检查之一，其作用是判断肺功能障碍的有无以及评估肺功能障碍的性质和程度。肺功能检查包括肺容积、肺通气功能、肺换气功能等。

一、肺功能检查

（一）肺容积

肺容积（Lung Volumes）：安静情况下，测定一次呼吸所出现的变化，不受时间限制，具有静态解剖学意义，包括潮气容积、补吸气容积、补呼气容积和残气容积，四者互不重叠。由两个或两个以上的基础肺容积即可构成四种基础肺容量，即深吸气量、肺活量（VC）、功能残气量（FRC）和肺总量（TLC）。

1. 肺容积的测定方法。

1）潮气容积、深吸气量、补呼气容积和肺活量可用肺量计直接测定。

2）功能残气量及残气容积常用间接法测定。功能残气量的测定方法有肺泡氮清洗法、重复呼吸氮稀释法、全身体积描记法。

3）肺总量常由肺活量＋残气量或深吸气量＋功能残气量计算所得。

2. 肺容积测定的意义。

正常情况下肺活量、残气量、肺总量及残气量/肺总量比值为正常预计值的80％～120％。

1）肺活量/预估值小于80％时为肺活量降低，常见于：①气道阻塞，表现为残气量升高；②胸廓、肺扩张受限和肺组织损害，表现为肺总量降低。

2）残气容量/肺总量比值的百分比常用作临床指标。正常值为20％～35％。

肺容积减少常见于肺实质、肺间质、支气管、胸廓、胸腔及呼吸神经和肌肉病变等。而对于慢性阻塞性肺疾病（COPD）、肺气肿、支气管哮喘发作期等有呼出气流受限的患者，因存在气体闭陷，肺呈过度通气状态，其残气量和肺总量均有所增加，以残气量增加更为显著，残气量与肺总量的比值增高时残气量增加，与此相应的是肺活量降低，且气道阻塞越严重，残气量增加越多，而肺活量降低越明显。

（二）肺通气功能

肺通气功能又称动态肺容积，指在单位时间内随呼吸运动出入肺的气量和流速，包括分钟时间肺活量、通气量、肺泡通气量、最大分钟通气量等，受呼吸频率、呼吸幅度和流速的影响。

肺量计是最常用的肺通气功能检查设备，除肺泡通气量外的参数均可直接测定。

1. 通气量。

1）静息状态下每分钟呼气量称为每分静息通气量（Minute Ventilation，VE/MV），等于潮气量乘以呼吸频率。当其值大于 10L/min 时，通气过度；小于 3L/min 时，通气不足。

测定时受检者取坐位，休息 15 分钟加鼻夹，让受检者平静呼吸 2 分钟左右，选择呼吸曲线较平稳的部分测定。

2）1 分钟内以最大的呼吸幅度和最快的呼吸频率呼吸所得的通气量称为最大分钟通气量（Maximal Voluntary Ventilation，MVV）。MVV 用以了解肺组织的弹性、气道阻力、胸廓的弹性和呼吸肌的力量，临床上常用来作为通气功能障碍评价指标。用实测值/预估值的百分比评定通气储备功能，当百分比小于 70％时即为异常。

测定时为减轻受检者体力负担，测定时间一般取 15 秒，将测得的通气量乘以 4，计算出 MVV。

2. 时间肺活量：时间肺活量指用力呼吸过程中随时间变化的呼吸气量。

1）用力肺活量（Forced Vital Capacity，FVC）：深吸气至肺总量位置后以最大力量、最快速度呼出的全部气量即为用力肺活量，这是测定呼吸道有无阻力的重要指标。FVC/预估值的百分比超过正常值上限或 FVC/预估值的百分比大于 80％为正常。

用力肺活量检查的时间－容积曲线见图 7－1。

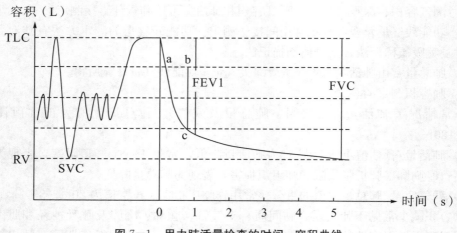

图 7－1　用力肺活量检查的时间－容积曲线

注：TLC，肺总量；RV，残气量；SVC，慢肺活量；FEV1，第 1 秒用力呼气容积；FVC，用力肺活量。

2）第 1 秒用力呼气容积（Forced Expiratory Volume in one second，FEV1）是最大吸气至肺总量位后第 1 秒内的最快呼气量。

FVE1 既是容量测定值，也是流量测定值，即 1 秒内的平均呼气流速测定。测定稳定性和可重复性较佳，是肺功能受损的主要和最常用指标。判断气道阻塞常以 FEV1/FVC% 表示。

3）最大呼气中段流量。

用力呼出气量为 25%～75% 肺活量的平均流量为最大呼气中期流量（Maximal Mid-expiratory Flow Curve，MMEF/MMF），用以评估早期小气道阻塞。$MMEF = bc/ab$。

通常用肺量计测定，时间由计算机自动记录，呼吸容量及流速可同时和瞬时测定，其测定方法详见"流量-容积曲线"。

3. 肺泡通气量。

安静状态下每分钟进入呼吸性细支气管及肺泡参与气体交换的有效气量称为肺泡通气量（Alveolar Ventilation，VA）。

测定时，受检者取坐位，休息 15 分钟加鼻夹，含咬口器，呼吸平稳后收集呼出气，测定呼出气 CO_2 分压，并在收集呼出气末取动脉血或动脉化耳血测定 CO_2 分压。根据改良 Bohr 公式可计算出无效腔通气比值。

在正常呼吸中，呼吸性细支气管以上的气道仅用于气体传导，不参与肺泡气体交换。这些气道被称为解剖无效腔，而那些进入肺泡却没有进行气体交换者则被称为肺泡无效腔。生理无效腔（Dead Space Ventilation，VD）是指解剖无效腔和肺泡无效腔的总和。解剖无效腔一般不会发生大的变化（除了支气管扩张），所以生理无效腔的变化主要反映肺泡无效腔的变化。

4. 流量-容积曲线。

流量-容积曲线（Flow-Volume Curve，F-V 曲线）（图 7-2）是通过对流量和容积的函数进行计算并绘制出来的。现代计算机技术的发展使得测试和显示流量-容积曲线变得非常方便，因此流量-容积曲线成为目前最常用的肺通气功能检查项目之一。流量-容积曲线在呼吸相上构成了一个闭环，也被称为流量-容积环。流量-容积曲线可以提供不同肺容量下的流量特征，对临床诊断有很大帮助。在呼气相中，流量-容积曲线的特点是呼气早期流速迅速增加到最高值（最高呼气流量），并在肺容量的 75% 到总量之间达到峰值。这个峰值的大小受受检者呼气的努力程度的影响，因高肺容量呼气流速的增加取决于呼气的用力。而在呼气相后期，即低肺容量时，呼气流速与用力无关，因低肺容量呼气流速不依赖用力。随着肺容量下降，流量-容积曲线逐渐向下趋于平缓，并最终趋于残气位。流量-容积曲线常用参数有最高呼气流量（PEF）、用力呼气时的最高流速。用力呼气 25% 肺活量（余 75% 肺活量）的瞬间流速（Forced Expiratory Flow after 25% of the FVC has been exhaled，$FEF_{25\%}$，V_{75}）反映的是呼气早期的流速，大气道阻塞时其值明显下降；用力呼气 50% 肺活量（余 50% 肺活量）的瞬间流速（$FEF_{50\%}$，V_{50}）反映的是呼气中期的流速，其正常值与 MMEF 相近；用力呼气 75% 肺活量（余 25% 肺活量）的瞬间流速（$FEF_{75\%}$，V_{25}）反映的是呼气后期的流速，其临床意义与 $FEF_{50\%}$、MMEF 相似。$FEF_{50\%}/FIF_{50\%}$ 是上气道阻塞的重要指标，该比值大于 1 提示可能有胸外型上气道阻塞。

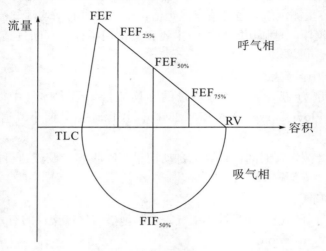

图 7-2　流量-容积曲线

5. 肺通气功能测定的临床应用。

气道通畅性、肺顺应性（肺泡可扩张及可回缩性）、胸廓顺应性、呼吸中枢及其支配神经通路、呼吸肌肉功能（主要为膈肌）等均可影响肺通气功能。肺通气功能测定可帮助进行通气功能的判断、阻塞性肺气肿的判断、气道阻塞的可逆性判断、药物疗效的判断以及支气管激发试验。

通气功能障碍依其损害性质分为阻塞性通气功能障碍、限制性通气功能障碍以及混合性通气功能障碍。

各类型通气功能障碍的鉴别见表 7-1。

表 7-1　各类型通气功能障碍的鉴别

	阻塞性通气功能障碍	限制性通气功能障碍	混合性通气功能障碍
病因	阻塞性呼吸道疾病（COPD、哮喘）	弥漫性肺间质纤维化、肺肉芽肿病、肺水肿，胸腔、腹腔、胸廓疾病	兼有阻塞、限制两种因素
通气功能特征	呼气流量降低，气流量正常	肺总量、肺活量降低	
FVC、VC/预计值	正常或轻度下降	轻度或明显下降	轻度或明显下降
MVV/预计值	轻度或明显下降	正常或轻度下降	轻度或明显下降
FEV1/FVC%	轻度或明显下降	正常或轻度下降	轻度或明显下降
MMEF/预计值	轻度或明显下降	正常或轻度下降	轻度或明显下降
RV/TLC	明显升高	正常，轻度下降或轻度升高	轻度或明显升高
TLC/预计值	正常或轻度升高	轻度或明显下降	轻度下降
AVI	<1	>1	正常，>1 或<1

1）阻塞性通气功能障碍：气道阻塞引起的通气障碍，主要表现为 FEV1 及 FEV1/FVC%显著下降，小于 70%。该比值与年龄有关，少年儿童一般应大于 85%，青年大于 80%，中年大于 75%，老年大于 70%，或可以大于预计值－8%判断为正常。MVV、MMEF、FEF$_{50\%}$等指标也显著下降，但 FVC 可在正常范围或只轻度下降。RV、FRC、TLC 和 RV/TLC%增高，气速指数小于 1，流量－容积曲线的特征性改变为呼气相降支向容量轴凹陷，凹陷越明显者，气道阻塞越重，见图 7－3。

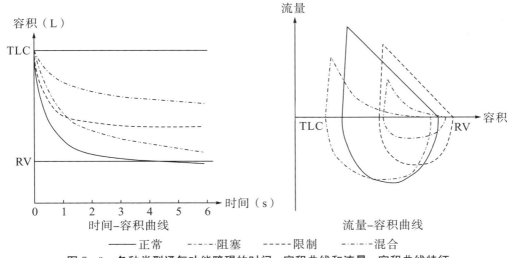

图 7－3 **各种类型通气功能障碍的时间－容积曲线和流量－容积曲线特征**

阻塞性通气功能障碍的特殊类型如下。

（1）小气道病变：气道阻塞的早期表现，其病变部分是可逆的。小气道因其数量多、总横截面积大，对气流的阻力仅占总阻力的 20%以下，因此，当早期发生病变时，临床上可无症状和体征，通气功能改变也不显著，FVC、FEV1 及 FEV1/FVC%尚在正常范围，但时间－容积曲线的 MMEF 及流量－容积曲线的 FEF$_{50\%}$、FEF$_{75\%}$均显著下降，反映该病对通气功能的影响主要为呼气中、后期的流速受限。当该 3 项指标中有 2 项低于正常预计值的 65%时，可诊断为小气道病变。小气道病变常见于 COPD 早期、哮喘或吸烟者。

（2）上气道梗阻（Upper Airway Obstruction，UAO）：阻塞性通气功能障碍的一种特殊类型。上气道是指气管隆突以上的气道，气管异物、肿瘤、肉芽肿、淀粉样变、气管内膜结核、喉头水肿、声门狭窄等均可发生 UAO。根据梗阻部位是否位于胸廓入口以内，UAO 可以分为胸内型 UAO 或胸外型 UAO。胸内型 UAO 是指梗阻发生在胸廓入口以内，包括气管和主支气管的部分；而胸外型 UAO 是指梗阻发生在胸廓入口以外的气道部分，如喉部或以上的气道。此外，根据梗阻的性质，UAO 又可分为固定型 UAO 和可变型 UAO。固定型 UAO 是指梗阻时吸气或呼气流速都受影响；而可变型 UAO 是指梗阻时呼气流速明显受影响，但吸气流速正常。UAO 可能导致气流受限，严重时甚至会引起呼吸困难。

可变胸外型 UAO：由于梗阻发生于胸廓入口以外，吸气时气道内压下降低于大气压，使气管壁趋于闭陷，吸气阻力增加致吸气流速受限明显，但呼气时因气道内压高于大气压而使气道趋于扩张，故气流受限可不明显，FEV_{50}/FIF_{50}比值大于1。由于胸外型UAO表现为吸气性呼吸困难，临床上出现三凹征，喉头部可闻及哮喘音，临床上较易发现及处理。

可变胸内型UAO：当发生可变胸内型UAO时，阻塞部位在胸廓入口以内，吸气时胸内压下降，胸内压低于气道内压，肺因扩张而向外牵拉致气道扩张，气流受限可能不甚明显，但呼气时胸内压增加高于气道内压，使气管趋于闭陷，气道阻力增加因而阻塞加重，表现为呼气流速受限，尤其是在用力依赖性的呼气早、中期，PEF、FEF_{25}、FEF_{50}显著下降，FEV_{50}/FIF_{50}比值小于1。胸内型UAO临床上不易诊断，易被误诊为COPD或支气管哮喘等而延误治疗，应引起临床重视。

固定型UAO：当UAO病变部位较广泛或因病变部位较僵硬，气流受限不受呼吸相的影响时，则为固定型UAO，吸气、呼气流速均显著受限而呈平台样改变，FEF_{50}/FIF_{50}比值接近1。固定型UAO往往提示气道阻塞病情较重。

上气道梗阻者其MVV下降较FEV1下降更甚。

（3）单侧（左或右）主支气管完全阻塞：此时因只有健侧肺通气，而患侧肺无通气，故肺功能检查可表现为限制性通气障碍，FVC、TLC等显著下降，应与引起限制性通气功能障碍的其他疾病鉴别。

（4）单侧主支气管不完全性阻塞：流量-容积曲线表现为双蝶型改变，这是因为健侧气流不受限而患侧气流受限，因而吸入/呼出相早、中期主要为健侧通气，患侧通气则在后期缓慢吸入/呼出，此类型的呼气相曲线易与一般的阻塞性通气功能障碍混淆，应结合吸气相改变及临床资料分析。

2）限制性通气功能障碍：肺容量减少，扩张受限引起的通气功能障碍。以TLC下降为主，VC、RV减少，RV/TLC%可以正常、增加或减少，气速指数大于1，流量-容积曲线显示肺容量减少。限制性通气功能障碍常见于胸膜病变、肺间质病变等。

3）混合性通气功能障碍：兼具阻塞性及限制性两种表现，主要表现为TLC、VC及FEV1/FVC%下降，而FEV1降低更明显。流量-容积曲线显示肺容量减少及呼气相降支向容量轴凹陷，气速指数则可正常，大于或小于1。此时应与假性混合性通气功能障碍相区别，后者的VC减少是由肺内残气量增加所致，常见于COPD及哮喘，做肺残气量测定或支气管舒张试验可鉴别。

（三）肺换气功能

1. 弥散功能测定。

弥散是指气体分子通过肺泡-毛细血管膜进行交换的过程。由于CO_2的弥散能力比O_2大20倍，所以不存在弥散功能障碍，临床上弥散功能障碍主要针对O_2。弥散功能常以弥散量为指标，即在肺泡-毛细血管膜两侧气体分压相差1mmHg时每分钟所能通过的气体量。而肺氧弥散量的测定较困难，因此目前弥散功能常用CO吸入法测定。其方法是先吸入一定量含已知浓度的CO气体，然后测定呼出气中经过弥散后残留的CO气体浓度，通过计算得出CO弥散量。

弥散功能的测定与弥散面积、弥散距离、分压差、气体分子量甚至患者性别和检查

825raphy system.

体位都有关系，测量值与预估值的百分比为 80％～120％属正常，降低提示肺间质纤维化、石棉肺、肺气肿、肺结核、气胸、肺部感染、肺水肿、肺栓塞、贫血等，增加提示左向右分流的先天性心脏病、运动过程、左心衰竭、肺出血等。

2. 通气血流比值。

通气血流比值主要通过动脉血气分析项目计算相关生理学指标进行间接判断。其测定受肺泡通气、肺泡－毛细血管阻滞及静－动脉分流影响。

3. 小气道功能测定。

小气道指吸气状态下直径小于或等于 2mm 的气道，相当于第 6 级支气管分支以下，包括细支气管和终末细支气管。小气道管壁弹力纤维呈放射状向外发展，与周围肺泡壁的弹力纤维相连，形成网状结构，因而小气道口径直接受肺容量大小的影响，也是 COPD 早期最易受累的部位。

小气道功能测定有闭合气量测定法、频率依赖性肺顺应性测定法、最大呼气中期流量测定法、用力呼气中后期瞬间流量测定法等，后两者是目前最常用的小气道功能测定方法。

二、肺功能损害程度分级

肺功能损害程度的划分有助于协助临床医生判断疾病的严重程度，但应强调肺功能损害程度的判断应结合临床资料具体分析、综合判断。

根据 ATS/ERS 相关指南，不论阻塞性通气功能障碍、限制性通气功能障碍或混合性通气功能障碍，都可依照 FEV1 占预计值百分比（FEV1％）对肺功能损害的程度进行判断（表 7－2）。

表 7－2　肺功能损害程度分级

严重程度	FEV1％
轻度	≥70％，但低于预估值下限或 FEV1％低于正常
中度	60％～69％
中重度	50％～59％
重度	35％～49％
极重度	<35％

三、间质性肺疾病肺功能的特点

间质性肺疾病肺功能的特点表现为限制性通气功能障碍，引起肺活量和肺总量降低，随着病情的进展，残气量也会减少。在间质性肺疾病早期，换气功能显示出明显的弥散功能下降，伴随单位肺泡气体弥散量的减少。在间质性肺疾病的晚期，常常出现低氧血症，但气道阻力的变化很小，通常发生呼吸频率加快和过度通气导致低碳酸血症。

用于临床评估肺弥散功能的常见指标是肺 CO 弥散量。间质性肺疾病患者的肺泡通气量下降，尽管肺 CO 弥散量在轻度间质性肺疾病时会降低，但弥散系数可以保持正常。一般认为，间质性肺疾病最具特征的换气功能异常是早期就出现肺弥散功能降低，并且随着病情的进展会逐渐下降。近年来，肺弥散功能测定被引入研究，其原理是通过三个方面进行肺内气体弥散的评估，即肺泡内气体弥散、气体通过肺泡－毛细血管膜的弥散以及气体与血红蛋白的结合，后两者更为重要。肺弥散功能测定主要用于间质性肺疾病的早期诊断，并且对评估间质性肺疾病的病情变化具有较高的灵敏度和特异度。

肺容积减少是间质性肺疾病肺功能改变的另一重要特征。间质性肺疾病患者肺的弹性回缩力增加，其肺总量、功能残气量、残气量均减少，其中肺总量减少相对更明显。肺总量减少对肺间质纤维化程度的判定具有一定作用，而与肺泡炎及肺纤维化之间的相关程度较低。肺容积的变化是一个渐进的过程，早期可以没有显著改变，治疗前后对照比较对明确治疗效果颇具意义。

通气功能检查是临床肺功能检查最为常用的方法。除可了解呼吸流量变化外，也可检测出 FVC、VC 等肺容量指标，因而间质性肺疾病患者也常进行通气功能检查。

小气道阻塞是间质性肺疾病较早的肺功能损害表现，可与弥散功能障碍同时发生。由于弥散功能检查设备较为昂贵，可通过小气道功能指标用流量－容积曲线等来判断间质性肺疾病的肺损害程度。

心肺运动负荷试验常作为心肺功能代偿能力评估的重要检查方法。心肺运动负荷试验检测结果表明，间质性肺疾病患者的 PaO_2 通常下降 20mmHg，肺泡－动脉血氧分压差（Alveolar－arterial Oxygen Difference，$A-aDO_2$）相应增大，而运动时 $A-aDO_2$ 与其静息时肺功能指标包括肺 CO 弥散量仅存在一定的相关趋势。另有报道，运动时 $A-aDO_2$ 与其他肺生理指标相比，与间质性肺疾病病理所见具有良好的相关性。运动时动脉血氧饱和度的变化与运动时 VO_2 的变化比例占预计 $VO_2\,max$ 的百分比是评价间质性肺疾病气体交换的更为有效的参数。间质性肺疾病患者在心肺运动负荷试验时可见呼吸浅促，但即使在最大运动负荷时也无呼气末肺容量增加。如果没有条件，也可采用简易的 6 分钟步行试验。

间质性肺疾病呼吸的特点是低潮气量和呼吸频率的增快，即形成其特有的浅快呼吸方式。其潮气量的减少和肺活量的减少成平行关系。

间质性肺疾病患者支气管舒张试验多为阴性，支气管激发试验阴性，脉冲振荡法气道阻力检查显示电抗负值加大、响应频率增加，肺部振动反应图像为两肺野面积缩小、上肺野面积有缺失及灰度弥漫性减弱、下肺野面积膨突及下肺灰度异常增加等。

四、肺功能检查的临床应用

肺功能检查不能明确具体间质性肺疾病的病因诊断，但在排除其他疾病、病情的严重程度分级、观察治疗效果及预后方面可提供客观评价指标。

间质性肺疾病最常见的肺功能检查异常表现为限制性通气功能障碍和弥散功能障碍。典型的限制性通气功能障碍表现为肺容积减少，肺总量、功能性残气量、残气量小于 80% 预计值，FEVl 和 FVC 同时减少，FEV1/FVC% 升高。但少数间质性肺疾病可出现肺容积增加（如 PLAM、PLCH），肺 CO 弥散量增加（如弥漫性肺泡出血综合征）。伴阻塞性通气功能障碍对某些疾病的诊断有一定的帮助。无肺气肿的患者出现混合性通气功能障碍（FEV1/FVC% 降低、RV 增加、流量－容积曲线气流受限），则提示可能存在结节病、过敏性肺泡炎、呼吸性细支气管炎伴间质性肺疾病、PLCH、PLAM 或某些伴气喘的间质性肺疾病（慢性嗜酸性粒细胞性肺炎、变应性肉芽肿血管炎）。仅有阻塞性通气功能障碍则提示闭塞性细支气管炎（不伴机化性肺炎）和缩窄性细支气管炎。

间质性肺疾病患者疾病早期肺功能检查和静息时动脉血气分析可完全正常。但在运动时，动脉血气分析可发现生理异常，如动脉血氧分压降低、$A-aDO_2$ 增加等。因此，通过 6 分钟步行试验测定脉搏血氧饱和度的变化情况，有助于指导诊断、干预治疗和吸氧治疗。早期间质性肺疾病患者无症状或极少有症状，在行 6 分钟步行试验时无明显脉搏血氧饱和度降低，可行标准心肺运动负荷试验，检测峰值耗氧量、运动时的气体交换和无效腔通气量。但该检查操作复杂，费用比较昂贵，临床的实用价值有限。

不管间质性肺疾病的病因如何，肺功能检查有助于确定病变的严重程度、病程及治疗反应。

某些疾病如肺朗格汉斯细胞组织细胞增生症、淋巴管肌瘤病、神经纤维瘤病、结节病等不一定出现上述肺功能改变，原发气道疾病常表现为肺总量增加和气流受限，如混合性、限制性或阻塞性通气功能障碍均可见于 BOOP。

静态肺功能检查能够明确限制性通气功能异常，有些表现有一定的诊断价值，如肺功能表现为最大自主通气量下降，但与 FEV1 下降和最大吸气压力下降（与呼吸肌无力有关）不成比例，应考虑多肌炎、硬皮病和 SLE，前提是患者合作良好，得到的测定结果具有可重复性。当呈现阻塞性改变时，诊断范围亦有所缩窄，间质性肺疾病与 COPD 或哮喘并存时，可出现混合性通气功能障碍，间质性肺疾病表现为哮喘或反复支气管痉挛者包括 Churg-Strauss 综合征、ABPA、结节病（支气管内型）和热带嗜酸性粒细胞增多症。

尽管急性过敏性肺泡炎的很多因素可导致支气管痉挛，但不一定出现哮喘。如不伴哮喘而表现为混合性通气功能障碍，其鉴别诊断范围则进一步缩小，一种情况是疾病本身可出现气流受阻、气体陷闭使肺容积正常或增大，另一种情况是严重间质性肺疾病合并继发性支气管扩张。可见，静态肺功能检查可证实间质性肺疾病、评估严重程度和提供鉴别诊断线索，同时也是监测病情进展的简单方法。

心肺运动负荷试验是较灵敏的有助于诊断的肺功能试验，运动诱发的动脉血低氧血症、$A-aDO_2$ 增大与肺纤维化程度良好相关，某些活检证实的间质性肺疾病，静态肺功能检查、胸部影像学和 HRCT 都正常时，运动肺功能已出现明显异常。

对于间质性肺疾病，运动诱发的生理异常包括做功水平和最大氧耗量下降，次极量运动（高通气当量）时分钟通气量增高，最大分钟通气量下降，潮气量不增加，而呼吸频率不成比例增加，心率增快，氧脉冲降低，进行性低氧血症，$A-aDO_2$ 增大和持续性呼吸困难。肺纤维化晚期，逐渐增加运动时，起初并不出现 $PaCO_2$ 下降，运动终末期

$PaCO_2$进行性增加。当运动水平不断增加时，生理无效腔仍保持增大，可出现氧脉冲（氧摄取/心率）降低。心肺运动负荷试验的结果对肺实质病变并不特异，也不能与肺血管疾病、原发性和继发性肺动脉高压或血栓栓塞性疾病鉴别。在间质性肺疾病早期，尽管静态肺功能检查显示限制性通气功能障碍，但出现通气功能受限者少见，即使在极量运动时仍有一定通气储量。晚期间质性肺疾病患者常因腿疲劳退出试验，提示低输出心功能不全。

动脉血气分析表现为轻度低氧血症，CO_2 潴留罕见，即使在疾病晚期也少见。很多间质性肺疾病患者，在休息或运动时分钟通气量都显著增加，导致 $PaCO_2$ 下降和代偿性呼吸性碱中毒。过度通气是由病变肺实质机械受体改变刺激呼吸中枢所致，与低氧血症关系不大。间质性肺疾病患者运动耐受性明显下降，由于 V/Q 失调和弥散功能障碍，运动时 $PaCO_2$ 下降。弥散功能障碍是由于毛细血管横截面积丧失，红细胞通过有功能的毛细血管速度过快以致不能进行充分氧合。动脉血 pH 值一般正常，但缺氧导致肌肉无氧代谢增强时，可致动脉血 pH 值下降。

五、肺功能检查的局限性

1. 肺功能检查对明确间质性肺疾病的病因一般无帮助。

间质性肺疾病病因复杂，大部分病因未明，而肺功能检查主要是明确其功能损害，并分析相应的组织损害特点，对病因诊断作用不大。了解病史如职业史、接触史等，是否服用某些药物，以及是否合并结缔组织病等全身性疾病，对病因诊断或其他疾病的合并症诊断可能有重要作用。

2. 肺功能检查对各种病理学类型的间质性肺疾病诊断无明显的特异性。

虽然间质性肺疾病呼吸生理改变复杂，但各种病因所致的病理生理改变较一致，都是损害肺弥散功能、肺容量和通气功能，而这些改变对亚临床类型的判断并无明显的特异性，因此并不能作为间质性肺疾病分型的依据。另外，各种肺功能改变也可见于其他多种呼吸系统或非呼吸系统疾病，因此肺功能检查须密切结合其他临床资料如 HRCT 或病理学检查等，结合分析后才能对肺功能检查结果做出合理的解释并用于指导临床。

3. 因为人体的呼吸生理在生物学上存在差异，并且在疾病状态下可能会发生代偿作用，所以肺功能检查的正常变异范围相对较大，同时与其他疾病的表现有许多重叠之处，这导致对肺功能检查结果的简单的正常或异常区分较为困难。因此，进行多次重复检查并进行跟踪观察，能够更加准确地进行临床诊断。

第二节　CT 肺功能在间质性肺疾病中的应用

肺功能检查为间质性肺疾病的常规检查项目，但是肺功能检查正常或有阻塞性通气功能障碍的结果并不能作为排除间质性肺疾病的依据，使用肺功能检查来测量可逆或不可逆的气流阻塞也由于其结果和症状的不一致而受到限制。在疾病早期，肺功能检查结果可能显示无异常。对于吸烟的患者，肺容积也可能一直保持正常，这是同时合并肺气肿的结果。实际上所有的肺功能检查都是综合性的，既不能表达支气管反应性和气流阻塞中可能存在的分布不均匀性，也不能对受累气道的分布和级别做出定位。此外，常规的肺功能检查不能区别由呼气气流阻塞导致的各种生理紊乱，因此必须找到一种慢性气流阻塞时可用于区分静态或动态气道改变的方法，从而评价气道局部的变化。

　　CT 利用影像对肺叶进行分段，再利用呼吸间肺叶密度与体积变化评估肺功能。同时 CT 也能提供肺实质细节。HRCT 能够获得 $200\sim300\mu m$，相当于第 7 至第 9 级细支气管的特征性的肺解剖细节，根据支气管和肺在不同呼吸时相的衰减值和形态上的改变可以评价气道，特别是小气道的功能改变，帮助做出定性和定位诊断。这种方法可行性高且成本较低，逐渐被广泛使用。

一、CT 肺功能扫描

　　扫描时，受检者取仰卧位，呼吸控制的情况下从肺尖至肺底进行全肺扫描。采用 $1\sim2mm$ 的准直宽度，$5\sim10mm$ 的间隔，取隆突及隆突上、下各 5cm 的 3 个层面代表上、中、下 3 个肺野进行高分辨率重建及定量分析。受检者特别是肺功能下降的患者，单次长时间屏气困难，且下肺野因受膈肌活动的影响较重，建议扫描方向从肺底至肺尖，同时通过增大准直宽度、进床速度及螺距来降低呼吸对图像质量的影响，但这同样也会影响结果的准确性。近年来，随着多层螺旋 CT 的发展，扫描全肺的时间可控制在 $2\sim10$ 秒，这就降低了对螺距等因素的要求。检查过程中呼吸控制对结果准确性的影响很大，目前多用深吸气末（图 7-4）或深呼气末（图 7-5）扫描，但是大多数受检者在进行肺部扫描时很难始终保持深吸气或深呼气状态，因为深吸气或深呼气需要较高的协调和控制能力。不同肺活量状态下的定量值与肺功能检查值之间的相关性也是多变的，受个体差异、呼吸技巧和肌肉力量等的影响。故为了更准确地定量测量肺活量，一些研究者采用呼吸门控技术。在呼吸门控技术中，受检者在进行扫描之前与开放式呼吸测量仪相连。呼吸可通过呼吸测量仪进行监测，当测得肺容量达到预测肺活量的某个特定百分比时，系统会自动阻断并立即启动 CT 扫描。这种方法可以确保在特定肺活量水平下进行扫描，从而获得更加准确和可靠的定量数据。呼吸门控技术所得到的定量数据在可重复性和准确性方面都表现良好。通过对不同百分比肺活量时测得的 CT 肺功能定量值进行比较，发现在 50% 肺活量时下肺野无用肺的干扰最小，并且对于鉴别正常肺组织、肺气肿和纤维化病变具有最高的灵敏度。尽管呼吸门控技术在定量测量肺活量方面具有一定的优势，但在实际应用中存在一些限制和难题。对于一些特定病例，如年幼儿童、老年人或有呼吸困难的患者，采用呼吸门控技术可能更加困难。此外，该技术的执行要求较高，需要协调受检者的呼吸以达到特定肺容量水平。因此，部分研究人员提出了平缓、均匀呼吸时进行扫描的方法，以代替 50% 肺活量作为定量测量的参考标准。这是因为平缓、均匀的呼吸可以减少呼吸变化引起的误差，并且在某些情况下可能更加实际可行。这种方法可能在特定情况下提供一种简化的肺活量测量方式，然而仍需要进一步研究来评估其在不同情况下的准确性和可靠性。

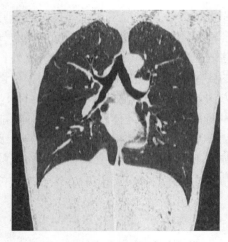 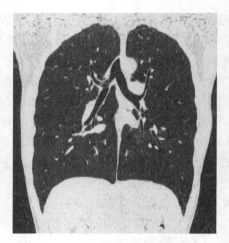

图 7-4　胸部 CT 深吸气末扫描　　　　图 7-5　胸部 CT 深呼气末扫描

二、软件技术

软件技术在 CT 肺功能定量研究中扮演着至关重要的角色。早期的定量计算通常采用手工方法，然而，扫描层厚度、剂量、重建方法、患者因素和操作者自身因素等对结果的准确性有着显著影响。为了解决这些问题，专门的肺功能测定软件被开发出来，其能够自动评估肺功能，并将肺组织与其他组织进行分割，计算出相应的 CT 定量数据。此外，这些软件还能够通过伪彩技术将不同 CT 值范围内的像素以不同的颜色进行区分，从而直观地显示病变范围和严重程度。另外，还可以利用三维重建方法以 3D 视角呈现整个肺部的情况，这有助于更好地定位、定性、定量病变区域。通过使用这些软件，研究人员能够更准确、更可靠地进行肺功能评估和病变分析。软件的自动化功能大大提高了数据处理的效率，并减少了人为误差的可能性。此外，这些软件还可以根据个体的特定情况进行定制化分析，提供更加个性化的肺功能定量数据，使得 CT 肺功能研究变得更加精确、快速和客观。它们不仅可以帮助研究人员深入了解肺部疾病的进展和变化，还可以为临床医生提供更可靠的诊断依据和治疗方案。随着技术的不断发展，这些软件将进一步提升 CT 肺功能定量研究的水平和应用价值。

三、CT 肺功能分析指标

（一）肺容积的测定

行全肺螺旋 CT 扫描，利用后处理软件建立三维肺模型，结合阈值限定图像（-550~1024HU）分割技术将肺组织与其他组织分割，计算每层肺组织的面积，并累加得出总面积，再以"总容积＝总面积×层厚"得出全肺容积。肺容积指标包括深吸气末肺容积（Vin）和深呼气末肺容积（Vex），通过计算获得容积差（Vin-Vex）、容积比（Vin/Vex）。CT 肺功能指标与肺功能测量仪测定的肺功能指标（如肺总量、残气量、肺活量、残气量/肺总量等）有良好的相关性。

CT 肺容积值一般比肺功能检查测得的肺容积值低 570mL（占 12%），其差异主要体现在两个方面：一是体位不一致，CT 为仰卧位，肺功能检查为坐立位，仰卧位可能导致总体肺容量降低约 500mL 或降低肺活量的 9%；二是肺功能检查为间接测量，其肺容量包括口腔、气管、大支气管内的气体含量（吸气时约 100mL），而 CT 肺功能为直接测量。因此，CT 肺功能测定结果更接近实际值，且可测定单侧肺或局部肺的体积。

（二）肺密度的测定

肺由多种成分组成，包括肺组织、肺内血液、气体和细胞外液等。这些成分的比例决定了肺的密度。平均密度值能够反映通气状况、血液量、血管外液量以及肺组织的综合密度。然而，正常人的上/下肺和腹/背侧肺野的平均肺密度可能有所不同，这取决于呼吸状态、膈肌运动以及重力的影响。值得注意的是，在呼气时，背侧肺野的组织密度最高。肺密度主要受呼吸运动幅度的影响，因为呼气运动会对肺内气体含量产生最显著的影响。每增加 10% 的肺活量吸气，平均肺密度会有 16HU 的差异。研究表明，在选择肺密度测定时，50% 肺活量的呼吸状态最为合理。这是因为该状态更接近肺的功能残气量，并且对大多数患者来说更容易耐受。目前，测量平均肺密度的方法包括局部感兴趣区法和自动肺密度评估软件法。结合肺体积测定，可以计算出低 CT 值区域在双肺体积中所占的百分比，从而对肺气肿进行定量评估。

研究表明，平均肺密度与肺功能无显著相关性，且在诊断肺内不均一病变时有很大的局限性，但在鉴别正常情况、慢性支气管炎、肺气肿及肺纤维化方面还是有一定的价值。

（三）像素指数及像素分布直方图

像素指数是用来评估肺部通气功能的重要指标之一。它表示在给定的阈值范围内像素个数与肺野内像素总个数的比值，反映该阈值范围内的像素频率。通过制作像素分布直方图，可以直观地了解肺部不同 CT 值范围内的像素比例和通气功能情况。肺部 CT 影像中，不同病变的平均密度值是不同的。为了定量不同病变的面积和在整个肺部的百分比，制定相应病变密度的 CT 阈值来客观反映不同病变的范围及严重程度，通常将肺组织按照 CT 值分为以下四个区间：①−1024～−910HU，代表呼气受阻的肺实质；②−900～−801HU，代表正常通气的肺实质；③−800～−701HU，代表吸气减少的肺实质；④小于−700 HU。正常人群的像素分布曲线呈左偏态分布，在②区间出现峰值，①、④区间的像素较少。当①区间的像素明显增加或曲线左移时，提示阻塞性通气功能障碍；当④区间的像素明显增加，而其他区间的像素减少或曲线右移时，提示限制性通气功能障碍；如果①区间和④区间的像素均增加，而②区间的像素明显减少，则提示混合性通气功能障碍。因此，通过结合 CT 肺形态特征、像素指数和像素分布曲线，可以综合评估患者的通气功能。这种综合评估方法可以提供更全面和客观的信息，有助于医生更准确地诊断和评估肺部疾病。

（四）CT 肺灌注参数

CT 肺灌注是一种广泛应用的影像技术，可以评估肺部组织的血流灌注变化，并提供组织功能信息。该技术的参数包括血流量、血容量和平均通过时间等。通过测量肺部微循环中红细胞的平均通过时间，可以获得有关肺部微循环的重要信息，这是肺生理学研究中最基本的参数之一。通过 CT 肺灌注，可以对肺梗死进行定性和定量评估。

四、临床应用

（一）正常人群

CT 肺容积指标与肺功能检查容积指标密切相关，均可反映肺部的容积变化情况。容积变化率是一个重要的指标，它表示最大吸气相与最大呼气相容积之间的差异与最大吸气相容积之比。CT 肺容积指标还与受检者的身高和体重有关，身高和体重均会对肺容积产生影响。一般来说，容积变化率为 30%～50%。在 CT 图像中，50%VC 呼吸相的平均肺密度范围为 −860～−730HU。由于呼吸状况、膈肌运动和重力等因素的影响，正常人的不同部位（上、下肺部，腹、背侧）肺野的平均密度也会有所不同。特别是在呼气相时，下肺野背侧的肺组织密度最高。在 CT 图像中，正常肺组织的像素分布直方图呈类正态分布，峰度相对尖锐，跨度较小，波峰位于 −860～−750HU 之间。正常肺组织占据全肺的面积应该大于 60%。正常人群的肺动态密度曲线应该呈正弦曲线，并且从腹侧到背侧呈明显的梯度改变，且变化是同步的。在肺功能检查中，肺功能正常的老年人群和常年吸烟人群的相应指标可能会有一些变化。

（二）肺气肿

肺气肿是一种进行性破坏性肺部疾病，以异常终末细支气管远端永久性气腔扩大伴肺泡壁破坏和肺弹性收缩功能障碍为特点。肺气肿的诊断依靠症状、体征、胸部 X 线和肺功能检查。胸部 X 线对轻度肺气肿不敏感，而 CT 则能依靠肺气肿病变的形态与密度的变化进行诊断，其诊断的灵敏度及特异度均高于常规胸部 X 线。

肺气肿的评估方法有两种，一种是基于主观目测评分的半定量方法，另一种是 CT 的客观评估法。

1. 基于主观目测评分的半定量方法。

采用目测评分的方法，基于 HRCT 对选定的 5 个固定层面的肺气肿进行半定量分析。这些层面包括隆突及其上下各 3cm 和 6cm。根据程度，肺气肿被分为 4 级。①0 级：无肺气肿；②1 级：直径小于 5mm 的低密度区，有或无肺纹理减少；③2 级：直径小于和大于 5mm 的低密度区共存，常有肺纹理减少和扭曲；④3 级：弥漫性较大范围的低密度区，伴有肺纹理减少和扭曲。根据累及范围，肺气肿也分为 4 级。①1 级：病变累及范围小于 25%；②2 级：病变累及范围为 25%～50%；③3 级：病变累及范围为 50%～75%；④4 级：病变累及范围为 75%～100%。

将各层肺气肿的程度和累及范围的乘积相加，再除以扫描层数，得到肺气肿的分数。①0 分：无肺气肿；②0.1～8.0 分：轻度肺气肿；③8.1～16.0 分：中度肺气肿；

④16.1~24.0分：重度肺气肿。该评级可以用来评估肺气肿的严重程度和进展情况，对于肺部疾病的诊断、治疗和预后评估具有较好的临床意义。既往研究表明，肺气肿患者的半定量值显著高于慢性支气管炎患者或正常人群，且与CT定量指标和肺功能检查数值有显著的相关性。在肺气肿定量研究中，阈值的确定是至关重要的。大量研究表明，呼气相中−910HU与病理的相关性最好，吸气相则为−950HU，并且以−910HU为定量肺气肿最合适的阈值，而重症肺气肿的阈值为−960HU。在CT肺功能与临床肺功能检查数值相关性研究方面，还有待进一步临床探讨。

2. CT客观评估法

研究发现，肺气肿患者的肺容积会显著增加。此外，该类患者的平均肺密度值降低，像素分布直方图向左移动，峰度降低。动态肺密度曲线呈现出平坦、不规则的特点，可能出现锯齿状的变化，并且不同区域的变化不同步，甚至呈现反向运动。在肺气肿患者中，这些指标的变化与肺功能检查数值有显著的相关性。因此，常规肺功能检查作为"金标准"，采用CT定量指标来评估轻、中、重度阻塞性通气功能障碍的程度，初步建立CT定量指标的分度标准（表7−3），而且这些肺定量指标均能较好地对不同程度的肺功能障碍进行评估。

表7−3　各肺功能状况下CT定量指标的分度标准

	Vex/Vin	MLDin（HU）	MLDex（HU）	MLDex/in	PIin−910	PIex−910	PIex/in−910
正常	~60	~−845	~−720	~85	~30	~5	~10
轻度	60~70	−845~−860	−720~−770	85~90	30~40	5~20	10~35
中度	70~80	−860~−875	−770~−820	90~95	40~50	20~35	35~75
重度	80~	−875~	−820~	95~	50~	35~	75~

注：Vex，深呼气末全肺容积；Vin，深吸气末全肺容积；Vex/Vin，肺容积比；MLDin，深吸气末平均肺密度；MLDex，深呼气平均肺密度；MLDex/in，肺密度差；PIin−910HU，吸气相时阈值−910HU的像素指数；PIex−910，呼气相时阈值−910HU的像素指数；PIex/in−910，阈值−910HU的像素指数比。

有学者对基于主观目测评分的半定量方法、CT客观评估法以及病理学评分3种方法进行比较，结果发现CT客观评估法与病理学分级有更显著的相关性。

（三）COPD

COPD是一个复杂的气流受限过程，肺气肿造成的肺内组织破坏及肺内气道病变均导致气流受限。COPD患者的气道病变导致气流受限的机制包括气道黏膜细胞化生导致黏液分泌增加阻塞气道，以及气道上皮层增厚导致管腔狭窄。关于COPD的定量评估，吸气相CT和呼气相CT之间存在争议。吸气相CT主要反映肺部形态学改变，常见征象包括支气管壁增厚、肺气肿和不同程度的支气管扩张。而呼气相CT主要反映气道阻塞征象，如空气潴留症，表现为局灶性低密度影。大多数COPD患者的气道定量分析采用吸气相CT图像。COPD的病理学改变过程包括肺气肿和气道重建，导致肺泡壁失去弹性、塌陷，从而引起气流受限。鉴别哪种病理过程占主导地位对制订治疗计划至关重要。通常，以肺气肿为主的COPD采用肺减容手术，以气道改变为主的COPD采用药物治疗。常规肺功能检查无法区分这两种情况，而定量CT可以直观显示病灶量化特征，有助于鉴别肺气肿和气道重建的主导因素。

（四）肺间质纤维化

虽然HRCT对识别肺间质纤维化中的细微结构有较强的分辨率，但与肺功能变化的相关性研究还在初步阶段。肺纤维化疾病中HRCT以磨玻璃影、网格状影及蜂窝样影最常见。一些研究采用半定量方法对这些弥漫性病变进行评分，并与肺功能检查数值进行相关性分析，结果显示存在一定的相关性。在CT肺功能的定量指标中，平均肺密度值显著升高（>−700HU），像素分布直方图向右移动，偏度和峰度减小，动态肺密度曲线的形态和幅度发生变化，且各区域不同步，甚至出现反向运动。此外，像素指数和像素分布直方图与疾病进展也有很好的相关性，可以定量随访病变的进展情况和治疗效果，具有一定的价值。但由于磨玻璃影、网格状影和蜂窝样影等病变形成具有相当的复杂性，且涉及病变范围较大，因此缺乏较好的精准定量研究，目前与肺功能检查数值的相关性研究还需进一步探讨。

五、预测肺切除后的肺功能

手术是常见的治疗肺部肿瘤的方法，术前准确评估剩余肺功能至关重要。然而，许多肺癌患者常合并肺气肿等肺部基础疾病，增加了术后并发症的发生风险。因此，术前预测剩余肺功能对选择治疗方案和排除高危并发症患者起着重要作用。有研究显示，术后FEV1占预计值百分比比FEV1能更好地预测术后死亡，术后的FEV1大于40%预计值（该预计值为根据患者的身高、年龄、体质量计算的FEV1的正常值）者可进行手术，30%~40%预计值属临界值，40%预计值是筛选可进行肺癌手术的标准。

随着肺气肿程度的加重，肺叶切除术后呼吸功能的恢复程度会下降。CT测密法和肺气肿病理分级与呼吸功能的变化有一定的相关性。在临床CT肺功能和肺叶、段测量功能参数相关性方面有待深入研究，以便在术前鉴别哪些肺癌和肺气肿患者在术后可以维持较好的肺功能，从而扩大手术治疗的适应证。另有研究显示当合并肺气肿的肺癌患者肺气肿指数大于或等于10%时，肺功能的预计值将被低估。肺癌术后气道阻塞的缓解、呼吸功能的提高、血流动力学的改善、无效腔通气的消除都将使预计值提高，因此，合并肺气肿的肺癌患者可放宽手术指征。临床上可结合CT肺功能成像技术，对局部肺通气功能进行定量测定，帮助了解肺气肿程度以及肺叶切除术后的呼吸功能恢复情况，该技术还可以评估肺部的弥散功能。

CT肺功能成像技术基于设定阈值来测定肺气肿患者正常肺组织的体积和密度等参数，这项技术能够提供更准确的肺功能评估，并在临床上具有广泛的应用前景。既往研究报道CT监测进行单侧肺移植后的肺功能不仅可以反映出肺结构及形态的变化，还可以通过肺容积及肺密度测定等检测出单侧移植肺的肺功能。近年来有研究指出，超极化氦 3（^{3}He）－MRI 对行单侧肺移植后的肺功能测定比 CT 更具有优势。当肺功能正常或伴有肺间质纤维化时，CT 与 ^{3}He－MRI 测定肺功能无明显差异，但当有肺气肿时 CT 与 ^{3}He－MRI 测定肺功能有明显差异且 ^{3}He－MRI 要优于 CT 肺功能成像技术。这是因为 MRI 可以检测到的含有 ^{3}He 气体的肺组织是具有通气功能及气体交换功能的肺组织，^{3}He－MRI 可以直接检测出肺气肿患者的正常肺组织的体积及密度。基于影像成像技术测定的肺功能还可以提供三维图像，使医生能够更直观地了解肺部的结构和功能，在术前鉴别肺气肿患者是否能维持原有的肺功能，为肺部疾病的诊断和治疗提供更精准的指导，同时对于慢性肺部疾病的诊断、治疗方案选择和预后评估也具有重要意义。

第八章　各类间质性肺疾病

第一节　特发性肺纤维化

一、概述

正常情况下，空气中的 O_2 通过肺部组织进入人体血液中进行气体交换，通过血液循环营养全身各组织器官，同时气体交换也可以通过呼吸系统将血液中的 CO_2 等废物排出体外。但在某些特殊情况下，人体正常肺组织会被某些瘢痕组织所替代，肺泡结构遭到破坏，导致肺顺应性下降、气体交换中断、肺功能失常，从而使身体各组织器官处于一种慢性缺氧状态，进而引发一系列身体不适症状，最终导致呼吸衰竭，甚至死亡。特发性肺纤维化（IPF）是一种严重的以慢性进行性、不可逆为特点的肺部纤维化疾病，病因未明，通常表现为弥漫性肺泡炎、肺泡结构紊乱、肺间质纤维化，最终患者因呼吸衰竭而死亡，其病理学活检呈普通型间质性肺炎（Usual Interstitial Pneumonia，UIP）。美国胸科协会/欧洲呼吸协会/日本呼吸协会/拉丁美洲胸科协会（ATS/ERS/JRS/ALAT）2011 年发表的 IPF 诊断和治疗专家指南，建议将 IPF〔亦称隐源性致纤维化肺泡炎（Cryptogenic Fibrosing Alveolitis，CFA）〕定义为原因不明、出现在成人、局限于肺、纤维化进行性进展的间质性肺炎，且组织病理学和影像学表现为 UIP 型。该疾病在长期研究中发展出多种称谓，对该疾病的表述及称谓极为混乱，但临床上使用最多并被广泛接受的术语还是 CFA 和 IPF。

这里需要注意的是，IPF 和肺纤维化并不是同一概念，二者之间容易混淆。肺纤维化是多种疾病的终末期改变，其特点是成纤维细胞增殖及大量细胞外基质（Extracellular Matrix，ECM）聚集并伴有炎症和肺损伤，即正常肺泡组织被破坏后得不到正常修复，通气/换气功能出现障碍；IPF 只是肺纤维化疾病谱中的一种，属于原因未明的肺纤维化疾病。

IPF 在早期并不按照单独的疾病实体进行研究，作为一种单独的疾病种类也并非一开始就有相关概念并被广泛接受，从特发性间质性肺炎（Idiopathic Interstitial Pneumonia，IIP）到如今的 IPF，其概念演变经历了漫长过程。自 1968 年 Liebow 首次提出将 IPF 按照病理学结果分成五类后，IPF 病因分析及分类亦在不断演化，五类 IPF

分别是 UIP、脱屑型间质性肺炎（Desquamative Interstitial Pneumonia，DIP）、闭塞性细支气管炎伴间质性肺炎（Bronchiolitits Obliterans with Usual Interstitial Pneumonia，BIP）、淋巴细胞性间质性肺炎（Lymphocytic Interstitial Pneumonia，LIP）和巨细胞性间质性肺炎（Giant Cell Interstitial Pneumonia，GIP）。目前大家一致的观点是，LIP 代表一种与免疫缺陷相关的淋巴细胞增殖性疾病，如获得性免疫缺陷综合征（AIDS），而 GIP 则通常代表硬金属尘肺表现，即 LIP 和 GIP 的病因相对来说比较清楚，不应该归类为 IPF。BIP/闭塞性细支气管炎伴机化性肺炎（Bronchiolitits Obliterans with Organizing Pneumonia，BOOP）在病理学上的主要表现为气腔内病变，而非间质性病变，这与 IPF 是一种进行性间质性肺炎不同，且 BIP/BOOP 在影像学上表现为斑片状气腔阴影，与 IPF 的蜂窝肺表现有一定差别，故也不应该归类为 IPF。Liebow 还指出，UIP 只是一种病理学诊断术语而非一种独立疾病实体，间质性肺疾病（Interstitial Lung Disease，ILD）的病理学改变都可以由 UIP 代表。因此，IPF 在很长一段时间内没有单独作为一种疾病而只是一个临床诊断术语，导致 IPF 包含多种不同病理学类型的 ILD，这些 ILD 由于病理学类型不一，导致患者临床治疗效果和预后不尽相同。

为更好地认识 IPF，1998 年，Katzenstein 和 Myers 从病因学角度提出了新的分类方法，将病因未明的急、慢性间质性肺炎都包含在 IPF 中，删除了 Liebow 分类中的 LIP、GIP 和 BIP/BOOP，将 IPF 重新分为四类，分别是 UIP、DIP/RBILD、AIP（又称 Hamman-Rich 综合征）、NSIP。

在 2002 年，ATS/ERS 发布的 IPF 诊断及专家共识中将原因不明的、组织病理学表现为 UIP 型且局限于肺部的慢性致纤维化间质性肺炎称为 IPF，这是一个里程碑式的跨越。这里将 IPF 的定义局限于 UIP 型（UIP 是 IIP 的病理学类型之一），且预后较差，不包括其他组织病理学类型的间质性肺炎，给 IPF 和其他间质性肺炎之间划定了明确界限。该分类方法将 DIP/RBILD、NSIP 以及 AIP 都归类为 IIP，与 Katzenstein 和 Myers 的分类方法相比还是有一定的优越性，毕竟 UIP 型的 IPF 在临床表现、治疗及预后方面都与 DIP/RBILD 和 NSIP 有很大差别，将 UIP 型的 IPF 单独划分出来进行讨论能够更好地研究 IPF。

于是，2011 年由多国呼吸医学会共同颁布的《特发性肺纤维化诊断和治疗指南（2011）》便提出目前较为公认的 IPF 概念，一致认为 IPF 是一种好发于中老年人、原因不明的进行性致纤维化间质性肺炎，其病理学活检类型及影像学表现为 UIP 型。

在临床上，IPF 患者常以咳嗽、呼吸困难等非特异性临床表现被收治入院，在治疗过程中由于病因难寻、临床表现缺乏特异性，该类患者常被误诊为其他疾病。特别在一些偏远地区，检查设备及相关技术落后，误诊率极高，患者常常得不到针对性治疗。另外，该疾病多发于 50 岁以上的中老年人，在年轻群体中罕见，尚无特效药治疗，患者预后极差。在病变早期，肺泡间隔和肺泡内有很多炎性细胞聚集，炎性细胞聚集增多以后，肺泡组织上皮和肺泡间隔被破坏，出现肺泡炎症反应，随着病情进展，肺泡炎症得不到有效控制，正常的肺泡结构出现变形和破坏。到终末期，蜂窝肺形成导致患者呼吸衰竭而死亡。目前，IPF 准确的发病率不清楚，估计其发病率为 0.9/10 万人～13.0/10 万人，且呈逐年上升趋势。由于 IPF 没有特异性的临床病理学表现，需要和其他 ILD

相鉴别，更主要的是 IPF 没有特效药治疗（皮质激素和免疫抑制剂/细胞毒制剂治疗均效果欠佳），患者常在症状出现后 3~8 年死亡。

总之，该疾病的病因依旧扑朔迷离，缺乏相应的治疗及预后评价体系，虽然临床表现、HRCT、肺功能、放射性同位素成像等都被用于评价 IPF 的治疗效果及预后，但评价指标存在许多争议，现如今也只能从临床表现和病程上证明它是一类独立疾病。同时，目前尚缺乏 IPF 特效药，有关 IPF 的治疗方案也存在诸多不同看法，需要对该疾病进行更深的研究。

二、流行病学

（一）发病率

IPF 是 ILD 中较为常见的病种，虽然这种疾病被认为是罕见的，但它的发生率却与胃癌、脑癌和睾丸癌相似。IPF 是最不易诊断的一种 ILD，主要原因是缺乏特异性临床病理学表现。IPF 确切的发病率和发病机制尚不清楚，估计发病率为 0.9/10 万人~13.0/10 万人，患病率为 3.3/10 万人~45.1/10 万人，且随着时间推移，IPF 发病率不断上升，以美国、韩国、加拿大等国的发病率较高。据多国流行病学调查显示，意大利 IPF 患病率为 25.6/10 万人~31.6/10 万人，发病率为 7.5/10 万人~9.3/10 万人；英国 IPF 患病率为 10.0/10 万人~25.0/10 万人，发病率为 4.6/10 万人；俄罗斯 IPF 发病率为 4.0/10 万人~6.0/10 万人；亚洲地区 IPF 发病率为 1.2/10 万人~4.2/10 万人（全球最低）。由于在前期研究中 IPF 很少被列为单独的病种进行研究，同时也缺乏相应的技术手段进行鉴别诊断，导致误诊率较高，因此目前的观点是 IPF 的患病率及发病率远比以前统计的要高得多。

（二）性别和年龄

据报道，IPF 在国外发病年龄主要集中在 60~70 岁，国内则为 70~80 岁，平均年龄为 66 岁，男性与女性患病率比例为 1.4：1.0，男性与女性发病率比例为 1.3：1.0，IPF 患者中男性比女性更常见。大多数 IPF 患者是 50 岁以上的中老年人，50 岁以下人群很少见，儿童则更为罕见，该疾病患病率随年龄增加而增加。

（三）种族地域差异

IPF 没有明显的种族地域差异，虽然美国一项调查发现白种人 IPF 死亡率高于黑种人，但在分析原因时找不到相关因素进行解释，可能由收集信息差异所致，并非白种人死亡率和黑种人死亡率显著不同。同时该调查也发现，IPF 死亡率有一定的地理分布趋势，分析原因时认为可能由职业/环境因素差异所致。比如，美国中西部和东北部 IPF 死亡率低于西部和西南部，英国英格兰和威尔士中部地区 IPF 死亡率高于本土其他地区，这可能与调查研究时收集信息差异、地域工业化水平、医疗资源分配等因素相关，因为出现死亡率高的这些地区工业化程度较高。目前来说，尚缺乏全面调查统计，还不确定 IPF 的发病率、患病率、死亡率是否真正意义上与地理、文化或种族等因素相关。

（四）生存期和死亡率

由于 IPF 病因及发病机制尚不清楚，缺乏特效药治疗，患者预后往往较差，生存期短，死亡率高。近年来，IPF 死亡率呈逐年上升趋势。一旦确诊 IPF，其平均中位生存周期为 2~4 年，3 年生存率为 50%，5 年生存率为 20%，因此需要对相关人员进行定期的职业健康体检，特别是对于有高危险因素的相关人群，要做到早发现、早诊断、早治疗，提高患者生活质量。

三、病因与相关危险因素

IPF 的病因尚不清楚，吸烟、病毒及真菌感染、粉尘（金属粉尘）、有毒物质、有机溶剂、遗传、居住在农业或污染城区等因素均可能导致该疾病。据调查，70% 的 IPF 患者为当前或曾经的吸烟者，油漆工、矿工、金属工、木工、洗衣工、美容师或可能吸入有害粉尘和化学品的职员都是高危人群。肺固有免疫细胞与这些致病因素相互作用后产生炎症反应及免疫反应，进而损害肺上皮细胞或内皮细胞，持续的炎症导致肺组织损伤，修复后再损伤，到后期蜂窝肺形成，肺功能丧失。这些致病因素和发病机制目前还不是特别清楚，但从临床总结的经验来讲，导致 IPF 的危险因素有以下几种（吸烟和金属粉尘是最强的危险因素）：①吸烟，危险性随着吸烟量及吸烟时间的增加而增加。香烟烟雾可通过表观遗传机制引起多种细胞变化，诱导 miRNA 失衡和内质网应激，促使自发性肺损伤和成纤维细胞向肌成纤维细胞分化。同时，香烟烟雾中的污染物和超细颗粒物含有炭黑（Carbon Black，CB）和镉（Cadmium，Cd），CB、Cd 与瓜氨酸化波形蛋白（Citrullinated Vimentin，Cit-Vim）的量成正比，在 IPF 患者中都有增加。在丝氨酸/苏氨酸蛋白激酶（AKT1 基因）和肽基精氨酸脱亚胺酶 2（Peptidyl arginine deiminase-2，PAD2）的激活下，Cd/CB 可诱导 Vim 瓜氨酸化和 Cit-Vim 分泌，进而引发成纤维细胞浸润肺微球，促进胶原蛋白和 α-平滑肌肌动蛋白（Alpha-Smooth Muscle Actin，α-SMA）表达增加，并诱发肺纤维化。②职业环境暴露，金属粉尘环境（铜锌合金、钢、铅、煤矿等）、石厂（二氧化硅等）、爆破、抛光及农业制造业中的家畜、羽毛、木工粉尘、秸秆焚烧等多种因素均与发生肺纤维化有关，危险性与暴露时间成正比。③感染，IPF 可能与很多病毒有关，虽然没有明确的毒理学证据证明微生物感染与 IPF 发病直接相关，但有研究人员发现慢性病毒感染，尤其是 Epstein-Barr 病毒、巨细胞病毒、人类疱疹病毒等的感染都可能与 IPF 发病相关，因为有荧光染色实验表明，病毒衣壳抗原 IgA 在肺组织中存在。④研究表明，多数 IPF 患者患有不同程度的胃食管反流，长期胃食管反流引起微吸入可导致 IPF。⑤遗传因素，家族性 IPF 与非家族性 IPF 的临床表现和病程相似，因此遗传因素可能是导致 IPF 的危险因素之一，即使目前尚未发现 IPF 有确切的遗传基础和遗传倾向，但越来越多的证据表明遗传易感性在 IPF 的发展中起着一定作用。IPF 的遗传易感性包括单核苷酸多态性及由此产生的基因表达变化。有研究表明，家族性间质性肺炎是一种具有可变外显率的常染色体显性遗传病，其中已鉴定出罕见的遗传变异，这些遗传变异涉及端粒长度的维持和上皮屏障功能。全基因组关联研究确定了常见遗传变异，这些遗传变异约占疾病发展风险的三分之一。尽管这些研究并未表明与 IPF 的直接因果关系，但确定了宿主防御、端粒长度维持和上皮屏障功能改变的潜在重要性。虽然发现 IPF 与某些基因存在相关关系，但其遗传方式尚未完全阐明，可能是常染色体显性遗传，男女发病机会相同，也可能有一定差异。⑥药物因素，很多研究都表明使用抗抑郁药会导致肺纤维化，但抗抑郁药的使用是否会导致 IPF 尚不清楚。

四、发病机制

长久以来，国际上有关 IPF 的发病机制可谓是百家争鸣，众多学者也曾提出过多种假说，试图阐述发病过程中遇到的种种现象，但结果都不尽如人意。

（一）肺泡的免疫炎症反应

IPF 患者早期的临床表现多不具特异性且常以下呼吸道炎症为主，检验结果可发现淋巴细胞、巨噬细胞和中性粒细胞数量增多。IPF 早期免疫细胞增多可能与抗原特异性免疫反应相关，而 T 细胞活化需识别相关抗原。不良环境、自身免疫异常等致病因素在这个过程中均可能造成上皮细胞损伤，上皮细胞损伤后产生刺激因子，进一步促使树突细胞分化。与此同时，特异性免疫反应向局部淋巴结迁移，淋巴细胞克隆性增生，特异性免疫反应加强，活化的淋巴细胞再循环，最后进入肺。在这个过程中，T 细胞有两重作用：其一是特异性免疫反应参与肺部损伤；其二是调节疾病进展，因为其分泌产物既可抑制又可促进肺纤维化进程。处于活化状态的 T 细胞，表达白细胞介素 2（Interleukin-2，IL-2），同时分泌对 B 细胞有增强辅助功能的干扰素，B 细胞辅助功能加强又促进免疫复合物产生，这些过程即为肺泡的特异性免疫过程。

特异性免疫反应中炎性细胞向病变区聚集产生炎症反应，主要包含四个步骤：第一步是内皮细胞与炎性细胞之间产生微弱黏附，第二步是炎性细胞和内皮细胞之间发生牢固黏附，第三步是跨血管壁迁移，第四步是在化学趋化梯度作用下向 ECM 迁移。在早期，炎性细胞和上皮细胞的相互作用中选择素黏附因子、整合素黏附因子以及免疫球蛋白超基因家族都起到了关键作用。

（二）上皮细胞损伤

IPF 的重要标志之一就是上皮细胞损伤。免疫炎症反应过程中细胞产生的效应分子可以导致上皮细胞损伤，这是 IPF 上皮细胞损伤最重要的途径。同样，一些病毒感染也可以导致上皮细胞损伤，因此在诊断 IPF 的过程中需要与一些病毒感染和遗传性疾病相鉴别。上皮细胞受损及缺失后血清蛋白渗出到肺泡腔，损伤肺泡壁。同时，上皮细胞损伤也导致肺泡基底膜被破坏，肺泡基底膜被破坏后，由于免疫炎症反应持续存在，肺泡壁损伤被进一步扩大。

（三）肺泡异常修复和纤维化

上皮细胞损伤后，血清蛋白进入肺泡腔。此时如果血清蛋白得到有效清除，那么受损的肺泡细胞将得到替换、修复。如果血清蛋白得不到有效清除，将进一步导致肺纤维化。我们知道，纤维化与肺泡内纤维蛋白紧密相关，而肺泡上皮细胞和巨噬细胞在肺泡内纤维蛋白的形成与凋亡中起重要的调节作用。正常人肺泡腔内存在尿激酶型纤溶酶原激活物，保持着肺泡腔活力，但 IPF 患者肺泡腔内存在着纤溶酶原抑制物，纤溶活性受到抑制，从而导致纤维蛋白聚集在肺泡腔内。纤溶酶原抑制物表达越多，纤维蛋白在肺泡腔内聚集得也越多，纤维化程度也就越高。当炎症产生的渗出物在肺泡腔内越积越多时，成纤维细胞和其他细胞侵入，增殖并产生新的基质蛋白，将富含纤维蛋白的渗出物转变成瘢痕，由此瘢痕组织形成。

在瘢痕组织进一步形成纤维化的过程中，花生四烯酸代谢产物起到了重要作用。研究发现，IPF 患者的趋化中心粒细胞的 LTB4 较正常人高 15 倍，白三烯较正常人高 4 倍。一方面，白三烯刺激成纤维细胞趋化、增殖及胶原合成；另一方面 IPF 患者前列腺素 E2 合成能力降低，进一步扩大白三烯对成纤维细胞增殖的作用。

现有假说认为遗传因素影响上皮细胞的完整性，环境因素和衰老相关的变化会触发表观遗传重编程。三种因素共同作用造成上皮细胞损伤，引发上皮细胞的异常活化。活化的上皮细胞分泌大量细胞因子，促进成纤维细胞迁移增殖，并促进成纤维细胞向肌成纤维细胞分化。肌成纤维细胞分泌大量 ECM，导致 ECM 沉积，进而导致肺纤维化形成。

五、病理学表现

IPF 患者可有范围广泛、程度不一的组织病理学表现，几乎所有患者都有肺泡隔纤维化。从肉眼观察来讲，IPF 患者的肺内可见胸膜下结节，有时呈明显的硬化性改变。从大体解剖来讲，IPF 患者因肺部纤维化增生导致肺体积缩小、密度增高、重量增加、质地变硬，肺内可见大量肺气肿及肺大泡，呈双肺弥漫性实变，肺内各叶受损程度轻重不一，受损严重处可见多囊性结构，即严重纤维化导致蜂窝肺形成。显微镜下观察到病变与正常肺组织交替分布、轻重不一、分布不均，不同时相病变同时存在，常常在纤维化病灶和蜂窝肺组织中掺杂有浸润炎性细胞和增厚肺泡间隔等。多数纤维化由嗜伊红胶原和极少炎性细胞组成，胶原沉积导致肺泡间隔增厚，形成片状瘢痕。纤维化区也可伴有区域性蜂窝样改变。气腔扩大，衬以细支气管上皮或肥大的肺泡细胞，各气腔间由增厚的肺泡壁分开。扩大的气腔常含有组织细胞、中性粒细胞、其他炎性细胞以及浓缩的黏蛋白，也可以是空洞。蜂窝样改变是继发于各种致肺损伤后发生瘢痕化和气道重建的结果，并不是 UIP 所特有，通常认为是不可逆性病变，主要由囊性纤维气腔构成，常内衬有细支气管上皮，被称作终末期肺。

从镜检角度有很多发现，其中最重要的是肺泡炎症，特别是 AM 及淋巴细胞浸润肺泡腔，但肺泡壁相对完整；纤维蛋白性渗出物、成纤维细胞增殖、持续的 AM 及淋巴细胞浸润肺泡腔引起肺泡壁结构混乱；结缔组织改变导致肺纤维化；肺纤维化后期形成蜂窝肺（细支气管损害并形成瘢痕、肺泡壁消失后遗留的空洞）等都可以从镜检下观察到。

根据 2011 年颁布的《特发性肺纤维化诊断和治疗指南（2011）》，IPF 的病理学活检类型为 UIP 型。UIP 最显著的特点就是病变分布区域不同，不同病变的严重程度也不一样，肺内可见不同阶段才会出现的肺部改变在 UIP 中同时出现（时相不一），相互交错。如正常肺组织夹杂在间质炎症、纤维化病变甚至蜂窝肺中；淋巴细胞及浆细胞主要引起肺部炎症及肺泡上皮增生，呈斑片状改变；成纤维细胞灶（成纤维细胞和肌成纤维细胞聚集灶）广泛分布于各区肺间质炎症区、纤维化区及蜂窝样改变区，其代表着肺纤维化的进程，表明纤维化正在进行，而非既往损害造成的残余结局，其特点是在浅染的黏液样基质内有梭状的成纤维细胞，其长轴常与肺泡间隔长轴平行，广泛出现于各类肺疾病中，是诊断 UIP 的先决条件；蜂窝样组织由囊性纤维状气腔构成，气腔内充满了黏液，且常被覆支气管上皮细胞。同时，在纤维化和蜂窝肺形成过程中，可见肺间质纤维组织增生、肺泡间隔增厚变宽、肺泡结构重建及平滑肌增生，这些病理学改变常累及周围胸膜下肺实质。IPF 肺间质炎症主要由淋巴细胞和浆细胞引起的肺泡间隔浸润形成，可见散在分布的浆细胞，偶可见嗜中性粒细胞、嗜酸性粒细胞，并伴有 Ⅱ 型肺泡上皮细胞的增生，其主要发生在胶原沉积或蜂窝样改变区，在肺泡间隔完整的区域罕见。疾病加重期肺组织病理学表现可提示 UIP 和弥漫性肺泡损伤的混合性改变。总之，成纤维细胞灶、胶原沉积瘢痕、蜂窝样改变等共同构成了 UIP 型 IPF（UIP/IPF）的重要特征。

《特发性肺纤维化诊断和治疗指南（2011）》建议，将 IPF 依据组织病理学特征分为四种类型，分别是典型 UIP 型、可能 UIP 型、疑似 UIP 型和非 UIP 型。典型 UIP 型应符合以下四项诊断标准：①可见结构破坏和纤维化，胸膜下/间隔旁伴或不伴蜂窝样改变；②成纤维细胞灶；③肺实质有斑片样纤维化；④排除不支持 UIP 的诊断特征及排除其他相关诊断可能。可能 UIP 型应符合以下三项诊断标准：①可见结构破坏和纤维化，胸膜下/间隔旁伴或不伴蜂窝样改变；②成纤维细胞灶或者肺实质斑片状纤维化两者其中之一；③排除不支持 UIP 的诊断特征及排除其他相关诊断可能或仅有蜂窝样改变（蜂窝样改变是纤维化的最终结果，在病理学活检时应该注意避开此区域）。疑似 UIP 型应符合以下三项诊断标准：①有斑片状或弥漫性肺实质纤维化改变，伴或不伴肺间质炎症；②缺乏典型 UIP 型其他的诊断标准；③排除不支持 UIP 的诊断特征，提示有相关的其他诊断特征。非 UIP 型只需符合以下任意一项即可诊断：①机化性肺炎；②透明膜形成（IPF 急性加重期除外）；③肉芽肿；④病变呈气道中心性分布；⑤距蜂窝样改变区较远处有炎性细胞浸润；⑥符合其他疾病相关病理学诊断。在随后的临床实际应用中，为弥补 2011 版分型缺陷，又重新制定了 2018 版分型方案，将 IPF 的肺组织病理学表现分为 UIP 型、可能 UIP 型、不确定 UIP 型、其他诊断，与影像学表型分类名称一致。由此可知，在排除其他肺部疾病后，需仔细结合患者的肺部纤维化情况、蜂窝样改变程度、成纤维细胞灶等再进一步对 UIP 进行分类，以便根据不同类型进行有效诊治。

AIP 根据病理学改变可分为急性期和机化期。急性期的主要特点是肺泡上皮甚至上皮基底膜出现损伤，肺泡腔内有炎性细胞进入，同时受损的肺泡壁可见 Ⅰ 型肺泡上皮细胞再生并替代 Ⅰ 型肺泡上皮。在 AIP 的病理过程中，肺泡腔内可观察到成纤维细胞成分，进而引发肺泡腔内的纤维化。机化期是 AIP 的一个重要特点，其表现为肺泡腔内和肺泡间隔内出现纤维化，并且肺泡隔明显增厚。这种纤维化是活动性的，意味着成纤维细胞增生活跃，而胶原沉积相对较少。UIP/IPF 的纤维化属非活动性病变，由胶原构成，极少有成纤维细胞（显微镜下偶有成纤维细胞灶），组织病理学与 AIP 所见一致，只是程度不同。AIP 严重急性肺损伤累及大部分肺实质，在短时间内发生，而 UIP/IPF 急性肺损伤呈局灶性，散在受累，损伤反复发生历经数年。

DIP 最显著的特点是肺泡腔内出现均匀分布的 AM，细支气管周围的气腔较为明显，常含有丰富的胞浆，可见单个核细胞（多数），也可见多核巨细胞（散在），同时还伴有轻、中度肺泡间隔增厚及轻度炎性细胞浸润。可见灶状分布的增生肺泡上皮细胞，见不到成纤维细胞灶，蜂窝样改变也很轻微。显微镜检下各视野外观呈一致性均匀分布。

NSIP 的特点是肺泡壁内不同程度的炎症及纤维化、肺泡间隔内慢性炎性细胞浸润、浆细胞增多、病变以细支气管周围的间质为主。近一半 NSIP 患者为炎症和纤维化混合存在，NSIP 患者病变分布较为一致，无蜂窝样改变，成纤维细胞灶罕见。少部分 NSIP 患者表现为间质胶原沉积伴轻微炎症，呈灶状或弥漫性分布。

UIP/IPF、NSIP、DIP/RBILD、AIP 和 LIP 的主要病理学区别见表 8-1。

表 8-1　UIP/IPF、NSIP、DIP/RBILD、AIP 和 LIP 的主要病理学区别

	UIP/IPF	NSIP	DIP/RBILD	AIP	LIP
病理学表现（病灶纤维化时相）	不一致（多变）	一致	一致	一致	一致
病变分布	腺泡周围为主/弥漫性	腺泡周围为主/弥漫性	弥漫性	弥漫性	肺泡间隔/弥漫性
AM 聚集	偶见，局灶性	偶见，斑片状	常见，弥漫性分布于细支气管周围	无	偶见，斑片状
间质炎症	少	明显	少	少	明显
间质纤维化（胶原）	有，斑片状	多样，分散	多样，弥漫（DIP）或灶状，轻微（RBILD）	无	部分病例有
成纤维细胞灶	明显，普遍	偶有，灶性	无	弥漫	无
蜂窝肺	有	罕见	无	无	罕见
透明膜形成	无	无	无	有	无
肉芽肿	无	无	无	无	有，局灶，边界
终末气腔肉芽组织	偶有，灶性	偶有，灶性	无	偶有，灶性	—
纤维化病变密度	致密	疏松/致密	致密	疏松	疏松/致密
肺泡壁细胞浸润	轻度、中度、重度	中度、重度	重度	无、轻度	重度、块状

六、临床表现

IPF 的临床表现极为隐匿，没有特异性临床症状，主要表现为干咳、气促（活动时

更明显）。患者起病初期往往呈流感样表现，但并不常见于所有患者，患者最典型的症状是隐匿性发生的劳力性呼吸困难等非特异性症状以及伴或不伴非排痰性咳嗽。IPF 主要累及呼吸系统，几乎不累及肺外组织器官，但可出现疲倦、关节痛及体重下降等全身性症状。IPF 患者进行体格检查时，几乎所有患者都有不同程度的临床表现，其中 80% 以上的患者可闻及细小、高音调的肺吸气性爆裂音，主要集中在双肺底部，30% 患者出现杵状指，极少见肥大性肺性骨关节疾病，疾病发展到中晚期时常出现肺动脉高压、肺心病、右心室肥大等，而出现发绀则提示疾病已进入晚期。由于针对该病缺乏相应的特效药，预后不良，极少自然缓解或稳定，大多数患者在确切的诊断做出前，病情已被延误数月乃至数年之久。因此，初诊医生需要对 IPF 保持警惕，防止诊断延误。患者偶尔会出现急性症状，数天至数周的呼吸恶化，通常伴有发热和流感样症状。这些急性加重需要与其他形式的急性间质性肺疾病进行仔细区分。

七、影像学表现

（一）胸部 X 线

由于肺组织具有天然的优越对比性，X 线在早期就广泛应用于胸部疾病的检查。大多数 IPF 患者胸部 X 线片显示有异常，早期常表现为细小颗粒状改变，几乎没有任何临床不适症状。随着病情的进展，绝大多数患者在此时出现一定的临床反应，就诊时发现胸部 X 线片上表现为双肺基底部（胸膜下区）和周边部的线状或网状结节影，肺容积减小（肺间质纤维化、肺组织扩张受限），肺重量增加，病变常为双肺下野弥漫性、浸润性发展。最后，病变逐步延伸到肺尖并出现蜂窝肺（粗的网格状影或 3～15mm 囊状透光区）改变，此时患者肺泡结构遭到破坏，预后极差。针对同一患者而言，可同时见到间质性浸润影、肺泡性不透光区（磨玻璃影）和蜂窝肺改变，一般无胸膜腔积液（胸水）和淋巴结肿大。但胸部 X 线片存在早期改变不明显（组织病理学证实的浸润性肺疾病中，常规胸部 X 线片显示正常者达 10%），不能区别肺泡炎和纤维化，也不能可靠地确定对皮质激素的治疗反应和预后（胸部 X 线片并不和生理学上肺损害严重程度存在相关性，也不和组织病理学上病变范围和严重程度存在相关性，仅胸部 X 线片上肺蜂窝样改变和组织病理学上表现存在相关性），病灶改变显示不清晰等缺点，对于 IPF 早期诊断参考价值有限。对于平时无临床症状而胸部 X 线片异常者和症状轻微而胸部 X 线片正常者应该进一步完善检查，因为这些表现可能提示 IPF 早期改变或提示相应治疗效果。由于 IPF 病程进展缓慢，难以确定复查胸部 X 线片的最佳时间，若病情变化较快，应复查以评估疾病进展或及时发现可能出现的合并感染或恶性肿瘤。

（二）HRCT

《特发性肺纤维化诊断和治疗指南（2022）》指出，HRCT 表现符合 UIP 改变可作为独立的 IPF 诊断标准。我们注意到该指南从 2011 版至今，不仅将 UIP 型的 HRCT 表现列入 IPF 定义，而且还将 HRCT 作为 UIP 型 IPF 独立诊断标准之一。近年来 HRCT 被广泛应用于肺实质性疾病的诊疗。最佳质量的 HRCT 需要使用深吸气相薄层

（<2mm）扫描和高空间分辨率算法进行重建。IPF 的主要 HRCT 影像学表现：双侧、外周带的下肺基底部为主（上肺少见）的网格状影（或粗或细的不规则网格状影，相比之下，NSIP 的间隔更加规则，线的厚度更加均匀），结节影，磨玻璃影（单纯磨玻璃影往往与急性加重有关），蜂窝样影（UIP/IPF 的关键特征，厚壁簇状囊性薄壁空洞，通常 3~10mm），牵张性支气管或细支气管扩张，胸膜增厚，肺结构变形，双肺容积减少，交界面不规则，支气管血管束增粗，纵隔淋巴结肿大（70％患者）等，见图 8-1。病变早期，IPF 主要表现为肺外周分布为主的斑片状气腔性模糊阴影（与直径>1cm 的网格状影不同，且位置远离叶间裂）、中央小叶部分的小叶间隔增厚、肺透亮度下降（磨玻璃影，肺实质影仍可见）等，到了晚期则主要是以双肺下叶的网格状影为主，在病变较重部位常有牵拉性支气管和细支气管扩张（常位于肺外周，是影像学上肺纤维化的一个标志，也是 UIP/IPF 的一个重要预后指标，而 NSIP 则主要位于肺中央），可伴有蜂窝样改变。

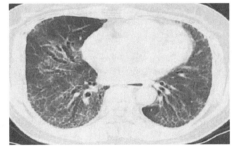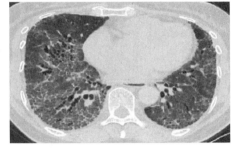

图 8-1　IPF 胸部横断面 HRCT

注：女性，73 岁，患 IPF 两年，CT 可见蜂窝样影、小叶间隔增厚、支气管扩张（左，普通肺窗；右，高分辨率重建）。

　　与 HRCT 相比，由于成像技术的差别，胸部 X 线图像上有较多的解剖结构遮挡，在一些弥漫性肺部疾病的影像评估上价值有限，缺乏特异度（诊断准确率不足 50％，且阴影类型或病变程度在不同观察者之间的一致性仅有 70％）、灵敏度，且受到影像医生的水平影响较大，容易造成误诊和漏诊。因此胸部 X 线在显示 IPF 病变的特点、细节分布及范围等方面比 HRCT 差，不能够做出相对准确的影像学诊断，临床检查意义相对较差（适用范围较 HRCT 小）。HRCT 减少了肺结构的重叠，增加了对 X 线衰减的鉴别能力，能够较好地区分阴影病变的类型及分布范围，且空间分辨率更高（达到0.5mm），有助于发现那些胸部 X 线片正常或仅有轻微改变患者的肺部病变，能够有效鉴别 IPF 及其他间质性肺疾病，有助于评估病变的范围及严重程度、跟踪疾病的发展、评估患者的预后。但在进行病变活动程度等方面的评估时仍有一定的限制，而且诊断准确率取决于阅片医生的经验和鉴别能力。尽管如此，HRCT 的可解释性在 IPF 的诊断中变得越来越重要，现在只有少数患者接受外科肺活检，但在诊断和评估大多数的间质性肺疾病时，HRCT 仍不能完全替代肺活检。HRCT 的作用特点有以下几个方面。

　　1. HRCT 与常规 CT 相比，采用仰卧位 1~2mm 薄层容积扫描、自动管电流调制、迭代算法重建等技术进行低剂量扫描，获得图像质量更高，对发现 IPF 微小间质异常具有更高的灵敏度和特异度。HRCT 为非侵入性检查，能比较准确地评估病变的性质和分布范围。在 HRCT 上 IPF 的特征性表现包括局灶性肺泡不透光区（磨玻璃影）、囊性改变、空气支气管征、胸膜表面不平、支气管壁/肺血管增厚或不规则，以及肺透过度降低等。其中磨玻璃影、网格状影和蜂窝样影最为常见，多数患者上述影像特征混合存在，无胸水。

2. HRCT 越来越多地用于定量评估病变范围（冠状面和矢状面 CT 图像可以精确分析病灶的特征和分布，MIP 重建有利于微小结节的诊断，图 8-2），通过对病变范围主观、半定量评估，发现病变范围与生理损害程度相关（图 8-3）。有研究表明，肺受累和磨玻璃影的范围只与用力肺活量和运动极量时的动脉血氧分压相关。

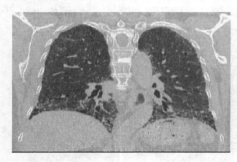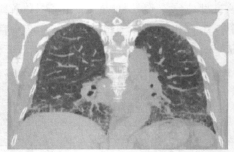

图 8-2　图像后处理技术在 IPF 诊断中的应用

注：女性，73 岁，患 IPF 两年，冠状面重建及 MIP 后处理技术有助于小结节诊断及病变范围评估。

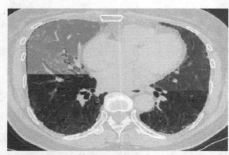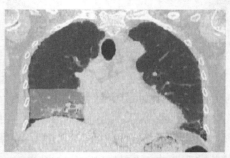

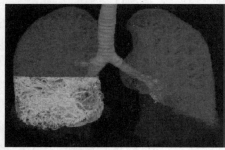

对象名称	容积	CT最大值	CT最小值	CT平均值	平均密度	重量
全肺	2090.3 mL	970 HU	-1024 HU	-721 HU	0.3 g/ml	583.2 g
右肺	1089.1 mL	970 HU	-1024 HU	-721 HU	0.3 g/ml	303.9 g
左肺	923.6 mL	659 HU	-1024 HU	-717 HU	0.3 g/ml	261.4 g
气道	40.9 mL	327 HU	-1024 HU	-889 HU	0.1 g/ml	4.5 g
右上肺叶	579.0 mL	400 HU	-1024 HU	-747 HU	0.3 g/ml	146.5 g
右中肺叶	267.4 mL	390 HU	-1024 HU	-748 HU	0.3 g/ml	67.4 g
右下肺叶	253.7 mL	970 HU	-1024 HU	-631 HU	0.4 g/ml	93.6 g
左上肺叶	682.1 mL	659 HU	-1024 HU	-747 HU	0.3 g/ml	172.8 g
左下肺叶	241.4 mL	440 HU	-1024 HU	-634 HU	0.4 g/ml	88.4 g

图 8-3　HRCT 在 IPF 中的定量评价

注：女性，73 岁，患 IPF 两年，利用三维定量分析软件可获得各肺叶的容积、重量、CT 平均值等定量指标。

3. 通常认为 IPF 的 HRCT 异常表现与组织病理学表现相对应，但也可能与牵引性细支气管扩张病灶相关。我们曾认为磨玻璃影代表活动性肺泡炎和对治疗的反应，但深入研究发现磨玻璃影并不总与病理学表现相吻合。网格状影指细或粗的线状影交织在一起，反映纤维化，小蜂窝囊性改变（小于 5mm），肺泡隔内、肺泡管和肺泡腔的炎症。空气支气管征（1~2mm）代表扩张的周围气道由纤维性肺组织包绕。大于 5mm 的囊性改变与大体标本所见蜂窝肺一致，还可见收缩性支气管扩张、严重肺容积缩小、解剖学变形和肺血管扩张。

4. 结缔组织病（Connective Tissue Diseases，CTD，特别是硬皮病和类风湿性关节炎）和石棉肺虽然在 CT 表现上与 IPF 有一定的相似性，但通过 HRCT 仔细分析发现石棉肺可出现肺实质内纤维化性条带和胸膜斑。亚急性和慢性过敏性肺炎（Hypersensitivity Pneumonitis，HP）可出现网格状影和蜂窝肺改变，但 HP 缺乏双肺基底部分布的特点，可以从病变分布特点将 HP 与 IPF 区分开来。此外，结节病和特发性 BOOP 等也可以出现类似 IPF 的 CT 影像特点，当磨玻璃影广泛出现（大于 30%）时，应考虑 DIP 等 IPF 以外的其他诊断，当磨玻璃影不以基底部和周边部为主时，应考虑 RBILD、HP、特发性 BOOP 和 NSIP，当病变呈上、中叶分布为主的小叶中心性小结节而没有蜂窝肺改变时，应考虑 HP。

5. HRCT 用于评估疾病活动性和预后，少数 HRCT 的磨玻璃影可能代表肺泡炎症，但大多数代表片状肺泡间隔纤维性增厚以及肺泡内肉芽组织。蜂窝肺主要见于终末期 IPF，提示治疗很差或对治疗无反应。网格状影只有少部分对皮质激素治疗有效。经皮质激素治疗的 IPF 患者，磨玻璃影可以消退或进展为网格状影（治疗无反应者），但网格状影常难以恢复，病情多进一步发展，提示治疗无效。

虽然仅仅依靠 HRCT 并不能完全准确诊断 IPF，往往需要结合不同检查技术、病变分布特点及其临床表现进行诊断，但是 HRCT 对 IPF 的诊断也有着至关重要的意义，能够帮助临床医生进行必要的诊断及鉴别诊断、疗效监测、预后评估及随访，避免了一部分开胸活检。

八、诊断与鉴别诊断

（一）诊断

1. 诊断标准。

IPF 早期患者，其肺功能检查及胸部影像学检查表现可正常，或仅有轻度异常。有长期吸烟史的 IPF 患者合并 COPD、肺气肿时其肺功能检查及胸部影像学检查表现不典型，给 IPF 诊断带来一定困难。HRCT 表现典型的患者无需进一步检查即可确诊 IPF，但当患者临床及影像学表现，特别 HRCT 表现不典型时，需要进一步的组织病理学检查来帮助诊断。

2000 年 ATS/ERS 发表了有关 IPF 诊断和治疗的专家共识，提出了 IPF 的诊断标准，该诊断标准将 IPF 的诊断分为有无外科肺活检两种情况。第一种情况：有外科肺活检时满足以下 4 项条件即可诊断为 IPF：①排除其他已知病因的 ILD，如家庭环境、药物损伤、职业/环境因素及结缔组织病所致的肺纤维化；②肺功能检查结果异常，表现为限制性通气功能障碍和（或）弥散功能障碍；③肺组织病理学表现为 UIP 型，无 DIP、NSIP 和 COP 等其他 ILD 的特点；④胸部 X 线片或 HRCT 典型的影像学异常，如双侧外周带下肺基底部为主的网格状影、磨玻璃影、蜂窝样影（聚集性厚壁囊状空洞）、牵张性支气管或细支气管扩张［纤维组织收缩引起不规则支气管和（或）细支气管扩张］、小叶间隔不规则增厚（间质增生）、肺结构扭曲、支气管血管束增粗、纵隔淋巴结肿大等，见图 8-4。第二种情况：没有外科肺活检时，IPF 的诊断虽然存在不确定性，但如果免疫功能正常，且符合下列所有 4 项主要条件和 4 项次要条件中的任意 3 项，也可临床诊断为 IPF。4 项主要条件包括：①排除其他已知病因的 ILD，如药物损伤、职业环境暴露及结缔组织病所致的肺纤维化等；②肺功能显示异常，表现为限制性通气功能障碍和（或）弥散功能障碍；③HRCT 表现为双肺基底部网格状影，伴轻度小范围磨玻璃影；④TBLB 或 BAL 没有支持其他诊断的所见。4 项次要条件包括：①年龄大于 50 岁；②发病隐袭，出现不明原因的运动后呼吸困难；③病程持续超过 3 个月；④双肺基底部闻及吸气相爆裂音（Velcro 啰音）。

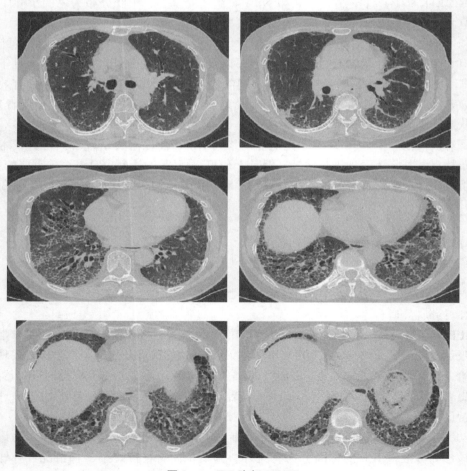

图 8-4　IPF 胸部 HRCT

注：女性，73 岁，患 IPF 两年，CT 可见蜂窝样影、小叶间隔增厚、支气管扩张。

虽然国际组织制定了相关 IPF 的诊断专家指南，也给出了在诊疗过程中的相关建议，但各个国家、地区条件不同，诊断差异也较大，基层医院的误诊率、漏诊率仍然很高。2011 年 ATS/ERS/JRS/ALAT 针对 2000 年版指南做出了相应改进，制定了比较完整的诊疗路径及诊断标准。对疑似 IPF 患者，指南提出首先需要明确患者的病史，是否是已知原因的 ILD，如果病因确定是已知的，则首先排除 IPF。其次，如果病因未知，则行 HRCT，这里指南把 HRCT 作为独立的诊断标准（2011 版最大的变化），利用胸部 HRCT 的影像学表现进行独立诊断和鉴别诊断，如果患者影像学结果符合 UIP表现，则诊断为 IPF。最后，如果患者 HRCT 表现为可能 UIP 型或不符合 UIP 型，则需要进行外科肺活检，如果外科肺活检证实不为 UIP 型则不是 IPF，如果外科肺活检诊断为 UIP 型、可能 UIP 型、疑似 UIP 型及不能分类的肺纤维化，需要结合患者的HRCT 表现、病理学结果、临床表现等进行多学科讨论以最终诊断或排除 IPF。2018版 IPF 指南汲取近年来的经验，根据具体的 HRCT 表现将 IPF 分为四种类型，并给出了确切分类标准。最新版指南（2022 版指南）仍维持之前的分类，但对不同类型进行不同程度的修改（表 8-2）。

表 8-2　IPF 患者 HRCT 特征（2022 版）

特征	HRCT 类型			
	UIP 型	可能 UIP 型	不确定型	其他诊断
分布	·胸膜下和基底部分布为主 ·病变分布不规则（正常肺组织间穿插纤维化病变） ·常累及全肺 ·双肺病变可不对称	·胸膜下和基底部分布为主 ·病变分布不规则（正常肺组织间穿插网格状影、牵张性支气管扩张/细支气管扩张）	·弥漫性分布，并非以胸膜下分布为主	·沿气管-血管束走形为主，远离胸膜分布（NSIP） ·淋巴管周围分布（结节病） ·上肺或中肺分布（纤维化型 HP、CTD、结节病） ·远离胸膜分布（NSIP 或吸烟相关 IP）
HRCT 影像学特征	·蜂窝样影伴或不伴牵张性支气管扩张/细支气管扩张 ·不规则小叶间隔增厚 ·网格状影、少量磨玻璃影 ·可伴有肺骨化	·网格状影伴或不伴牵张性支气管扩张/细支气管扩张 ·少量磨玻璃影 ·病变一般不远离胸膜分布	·肺纤维化阴影无特异	·肺窗表现： 囊泡影（PLAM、肺朗格罕斯细胞组织细胞增生症、LIP、DIP 等） 马赛克征或三重密度征（考虑 HP） 磨玻璃影为主（HP、吸烟相关疾病、药物性肺病、肺纤维化急性加重） 小叶中心性小结节影（HP、吸烟相关疾病） 小结节影（结节病） 实变影（机化性肺炎） ·纵隔窗表现： 胸膜斑（石棉肺） 食管扩张（CTD）

注：IP 为间质性肺炎，PLAM 为肺淋巴管肌瘤病。

笔者认为 2018 版指南最重要的一点是强调在不能明确诊断的情况下应该由富含 ILD 诊断经验的肺病学医生、影像学医生、病理学医生多学科讨论，特别是遇到 HRCT 表现和组织病理学类型不一致、不典型的 IPF 时提倡经临床－影像－病理（Clinico－Radiologic－Pathologic，CRP）多学科会诊，结合 HRCT 和病理学表现经多学科会诊共同讨论后做出临床诊断，CRP 多学科会诊也被认为是诊断 IPF 的"金标准"。2022 版则在之前的基础上强调将 HRCT 诊断的可能 UIP 型等同于 UIP 型对待（可能 UIP 型患者未必安排肺活检，采用 CRP 多学科会诊确诊）。同时也应该注意到，大多数误诊、漏诊病例主要集中在缺乏 CRP 多学科会诊或者基础设施较差的基层医院，所以在遇到疑似 IPF 患者，不能够明确诊断时，应该积极建议患者到有条件的医院进行诊断治疗。

IPF HRCT 诊断和病理学诊断（2018 版）见表 8－3。

表 8－3　IPF HRCT 诊断和病理学诊断（2018 版）

HRCT 诊断（2018 版）	病理学诊断（2018 版）	临床诊断
UIP 型	UIP 型	IPF
	可能 UIP 型	IPF
	不确定型	IPF
	其他诊断	非 IPF
可能 UIP 型	UIP 型	IPF
	可能 UIP 型	IPF
	不确定型	可能 IPF
	其他诊断	非 IPF
不确定型	UIP 型	IPF
	可能 UIP 型	可能 IPF
	不确定型	不确定型
	其他诊断	非 IPF
其他诊断	UIP 型	可能 IPF/非 IPF
	可能 UIP 型	非 IPF
	不确定型	非 IPF
	其他诊断	非 IPF

2. 肺功能检查。

IPF 患者肺功能最终会受到不同程度的损坏，肺功能检查是 IPF 的一种常用评价手段。典型的肺功能改变为双肺呈中度至重度限制性通气功能障碍及肺弥散功能障碍、肺容量减小等。限制性通气功能障碍表现为呼气流速不变，FEV1 与 FEV1/FVC％正常或增加；肺弥散功能障碍表现为 DLCO 降低（单次呼吸法），即使在通气功能正常和肺容积正常时 DLCO 也降低，氧合障碍（静息或运动），V/Q 失调，$PaCO_2$ 及 PaO_2 均下降，$A-aPO_2$ 增加（休息或活动）；肺容量减小表现为 VC、FVC 及 TLC 减少。具体肺功能特征如下：

1）所有 IPF 患者迟早会出现肺容积减小。COPD 患者的肺容积与正常人无异。吸烟和非吸烟 IPF 患者相比，肺容积较大，吸烟指数越大，气体交换越差，肺容积增加越明显。当流速－容量环出现肺活量减少而呼气流速正常或超常时应疑诊 IPF。

2）从气道生物力学层面来讲，IPF 患者压力－容积曲线较正常靠右下移位，提示肺顺应性下降。吸烟 IPF 患者压力－容积曲线靠左上移位，且跨肺压比非吸烟 IPF 患者明显降低，提示吸烟 IPF 患者较非吸烟 IPF 患者肺弹性回缩系数低。IPF 患者呼气流速及 FVC 都下降，是肺容量下降之故，但 FEV1/FVC％仍可保持正常。IPF 患者常有气促、呼吸浅快症状，可能是由于呼吸做功增加，呼吸频率的增快可能由机械性反射发生改变所致，这种反射的改变是由弹性负荷增加和（或）迷走神经性机制引起，因为对过度通气尚未发现确切化学基础与之相关。

3）DLCO 是静态肺功能中最灵敏的指标，可在肺容积尚无变化时即出现降低。DLCO 降低源于肺毛细血管容积减少（肺毛细血管容量的收缩）和 V/Q 失调。IPF 早期静息状态下动脉血气分析可正常，或只表现为轻度低氧血症和呼吸性碱中毒。静息状态下发生低氧血症的主要原因是 V/Q 失调，并非源于弥散功能障碍和解剖分流。患者运动状态下，A－aPO$_2$ 增加，PaO$_2$ 和血氧饱和度下降。在运动状态下诱发的 A－aPO$_2$ 增加中，20％～30％是由氧弥散功能部分损害所致。更重要的是，静息状态时所显示的异常不能用于准确预测在运动状态时所发生的异常。在确定氧运输异常时，运动比静息时评估更灵敏，运动时气体交换对于临床病程评价是一个灵敏指标。在运动时正常人增加分钟通气量主要靠潮气量（Tidal Volume，VT）增加，而 IPF 患者主要通过增加呼吸频率来增加分钟通气量，因此 IPF 患者运动时分钟通气量增加，无效腔量（Dead Volume，VD）也增加。静息时 VD/VT 增加，运动时保持不变或下降。同时，IPF 患者 VD/VT 增加时，还应注意是否出现肺血管性病变（慢性肺栓塞等肺血管异常的 ILD 患者 VD/VT 增加主要由于血管因素）。

4）肺血液动力学方面，IPF 早期一般无静息状态下的肺动脉高压，可出现运动性肺动脉高压。当 VC 降至预计值的 50％，或 DLCO 降至预计值的 45％时，静息状态下可出现肺动脉高压，肺动脉压多在 23～28mmHg，超过 30mmHg 提示预后不良，超过 40mmHg 者罕见。IPF 患者发生肺动脉高压的原因很多：肺血管的原发性病变（如血管炎）、间质性浸润性病理过程所引起的肺血管受压及破坏、低氧血症、酸中毒、机体分泌的物质所介导的血管性收缩等。研究发现氧疗能改善肺血液动力学，并可能改善患者的运动能力及预后。然而，极少有关于应用血管扩张剂治疗 ILD 肺动脉高压的资料。

5）肺功能检查还有助于评估病变范围和监测治疗反应。研究发现，肺活量降低到预计值的 60％以下提示预后不佳，对治疗反应率低。严重 DLCO 降低还与高死亡率相关，当 DLCO 降至预计值的 45％以下时，3 年死亡率超过 50％。开始治疗后应动态监测肺功能，如果 3 个月后对治疗仍无反应，即使继续治疗，改善的可能性也很小。

3. 实验室检查。

常规实验室检查和血清学检查对 IPF 无特异性。IPF 患者可出现红细胞沉降率（Erythrocyte Sedimentation Rate，ESR）加快、丙种球蛋白血症、血清乳酸脱氢酶和血管紧张素转换酶升高，循环性免疫复合物及冷球蛋白血症均可在这些患者中发现。其中 60%～94%的患者出现 ESR 加快，10%～20%的患者出现某些血清抗体，如循环抗核抗体（仅患有 IPF 者中占 21%）或类风湿因子阳性，50%～67%的患者可检出循环免疫复合物。即便这些实验室检查与病变程度或活动性无相关性，也不能预示对治疗的反应，但对排除其他原因引起的 ILD 还是有一定的帮助。

4. 支气管肺泡灌洗（Bronchoalveolar Lavage，BAL）。

研究发现，IPF 患者支气管肺泡灌洗液（Bronchoalveolar Lavage Fluid，BALF）中多形核白细胞（Polymorphonuclear Leukocyte，PMN）、PMN 产物、活化 AM、AM 产物、细胞因子和免疫复合物增加。尽管 BAL 作为科研手段价值很大，但临床作用有限。2000 年以前的研究结果显示，67%～90%的 IPF 患者可见到 BALF 中多形核粒细胞（Polymorphonuclear Leukocytes，PMNs）和（或）嗜酸性粒细胞增加，70%的患者 PMNs 占比大于 5%，其中嗜酸性粒细胞同时大于 5%者占 40%～60%，10%～20%的患者中性粒细胞中等程度增加。需要注意的是，BALF 中淋巴细胞增加很可能是 NSIP，并非 UIP/IPF，注意鉴别诊断。同时，如果 BALF 中淋巴细胞增加，还应注意排除其他疾病（特发性 BOOP、肉芽肿性感染性疾病、HP、结节病和 NSIP 等）。弥漫性肺疾病也可以用 BAL 进行评估，如 BALF 中 PMNs 增加提示致纤维化过程（IPF、风湿性疾病致纤维化性肺泡炎、石棉肺或纤维性结节病），淋巴细胞增加提示 NSIP、肉芽肿性疾病或药物性肺病变，还可提示其他诊断如恶性肿瘤、感染、朗格汉斯细胞组织细胞增生症和接触职业粉尘。BAL 对 IPF 的分期或监测作用有限，BALF 中中性粒细胞、嗜酸性粒细胞增加可提示预后不佳，但也有不同的研究结果（作用有限）。由于 BAL 费用低、侵袭性小，可将其作为 IPF 临床评估的补充手段。

5. 放射性核素成像——镓（^{67}Ga）。

放射性核素检查利用放射性核素及其标志物在体内不同组织之间的差异性摄取来进行疾病诊断。研究发现，活化的 AM 和其他炎性细胞能摄取放射性元素^{67}Ga，回旋加速器产生的核酸金属化物分布在肺的炎性病灶内。同时，对 IPF、结节病和各种炎症性病变患者进行扫描时发现^{67}Ga 在肺内摄取增多，而^{67}Ga 极少聚集在正常肺组织内，这种^{67}Ga 在肺内摄取增多与肺活检有一定的相关性。现已发现在肺内^{67}Ga 摄取的可视指数与通过 BAL 从 IPF 及结节病患者获取的炎性细胞数（尤其是巨噬细胞）之间存在直接的相关性。示踪显示^{67}Ga 主要集中在 AM 内，很少一部分分布在中性粒细胞内，因此，^{67}Ga 摄取的测定有助于确定这些患者肺泡炎症的程度。因此在过去的一段时间内，临床医生常应用^{67}Ga 进行非侵入性肺扫描，以此来观察 ILD（尤其是针对一些炎性病变、结节病）处于肺泡炎的阶段，以便调整用药。但^{67}Ga 在肺内聚集与否及含量的多少与 IPF 的炎症所处阶段、治疗反应的相关性暂不明确，^{67}Ga 扫描无助于预示治疗反应和临床病程，特异度较差。并且尽管正常受检者肺扫描影像阴性，但 BAL 所获取的 AM 中仍有少量的^{67}Ga 聚集。同时，^{67}Ga 扫描费用昂贵，所得结果可解释性较差（阴性扫描结果不能完全排除 IPF），又具有一定的放射性，因此^{67}Ga 肺扫描并不被推荐作为 IPF 的常规评价方法，目前在临床工作中没有广泛应用。

据报道，IPF 患者及其他 ILD 患者（结节病、尘肺及硬皮病患者等）肺中对可溶性气雾型亲水放射性核素的清除率增加。对这些小溶解物的最初清除，部分是通过弥散肺泡上皮及呼吸性细支气管进行的，这和上皮的渗透性增加是一致的。虽然这些发现对于评估 IPF 的意义尚不清楚，但在评价急性及慢性 ILD 的活动性方面提供了一种可能，因为这些可溶性物质的移动程度及速度可能与上皮渗透性有关，而上皮渗透性在不同的疾病阶段是不同的。此外还有其他核素成像方法也曾用于检测 IPF 病变活动性。活动性 ILD 在正电子发射计算机断层扫描（Positron Emission Computed Tomography，PET）中表现为二乙基三胺五乙酸（Diethylenetriamine Pentaacetic Acid，DTPA）清除增快（反映肺泡上皮渗透性增强）、^{18}F－脱氧葡萄糖代谢增加和转铁蛋白跨毛细血管转运速度加快（代表血管通透性增加），其中 99m 锝－二乙基三胺五乙酸（^{99m}Tc－DTPA）清除增快和 ^{18}F－脱氧葡萄糖代谢增加可提示病变恶化。虽然放射性核素检查有一定的优越性，但该检查复杂且昂贵，又有一定的辐射，且实际临床价值有待进一步研究，故没有广泛应用于临床。

6. 肺活检。

在临床诊疗过程中，诊断 IPF 的一个重要标准是外科肺活检［胸腔镜肺活检（Thoracoscopy－Guided Lung Biopsy，TGLB）以及开胸肺活检（Open Lung Biopsy，OLB）］，能准确地评价炎症和纤维化程度。当影像学表现不典型（可能 UIP 型和不确定型），或者临床特征提示有可选择的诊断时（例如提示 HP 的暴露），应考虑进行肺活检来明确诊断。如果临床表现、影像学表现以及肺功能指标都怀疑 IPF，患者又无法接受开胸肺活检，可行经纤维支气管镜肺活检（Transbronchial Lung Biopsy，TBLB）和 BAL，也可以证实很多非 IPF 的 ILD，如朗格汉斯细胞肉芽肿、结节病、恶性肿瘤、HP、感染、闭塞性细支气管炎、嗜酸性粒细胞性肺炎和肺泡蛋白沉积症等。但由于 TBLB 所取得的组织量少且小（2～5mm），又伴随不同程度的物理挤压，不能直接用于 IPF 的病理学诊断、炎症及纤维化程度的评估。当 TBLB 不能明确诊断时，如无禁忌证可行电视引导下的 TGLB、经支气管镜冷冻肺活检（Transbronchial Lung Cryobiopsy，TBCB）进行诊断。

外科肺活检是 IPF 与其他 ILD 诊断及鉴别诊断的重要方式。除非有其他可以代替的确诊手段，否则通常建议对未诊断为纤维化 ILD 患者进行外科肺活检。理想情况下，肺活检至少取两处有代表性的标本，同时取材中等受累和未受累（大体正常）部位，避免只取材病变最严重部位，应沿胸膜轴至少测量 2～3cm 和 1～2cm 深，取材区域为同一侧肺上下叶，避开舌叶和中叶，因为这些区域常出现非特异性瘢痕和炎症性病变。

叶与叶之间的细胞性病变和纤维化性病变的程度存在差异，甚至同一叶内也是如此。可采取半定量积分系统和形态学定量分析技术对细胞性病变和纤维性病变的程度进行积分，以此对特定区域（肺泡壁、肺泡腔和气道）内炎症和纤维性病变的性质和程度做出较为准确的定量评价。有些组织病理学改变（肺泡壁化生、平滑肌和血管改变）与蜂窝样改变和纤维性病变相伴，应注意区分新鲜结缔组织和终末期纤维化。

我们注意到，作为 ILD 诊断的重要标准，实际操作中 OLB 只用于一小部分慢性 ILD。对于一些 HRCT 表现不符合 UIP 的 IPF，需要与其他类型的 ILD 进行鉴别诊断时，才考虑 OLB 进行病理鉴别诊断。英国报告的 200 例 IPF 中，TBLB 和 OLB 分别只有 33％和 7.5％，大多数 IPF 都是基于临床诊断。美国加州的一项调查表明，TBLB 得出非特异性结果后只有 42％行 OLB，而且多为典型 IPF 老年患者（体检有 Velcro 啰音、限制性通气功能障碍和 HRCT 特征性表现等）。一般情况下，ILD 患者在选择肺活检时应优先选择 TGLB，它与 OLB 相比不良反应少、置管时间短、住院时间也缩短。但需要注意的是，无论是 TGLB 还是 OLB，都是有创性检查，存在一定的手术风险，应充分考虑到患者的实际耐受情况。当外科肺活检危险性大以及出现 IPF 典型表现时，可行 TBLB 代替。与外科肺活检死亡率高度相关的危险因素包括肺功能极度低下、年龄大于 70 岁、肺动脉高压、凝血功能障碍、极度肥胖、合并心脏病等基础疾病、肺活检前依赖机械通气和急性加重等。相关文献报道，IPF 外科肺活检 30 天的死亡率为 7.1％，90 天死亡率为 9.5％，并发症发生率为 10％～20％。因此，在行外科肺活检前，注意权衡利弊，充分考虑肺活检病理学诊断对治疗和疗效的影响。

（二）鉴别诊断

尽管国际呼吸医学组织制定了详细的 IPF 诊疗指南，但在实际诊断过程中还是容易与 DIP/RBILD、NSIP、COP 和 AIP 等疾病相混淆，所以我们在诊断 IPF 的过程中应注意与这些表现相似的 ILD 相鉴别。所有 ILD 中 IPF 占一半以上，NSIP 相对较少，而 DIP/RBILD 和 AIP 更少见。因此，如何将 IPF 与 NSIP、DIP/RBILD、COP 等区别开来对临床诊疗工作至关重要。不同疾病的预后和治疗方式差别很大。虽然我们找了很多办法辅助鉴别，但不同疾病之间存在着许多交集，同病异形、异病同形等情况给疾病的诊断及鉴别诊断工作带来了诸多挑战。特别是当接诊到病理学表现为 UIP 型，影像学表现又与 IPF 极为类似的已知病因 ILD 患者时，需要特别注意询问病史，病史是与 IPF 鉴别诊断的主要依据，特别是对患者职业生活环境、个人服药情况、基础疾病情况、影像学检查、病理学检查等需要进行综合研判。如石棉肺患者的 HRCT 特征有肺纤维化、胸膜钙化斑、胸膜肥厚、肺内带状实变影及胸膜下线等，与 IPF 胸部影像学表现有较高的重合度，但通过仔细询问患者的职业史及活检标本内见石棉小体即可正确诊断石棉肺；CTD 中的类风湿性关节炎、皮肌炎、干燥综合征和显微镜下多血管炎等，可引起病理学表现为 UIP 型的 ILD，其 UIP 型纤维化病变（网格状影等）较 UIP/IPF 细小，HRCT 表现又与 UIP/IPF 极为相似，其区别很难把握；少数情况下慢性 HP、某些药物性肺损伤病理学表现也可为 UIP 型，在鉴别诊断时应注意慢性 HP 的 HRCT 病变以上中肺野分布为主（IPF 为双下肺野为主），广泛分布磨玻璃影、边界不清的微小结节影、空气潴留或马赛克征等，职业史及药物使用史的收集有利于正确鉴别诊断。所以，在 IPF 与其他 ILD 鉴别诊断的过程中，应充分考量临床资料、影像学表现、病理学表现等多方面特征，结合不同检查方法进行综合鉴别诊断。

通常情况下，我们可以根据 IPF 的急性、亚急性起病临床特点和磨玻璃影、气腔样实变影等影像学表现与 COP、AIP 进行鉴别。在与 DIP 的鉴别中，IPF 与 DIP 两者的病变主要分布在两肺基底部及外周部，但各自的病变形态明显不同。几乎所有的 DIP 患者肺部影像学表现以磨玻璃影为主，而网格状影、牵拉性支气管扩张、蜂窝样影即使出现，范围也比较小。IPF 患者则主要呈网格状影、蜂窝样影，通过这种影像学表现的差异性可以很好地将 DIP 与 IPF 鉴别开来。但并非其他疾病与 IPF 的鉴别诊断都这么容易，与 NSIP 相鉴别就相对比较困难，特别是纤维化型 NSIP，与 IPF 如果仅依靠临床和 HRCT 进行鉴别就十分困难。IPF 和 NSIP 患者的病变均主要以中、下肺为主，仅仅只有具体分布区域有差别：IPF 患者病变多分布于胸膜下；NSIP 患者病变胸膜下分布相对较少，主要沿支气管血管束分布。从影像学表现上基本无法鉴别，大部分 IPF 患者与 NSIP 患者表现极为相似，都表现为网格状影、蜂窝样影，只有极少部分 IPF 患者的 HRCT 仅表现为磨玻璃影和网格状影，无蜂窝样影。同时，亦有部分纤维化型 NSIP 患者影像学表现为蜂窝样影，与 IPF 患者影像上蜂窝样影相似，所以 NSIP 和 IPF 鉴别诊断困难较大。但是 NSIP 和 IPF 两者的治疗手段及预后又有极大差别，需要将两者准确区分开来，以便临床开展相关诊疗工作，这时只有采用外科肺活检来区别非典型的 IPF 与 NSIP。下面是几种常见易混淆的 ILD 与 IPF 的鉴别诊断要点：

1. DIP/RBILD：DIP 在 ILD 中极其罕见（约为 3%），且多为吸烟者，男性发病率是女性的 2 倍，发病年龄通常为 40~50 岁（平均 42 岁）。DIP 起病隐匿，主要症状是干咳和呼吸困难，半数患者出现杵状指（趾），与 IPF 有很多相似之处。实验室检查无特殊发现，肺功能检查结果为比 IPF 轻的限制性通气功能障碍及弥散功能障碍。影像学表现无特异性，1/5 患者影像学表现可正常，1/4 患者出现双肺中、下野模糊、磨玻璃影，也可出现线状影、网格状影及结节状间质影。影像学表现上 DIP 与 IPF 最重要的不同点是 DIP 通常不出现蜂窝样影（鉴别诊断的重要特征）。在 Carrington 等报告的系列研究中，近 1/3 患者平均生存期为 12 年，1/5 患者未经治疗而改善，接受治疗的患者中超过一半对激素治疗反应良好，而 IPF 对激素治疗无反应。

RBILD 起病隐匿，平均发病年龄为 36 岁（较 DIP 和 IPF 都年轻），未见儿童患此疾病，男性相较于女性略多。主要临床症状为咳嗽、气促，杵状指（趾）相对少见，所有 RBILD 患者均是吸烟者，其中大部分患者 HRCT 见网格状影、结节影，也有少部分可表现正常。通常情况下患者病情可以自行改善或服药后得到改善或稳定，激素治疗效果较好，死亡率极低。

2. AIP：AIP 平均发病年龄为 49 岁，年龄跨度比较大，7~77 岁均有病例报告，且发病无明显性别差异，与吸烟与否亦无关联。AIP 起病急剧，而 IPF 则起病隐匿，这是 AIP 与 IPF 鉴别诊断的重要特点。AIP 的临床症状主要为咳嗽、呼吸困难，进而很快发绀和发生呼吸衰竭，其表现类似于急性呼吸窘迫综合征（ARDS）。大部分 AIP 患者发病前有类似感冒样表现（关节肌肉疼痛、寒战等），超过一半患者有发热感觉。胸部影像学表现为双侧弥漫性网格状影、结节影及磨玻璃影，主要分布于胸膜下，与 ARDS 所见相似（图 8-5）。常规实验室检查无特殊发现，多数患者表现为中重度低氧血症。因此，AIP 的诊断需在 ARDS 的临床背景下进行，且肺活检为弥漫性肺泡损害。AIP 没有特殊治疗方法（激素治疗无效），平均生存期很短（1~2 个月），死亡率极高（50%~88%）。目前有的学者将 AIP 视为 IPF 的急性加重期进行研究。

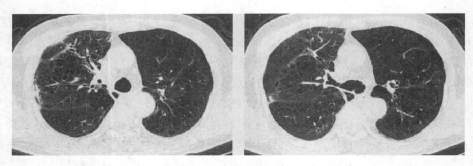

图 8-5　CT 在 AIP 中的应用

注：男性，75 岁，CT 可见右肺体积缩小、斑片影、邻近胸膜增厚，临床诊断为 AIP。

3. NSIP：NSIP 是继 IPF 后最多的一类 ILD，分为细胞型、混合型、纤维化型三种，呈亚急性发病，以中老年人为主，平均发病年龄 49 岁，也有少部分儿童病例报道，男女比例为 1.0：1.4。患者临床表现为咳嗽、气促、呼吸困难，仅有极少数患者有发热症状。胸部 X 线片上表现为双侧间质性浸润影，HRCT 上可见双肺斑片状磨玻璃影，其中 IPF 患者病变多位于胸膜下，而 NSIP 患者病变主要沿支气管血管束分布（图 8-6），这是 NSIP 与 IPF 鉴别诊断的要点。但是少数 IPF 患者与纤维化型 NSIP 患者的影像学表现又有较大重叠，从影像学角度进行鉴别诊断困难较大，所以需要借助外科肺活检进一步鉴别。通常情况下 NSIP 对糖皮质激素治疗的反应及预后都较好，无需手术治疗即可恢复。Katzenstein 和 Fiorelli 报告的 NSIP 死亡率为 11％，45％完全恢复，42％保持稳定或改善。

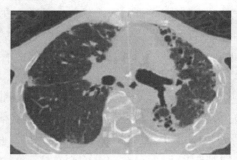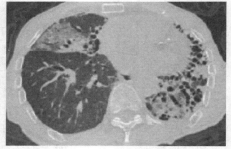

图 8-6　CT 在 NSIP 中的应用

注：男性，77 岁，CT 可见肺内磨玻璃影、斑片影、蜂窝肺，外科肺活检病理学诊断为 NSIP。

4. BOOP：BOOP 发病原因不明，发病年龄在 50～60 岁，无性别差异，与吸烟无关。诊断时大部分患者出现症状至少 2 个月，呈亚急性起病（与 IPF 的鉴别要点），患者发病初期常出现类似感冒样症状（发热、干咳、乏力及体重下降），随着疾病进展可逐渐出现呼吸困难，严重时则发生呼吸衰竭。实验室检查无特异性，常表现为肺功能受损（限制性通气功能障碍、静息和运动性低氧血症）。胸部 X 线片有一定的特异性，表现为双侧弥漫性肺泡影，也可呈以周边分布为主的肺泡病变，不规则线状或结节状间质性浸润影。BOOP 患者蜂窝肺相对少见（IPF 多见），肺容积正常（IPF 常降低）。胸部 HRCT 主要表现为斑片状分布的肺泡腔实变影、小结节影、磨玻璃影及支气管壁扩张增厚，片状影常分布于下肺野及肺周边（图 8-7），这些影像学表现与 IPF 有一定的差别，构成了与 IPF 的鉴别诊断要点。

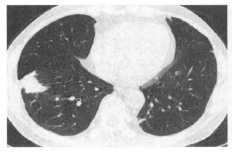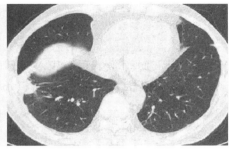

图 8-7　CT 在 BOOP 中的应用

注：男性，59 岁，CT 示右肺下叶前基底段肺实变、邻近胸膜增厚，外科肺活检病理学诊断为 BOOP。

5. LIP：LIP 并不常见，且倾向于发展为淋巴瘤，目前已不列在 IIP 中，但从鉴别诊断角度还是应该有所了解。LIP 在胸部 X 线片和 HRCT 表现上无明显特异性，表现为以双肺中、下肺野分布为主的混合性肺泡-间质影，当出现胸水和纵隔淋巴结肿大时应考虑淋巴瘤的可能（图 8-8）。虽然从影像学上无法鉴别，但病理学上却可以轻松与 UIP/IPF 鉴别。

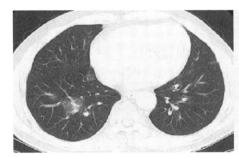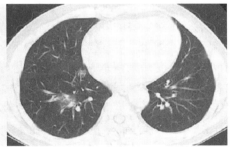

图 8-8　CT 在 LIP 中的应用

注：男性，66 岁，CT 可见散在片状影、结节影，外科肺活检病理学诊断为 LIP。

6. 肺朗格汉斯细胞组织细胞增生症：本病罕见，通常发生于年轻吸烟者，发病年龄为 20～40 岁。患者临床表现差异很大，可无临床症状（16%），也可以呈进行性改变。常见的临床表现有咳嗽、呼吸困难、胸痛、乏力和低热等，25% 的患者可出现气胸（气胸可为首发症状），极少数患者出现咯血和尿崩症。患者在体格检查时正常，实验室检查也无特异性表现，影像学表现为边界不清的结节影（2～10mm）、网格状影、上野分布的薄壁囊肿或蜂窝样影，双肺下叶尤其是膈肋角处正常，肺容积不变或稍增加。肺功能检查最突出的表现为 DLCO 显著下降，也可有不同程度的限制性通气功能障碍、气流受限以及运动能力下降。病理学检查是该疾病的特异性鉴别手段，具有很高的灵敏度和特异度。该疾病多呈进行性发展，戒烟是治疗的关键，可使 33% 的患者得到改善，有 10% 的患者死于呼吸衰竭。

7. 病理学表现为 UIP 的其他疾病：还有一些疾病可以表现出与 UIP/IPF 难以区分的间质炎症和纤维化，如石棉肺、CTD、慢性 HP 和某些药物性肺病。组织标本中如发现石棉纤维，可诊断石棉肺，而 CTD、慢性 HP 和药物性肺病则需要根据其临床表现、血清学检查或放射学表现来鉴别。

8. 从病理学角度难以分类的活检标本：罕见情况下，采集到的活检标本难以分类到 UIP、DIP/RBILD、BOOP、AIP 或 NSIP 中的任何一种，这种情况大多由标本采集不规范或只采集了终末期病变所致，所以外科肺活检采集标本时应包含看似正常的肺组织，这样才能排除其他 ILD 的活动性病变。

九、合并症

IPF 是一种渐进性发展的肺部疾病，但也有少数患者病情发展迅速，合并其他疾病者很常见。IPF 比较常见的合并症有 IPF 急性加重、肺动脉高压（Pulmonary Artery Hypertension，PAH）、肺气肿、肺栓塞、肺部感染、胃食管反流（Gastro Esophageal Reflux，GER）、肺部肿瘤、缺血性心脏病（Ischemic Heart Disease，IHD）以及阻塞性睡眠呼吸暂停（Obstructive Sleep Apnea，OSA）等。合并症的识别和及时治疗可能与改善预后相关（改善生活质量和潜在生存期等），并对 IPF 患者的总体结果具有重要临床意义。临床医生了解 IPF 合并症至关重要。哪些合并症最普遍、合并症的危险性以及合并症病程变化等情况，对于提供最佳护理并最终改善患者的临床结局非常重要。以下我们介绍几种主要的合并症。

1. IPF 急性加重：大多数情况下 IPF 的发病周期比较长，是一个渐进性发展并且可以估计肺功能逐渐减退的过程。随着科学技术的进步，对 IPF 的研究逐渐深入，我们发现 IPF 病情有时又呈现出多变性（个体差异较大），有相当一部分患者可在相对稳定期间突然出现不可预见的急性加重（呼吸困难、肺功能急剧下降），导致急性呼吸衰竭甚至死亡。IPF 急性加重的概念早在 1993 年就被日本学者 Kondoh 提出，但一直未引起呼吸医学界的重视，直到近年来 IPF 急性加重才引起临床医生和研究者的关注。为提升对 IPF 急性加重的认识和了解，Collard 等众多专家对既往发表的相关文献进行广泛研究，发表了 IPF 急性加重专家工作报告，该报告的提出标志着多数临床医生和研究者对 IPF 急性加重的重视。

IPF 病情一般进展比较缓慢，当出现原因不明的急剧恶化，伴有呼吸困难以及 O_2 需求增加时，称为 IPF 急性加重。通常情况下每年有 5%～15% 的 IPF 患者发生急性加重，并且在生理和功能上处于疾病晚期的患者中更为常见。其发病机制及发病原因目前尚不清楚，但急性加重后的中位生存期仅为 3～4 个月，值得临床医生关注。IPF 急性加重往往表现为急性或亚急性呼吸困难加重，肺活检发现其主要病理学特点是在 UIP 的基础上出现弥漫性肺泡损伤，但由于非选择性发病率高，通常不考虑外科肺活检。胸部影像学表现为在原有病变的基础上出现新的弥漫性磨玻璃影和（或）实变影（双侧）。这里以胸部影像学表现将 IPF 急性加重分为三种类型：周围型、多灶型和弥漫型。当患者磨玻璃影或实变影沿肺外周分布（周围型）时，肺损伤往往较轻，对肺功能影响较小，激素治疗效果好，其预后一般较好。而病变如果呈多灶性或弥漫性分布，一般治疗比较困难，且预后较差。

针对 IPF 急性加重的诊断，需要满足以下条件：既往或现今根据 2018 版指南诊断为 IPF 的患者；在近 1 个月内出现无明显诱因的呼吸困难加重或在无呼吸困难情况下的新发呼吸困难；低氧血症，PaO_2 与吸入气氧浓度的比值（氧合指数）小于 225mmHg，或 PaO_2 相较于基础值下降 10mmHg；胸部 HRCT 表现为典型 UIP 特征（双侧肺野网格状影或蜂窝样影）的基础上出现新的磨玻璃影和（或）实变影；排除左心功能不全、肺栓塞和其他原因导致的急性肺损伤，肺功能急剧下降。IPF 患者自身肺功能情况比较差，IPF 急性加重可以加剧患者肺功能丧失，使得患者生存时间缩短，死亡率升高。近年来的几项大规模安慰剂对照临床研究证实，IPF 急性加重的发病率在 5%～19%，一般情况下比较少见。对于 IPF 急性加重的患者，肺功能在短时间内急剧丧失，即使用大剂量的糖皮质激素治疗，死亡率仍特别高（78%～86%），效果不尽如人意。虽然在过去的研究中未引起足够重视，但在近年研究中，不管是研究人员还是临床医生都已经充分认识到 IPF 急性加重的重要性及危害性。

2. PAH：以往对 CTD 患者中 PAH 对预后的影响有很好的认识，新近的研究也发现 PAH 是影响 ILD 患者预后的因素之一，对于 IPF 患者的死亡率、疾病发展也是重要影响因素。在过往研究中我们发现静息状态下，采用右心导管技术测定压力，有 55% 的 IPF 患者有 PAH（肺动脉平均压大于 20mmHg），运动时则有 80% 的 IPF 患者有 PAH（肺动脉平均压大于 30mmHg），与 DLCO 大于或等于 30% 的患者相比较，DLCO 小于 30% 的 IPF 患者发生 PAH 的概率增高 2 倍。

IPF 合并 PAH 与患者的不良预后显著相关。实验表明，IPF 合并 PAH 的患者 6 分钟步行试验距离明显缩短，6 分钟步行试验中氧饱和度显著下降。与没有合并 PAH 组相比较，合并 PAP 组采用右心导管技术检查后 5 年内死亡的相对危险度为 2.2。当肺动脉收缩压大于 35mmHg 时，术前合并 PAH 者在肺移植手术后死亡风险增高 1.5 倍。因此，PAH 被认为是影响 IPF 发展、预后以及生存率的重要因素之一。尽早发现，然后有针对性地进行治疗、控制，能够有效地改良 IPF 患者治疗方案，提高患者的生活质量，改善患者的预后，这也是今后 IPF 干预治疗研究的一个重要方向。

3. 肺气肿：IPF 和肺气肿同时存在，近年来也引起了临床医生的重视，越来越多的研究深入其中。Wiggins 等在 1990 年首先报道 8 例 CPFE 病例，但当时由于科学技术的限制，对病例的外科肺活检和尸体解剖病理研究只能说明肺气肿患者上叶病理学表现为肺大泡，而下叶病理学表现主要为 UIP。其后，2005 年 Grubstein 等和 Cottin 等分别报道了 8 例和 61 例 CPFE 患者，对其临床表现、影像学表现、生理学特点进行了系统描述。Cottin 等认为肺气肿是独立的疾病实体，亦有学者认为肺气肿或许是 IPF 的另一种临床表现型（称为肺气肿综合征）。

经过长期研究发现，IPF 合并肺气肿常见于吸烟患者，患者肺功能极差，有严重呼吸困难现象；胸部影像学的主要特点为肺上叶间隔旁肺气肿或小叶中央型肺气肿，双下肺弥漫性胸膜下网格状影，牵拉性支气管和细支气管扩张及蜂窝样影；肺功能表现为肺总容量正常或轻度减少，FVC 减少不明显，严重弥散功能受限，活动后低氧血症等。

一般来讲，肺气肿患者的 PAH 发生率明显高于 IPF 不伴肺气肿患者，IPF 患者如果不伴有其他疾病，预后更好。所以，相对于不伴肺气肿的 IPF 患者而言，伴有肺气肿的 IPF 患者预后更差，因为伴有肺气肿的 IPF 患者预后不仅受肺气肿影响，还与疾病本身状态相关，当合并多种并发症（PAH 等）时，患者的治疗及预后更加难以预测。

4. 肺栓塞：肺栓塞是导致 IPF 患者死亡的极高危因素，一旦血栓形成，极易导致患者死亡。栓子形成的原因有很多，对于 IPF 患者而言，长期卧床、年龄增加、皮质激素治疗及缺氧等导致血液黏稠，黏稠血液处于高凝状态，血流动力学发生变化，引发血栓形成。

5. 肺部感染：大多数情况下 IPF 患者免疫力低下，部分患者因服用激素和（或）免疫抑制剂等易感染细菌、病毒等，导致肺部感染。

6. GER：在 IPF 患者中 GER 很常见（占 86%），慢性微量吸入作为重复性肺损伤的重要来源，已被认为是 IPF 发生和进展的危险因素，但目前不存在支持因果关系或预后关联的前瞻性数据。一项回顾性分析发现，治疗 GER 与肺部纤维化相关，并且是延长生存时间的独立预测因素。三项随机对照试验发现，接受抗酸剂治疗的患者与未接受这些治疗的患者相比，FVC 的下降幅度较小。相比之下，吡非尼酮治疗 IPF 的三项 3 期试验的结果分析发现，抗酸剂治疗并未改善结果，并且可能与 FVC 低于 70% 预测值的患者感染风险增加有关。

7. 肺部肿瘤：IPF 患者肺部常见的影像学表现是弥漫性网格状影或蜂窝样影，当出现肺部结节影及肿块影时应该引起重视，需要注意排除肺部肿瘤，以便后期治疗方案的改进。

十、家族性 IPF

家族性 IPF 在临床表现、影像学表现、肺生理学及形态学表现上，都与非家族性 IPF 无明显差异。近年的一些研究报道认为，部分 IPF 有家族聚集现象，家庭成员的发病风险可能难以量化。有研究认为端粒酶逆转录酶基因或端粒酶 RNA 基因的突变与家族性 IPF 和部分散发性 IPF 有关，对 IPF 的链锁研究发现，家族性 IPF 的危险性和 γ-免疫球蛋白变异性有关。在散在病例中发现有争论的遗传证据，如 HLA-B8、HLA-B12、HLA-B15、HLA-Dw6 和 HLA-DR2 抗原的增加以及 HLA-Dw3 发生率的下降。尽管有这些发现，但对于 HLA 位点和 IPF 之间是否存在确切的相关性仍不确定。即便有一定的研究基础证明家族性 IPF 存在，临床工作中也不推荐对家族性或散发性 IPF 患者常规进行基因检测。

此外，一些遗传性疾病和 IPF 相关。这些遗传性疾病有神经纤维瘤、Hermansky-Pudlak 综合征、结节性硬化症、戈谢病、淋巴管平滑肌瘤病以及低尿钙高血钙综合征等。Bitterman 及同事报道，家族性 IPF 患者的家族成员虽然在临床上无发病的迹象，与正常人无异，但也存在肺泡炎。这些家族成员进行放射性核素检查（^{67}Ga）时呈阳性，且在这些家族成员体内发现中性粒细胞数量增加和活化的巨噬细胞数量增加，活化的巨噬细胞可为肺成纤维细胞释放一种或多种中性粒细胞趋化因子及生长因子。虽然对这些发现的意义尚不清楚，但可推测这些未发病的家族成员可能有着发生 IPF 的风险。

第二节　非特异性间质性肺炎

非特异性间质性肺炎（NSIP）是一种复杂的疾病，通常与结缔组织病（CTD）和环境暴露等相关。2002 年 ATS 与 ERS 在 IIP 多学科共识中，首次根据病理学将 IIP 分为七大类，认为 NSIP 作为一种病理学表现，其相应的临床特征还比较模糊，暂时使用 NSIP 一词，最好不要将 NSIP 看作是一种独立存在的疾病实体。ATS 与 ERS 在 2008 年发表的 ATS 专家工作报告认为，与其他 IIP 相比，NSIP 的临床学表现、病理学表现和影像学表现均有其特点，确认 INSIP 是一种独立疾病类型。2013 年 ATS 和 ERS 正式将 NSIP 视为一种独立疾病实体。

一、流行病学

至今为止没有确切 NSIP 的患病率和发病率相关的研究报告。过去报道有病理学诊断的 IIP 中，IPF/UIP 占 50％～60％，NSIP 占 14％～35％。IPF 的患病率为 3/10 万～20/10 万，有学者据此推测 NSIP 的患病率为 1/10 万～9/10 万。有研究报告了 NSIP 患者中位年龄为 40～50 岁，有轻微病变的女性较多，NSIP 可以在儿童中发生，NSIP 也有家族史的报道。NSIP 可为特发性，通常与其他疾病相关，如 CTD、HP 等。因此，很难确定它的真实患病率和总体发病率。

二、病因与发病机制

较早的研究中报告的 NSIP 并不是现在意义上的 NSIP，而是指 HIV 感染者或 AIDS 患者、骨髓移植者非感染性肺部病理学表现之一，有研究者认为这是由 HIV 本身或机体的免疫反应所致。1994 年，Katzenstein 和 Fiorelli 首次提出 NSIP 的概念。与 UIP 中出现的时间异质性相比，关键的组织病理学特征是时间同质性。Katzenstein 和 Fiorelli 强调了与组织病理学上具有 UIP 模式的患者相比，NSIP 患者的预后和治疗效果更有意义。无相关病因的病例称为特发性 NSIP，而由相关临床疾病导致者称为继发性 NSIP。

NSIP 的发病机制目前尚不明确，近年来研究报告了一个自身免疫和炎症驱动过程，涉及多种途径，推测可能与遗传因素、免疫异常、慢性感染、吸烟史等有关。但缺乏具体的临床特征使 NSIP 诊断困难。NSIP 中所见影像学和组织病理学特征的变化较多，使得 NSIP 的准确诊断更加复杂，通常需要多学科协作。目前对于 NSIP 的最佳管理策略缺乏共识。有研究报告肺 NSIP 组织病理学改变与多种病因有关，包括结缔组织病相关 ILD（CTD－ILD）和 HP，但在研究中一半患者没有确定病因，表明存在特发性疾病。值得注意的是，IIP 家族性病例并不总是具有符合 NSIP 经典模式的 HRCT 特征,也许需要进一步检查。最后,尽管缺乏有关吸烟史的数据,但仍应大力提倡患者戒烟。

三、病理学表现

根据肺间质炎性细胞的数量和肺纤维化程度,病理学表现分成 3 型:①细胞型,主要表现为以细胞间质性肺炎为特征,很少或几乎无纤维化,肺泡间隔增宽、间质慢性炎性细胞浸润,主要为小淋巴细胞和少量浆细胞。病变呈片状或弥漫性分布。炎性细胞浸润的程度较 UIP 和 DIP 等其他类型更为突出。②混合型,主要表现为有大量的慢性炎性细胞浸润和明显的胶原纤维化。③纤维化型,肺间质以实质性纤维化为主,伴有实质结构变形、胶原沉积和轻微的炎症反应或者缺乏炎症。有炎性细胞浸润,主要为淋巴细胞和浆细胞。纤维化型 NSIP 形态学诊断标准并不十分明确,鉴别诊断有时相当困难。然而,这三种类型都表现出时间和空间的同质性,这一特征在 NSIP 中得到了很好的描述,这与 UIP 病理学特征的时间异质性形成鲜明的对比。

NSIP 的病理学改变可以是继发于其他疾病的过敏性肺泡炎、CTD,以及急性肺损伤的缓解期等。NSIP 的病理浸润通常包括淋巴细胞和浆细胞,常见于肺泡隔内。该过程在细支气管周围间质中也经常加重。存在纤维化的 NSIP 病例再次与 UIP 形成对比,UIP 中大量可见成纤维细胞病灶。病理学检查在鉴别 UIP 和 NSIP 的放射学模式中起着关键作用。

四、临床表现

NSIP 的临床表现是非特异性的,临床表现与 IPF 无明显差别,大多数 NSIP 通常为慢性起病,少数患者为亚急性。临床医生难以将其与其他 ILD 区分开来。临床表现主诉有干咳、活动后气喘、发热、皮疹等,一些患者可有乏力、体重减轻等。两肺可闻及 Velcro 啰音,少数患者可见杵状指。

有报道指出,NSIP 的发病年龄低于 IPF,为 26~73 岁,性别差异不明显,非吸烟患者占 69%。NSIP 和 IPF 患者有干咳和呼吸困难等呼吸道症状,但 32.3% 的 NSIP 患者有发热,而 IPF 患者通常无发热,NSIP 患者出现杵状指的比例为 9.7%,而 IPF 患者为 65.6%。

五、影像学表现

(一)胸部 X 线片

NSIP 最常见的胸部 X 线片表现为双肺磨玻璃影或斑片影和浸润影,也可见部分网格状影,通常以两肺中、下野分布为主。有少部分患者胸部 X 线片表现正常,但 HRCT 发现异常。

（二）胸部 CT 和 HRCT

与典型 UIP 的 HRCT 相比，NSIP 的 CT 表现相当一致，多数患者表现为双下肺分布斑片状磨玻璃影，也有不同程度的网状纤维化、体积损失和牵引性支气管扩张，而蜂窝样影较少。多项 NSIP 的 CT 影像学研究报告表明，明显的异质性导致 NSIP 胸部 CT 影像学表现多样，符合以上典型胸部 CT 表现的患者只有 22%。已报道 NSIP 最常见的 HRCT 表现为网格状影（87%），磨玻璃影不透光区（GGO）（44%）、牵引性支气管扩张（82%）和肺叶体积缩小（77%）也可见，一半以上的患者呈弥漫性分布。胸膜下保留被认为是 NSIP 的一个特征，但并不总是存在。以上单一的 HRCT 表现并不具有特定的诊断意义。但如能对 HRCT 病变及分布特点进行综合分析，同时与恰当的临床背景相结合，则对提示 NSIP 的临床诊断有很大的帮助。NSIP 的肺 HRCT 表现见图8-9、图 8-10、图 8-11。

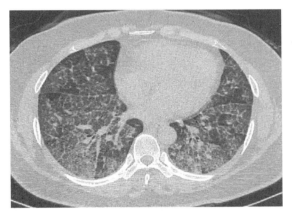

图 8-9 HRCT 双肺内弥漫性分布的磨玻璃影和网格状影，胸膜下更显著，伴小叶间质增生、小叶间隔增厚

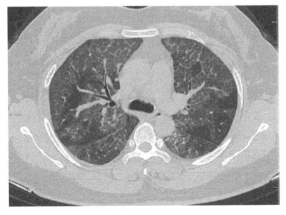

图 8-10 HRCT 双肺沿支气管血管束和肺外周分布的磨玻璃影

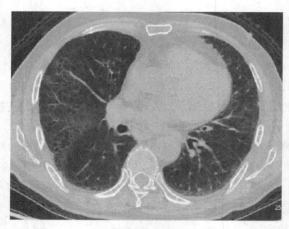

图 8-11 HRCT 双肺多发磨玻璃影和弥漫网格状影，以胸膜下区较多

1. 诊断为 NSIP 的 HRCT 表现。

1）双肺下叶对称性分布：90％以上 NSIP 患者为两侧病变对称性分布，这是诊断 NSIP 的关键因素之一。弥漫性分布占 5％～16％，以肺上叶分布为主的 NSIP 非常罕见，应考虑排除慢性过敏性肺泡炎或结节病。最初对 NSIP 的胸部 CT 研究报道，NSIP 常累及肺外周，以后的研究认为分布表现多样，可外周、弥漫性和随机分布。现认为病变常在肺下叶，沿支气管血管束分布，而胸膜下病变散在分布，相对较少见。大多数 NSIP 患者表现为两侧和对称性分布。目前尚未报告 NSIP 患者表现为单侧病变。

2）磨玻璃影：NSIP 患者突出的 HRCT 表现之一。几乎所有的 NSIP 患者都可见磨玻璃影。纤维化型 NSIP 的磨玻璃影多伴网格状影。但磨玻璃影是许多弥漫性肺疾病共有的 HRCT 表现，包括除 IPF/UP 外所有其他类型的特发性间质性肺炎，单独的磨玻璃影并不能可靠地诊断 NSIP。

3）网格状影：大多数纤维化型 NSIP 患者可见细网格状影。既往研究显示，80％～94％的 NSIP 患者有网格状影。虽然网格状影有助于 NSIP 的诊断，但是单独的网格状影并不是诊断 NSIP 的可靠指标，需要结合其他影像学表现。其他疾病如 UIP、慢性过敏性肺泡炎或结节病等均可出现网格状影。但在 DP、RBILD、COP 和 LIP 网格状影少见。早期 AIP 网格状影少见，部分机化期的 AIP 向肺纤维化发展时，可出现网格状影。

4）牵拉性支气管扩张：纤维化型 NSIP 出现牵拉性支气管扩张和细支气管扩张，通常与潜在的纤维化改变有关。多数的 NSIP 患者即使网格状影不明显，在下肺出现牵拉性支气管扩张往往提示周围肺纤维化改变存在。93％～100％的 NSIP 患者出现牵拉性支气管扩张，同时伴有网格状影和磨玻璃影。仅见牵拉性支气管扩张对 NSIP 诊断价值有限。

5）肺体积缩小：特别是下叶体积缩小，可见于 91％的 NSIP 患者，常伴其他肺纤维化的表现，如牵拉性支气管扩张和网格状影。

2. 非典型 NSIP 的 HRCT 表现。

　　1）实变影：文献报道，NSIP 患者双肺实变影的发现率较高，但实变影不是 NSIP 最主要的 HRCT 表现。NSIP 患者出现实变影，通常是慢性病变的表现，常伴有相关的机化性肺炎、潜在纤维化、牵拉性支气管扩张。类似表现见于潜在皮肌炎或多发性肌炎并发 ILD。HRCT 表现以实变影为主，慢性起病，应该注意考虑其他疾病的可能，如机化性肺炎、弥漫性肺泡损伤、嗜酸性粒细胞性肺炎、慢性感染等。NSIP 患者急性起病，迅速出现磨玻璃影或实变影，应考虑急性加重的可能。

　　2）蜂窝样影：纤维化型 NSIP 偶尔出现蜂窝样影，有学者曾经认为 HRCT 出现蜂窝样影可排除 NSIP 诊断，但文献报道 NSIP 出现蜂窝样影的比例为 $5\%\sim44\%$。纤维化型 NSIP 患者出现蜂窝样影，反映在活检标本 NSIP 部位有 UIP 病灶。HRCT 蜂窝样影出现，强烈提示其组织病理学表现为 UIP。

　　3. 提示非 NSIP 的 HRCT 表现。

　　1）结节影：弥漫性小结节影在以往 NSIP 文献报道中发现率差异很大。HRCT 以弥漫性小结节影为主要表现的 NSIP 少见。如果出现小叶中央性结节影，更应考虑其他 ILD，如 RBILD 和过敏性肺泡炎等。

　　2）局灶性低密度影：局灶性低密度影或马赛克征可反映肺血管疾病，但更常见于小气道阻塞。在间质性异常阴影中有散在局灶性低密度影，提示过敏性肺泡炎。慢性过敏性肺泡炎和 NISP 出现局灶性低密度影的比例分别为 81% 和 34%。

　　3）囊性病变：与蜂窝样影不同，NSIP 患者的 HRCT 囊性病变非常罕见，如果出现多发性囊性病变，应更多考虑其他 ILD，如 LIP、DIP、淋巴管肌病和肺朗格汉斯细胞组织细胞增生症等。

　　综上所述，常见并能提示 NSIP 诊断的 HRCT 表现如下：下叶外周分布，以磨玻璃影为主要表现，伴网格状影及牵拉性支气管扩张，下叶肺体积缩小。当怀疑为 NSIP，其 HRCT 主要表现为小结节影、囊性改变、蜂窝样影、局灶性低密度影等时，应更多考虑其他疾病的可能性。

　　虽然 NSIP 患者可以是特发性，但 NSIP 常与潜在 CTD 有关。CTD 累及肺部的常见病理学类型为 NSIP，并且可以肺部表现为首发表现，甚至为唯一表现。应注意观察有无潜在 CTD 的 HRCT 影像学表现，如食管的异常扩张，胸膜、心包的积液及肥厚，肺动脉扩张等。以上 HRCT 异常影像学表现对硬皮病、多肌炎或皮肌炎、干燥综合征及类风湿性关节炎等原发病的诊断有帮助。

六、辅助检查

　　1. 实验室检查：一般实验室检查无特殊发现，但部分阳性结果在鉴别诊断上有价值，如某些血清抗体出现阳性或免疫功能异常。诊断特发性 NSIP 应慎重。NSIP 多表现为淋巴细胞计数增高，CD4＋/CD8＋降低。有些患者中性粒细胞和（或）嗜酸性粒细胞亦可增加。在 NSIP 患者的初始评估中，对于哪种自身抗体具有最重要意义尚未达成共识。2011 年，ATS/ERS/JRS/ALAT 指南建议对所有 ILD 患者进行抗核抗体、抗环瓜氨酸肽和类风湿因子测试。基于临床怀疑，建议仅在选定病例中对可提取的核抗原抗体和肌炎抗体进行更具特异性的检测。此外，指南还建议重复进行血清学检测，因为随后的复查可能会产生阳性结果。

2. 肺功能检查：显示限制性通气功能障碍和气体传输能力降低，但这些发现并非 NSIP 特有。动脉血气分析在疾病早期可正常，随病情进展出现低氧血症，$PaCO_2$ 正常或降低。14% 的患者肺功能检查正常，69% 的患者肺功能检查为限制性通气功能障碍，无阻塞性通气功能障碍。限制性通气功能障碍表现为 VC 减少，常有 FEV1/FVC 增加；弥散功能障碍表现为休息或活动时 $A-aPO_2$ 增加或 D_LCO 减少。

七、诊断与鉴别诊断

NSIP 的诊断是多学科探索正确诊断的动态整合过程，需要综合多学科的资料。纤维化型 NSIP 可能在临床表现、影像学表现上与 UIP 鉴别困难。考虑到纤维化型 NSIP 与 UIP 的治疗反应及预后不同，肺活检所得的病理学诊断会改变治疗方案或提供重要的预后信息，没有手术禁忌证时，主张对临床上怀疑 NSIP 的患者行胸腔镜下肺活检或开胸肺活检确定病理学诊断。新近 ATS/ERS 发表的 NSIP 专家工作报告指出 NSIP 的临床-放射-病理诊断依据包括：①主要表现为咳嗽、气促，少数患者有发热症状；②慢性或亚急性起病，可发生于任何年龄段；③影像学表现为双肺下叶网格状影和磨玻璃影，伴牵引性支气管扩张和细支气管扩张，病变沿支气管血管束分布；④病理学特点为病变时相一致的不同程度的炎症和纤维化，缺乏 UIP、DIP、AIP 的特异性病理学改变；⑤NSIP 对糖皮质激素治疗反应好，大部分患者可治愈。

1. NSIP 的诊断不是一个简单的病理学诊断，虽然病理学表现在 NSIP 的诊断中具有重要意义，但不是 NSIP 特有的病理学改变。多种已知病因的肺疾病其病理学表现均可与 NSIP 类似，如亚急性和慢性过敏性肺泡炎、硬皮病、类风湿性关节炎、皮肌炎、干燥综合征等。

2. NSIP 的病理学表现与临床表现、影像学表现相互交叉，与许多其他间质性肺疾病的界定模糊。NSIP 可以是亚急性、慢性过敏性肺泡炎唯一或主要的病理学表现。

3. NSIP 是 CTD 最常见的间质性肺炎病理学类型，对于部分 CTD，间质性肺炎是患者起病的首先表现，部分原诊断为特发性 NSIP 的患者在以后的随访中发现与 CTD 相关。

4. NSIP 特别是纤维化型 NSIP 与 IPF 的鉴别诊断，即使有外科肺活检，某些病例的鉴别诊断仍然会有困难。

有些病例需要长期随访才能明确最后的转归，缺乏病理学资料不能确诊 NSIP。需要注意的是，NSIP 是胶原血管病肺损伤最常见的组织病理学所见，如首先累及肺，而其他器官受累不明显且实验室检查不能提供有力的风湿性疾病证据，可能暂时被诊断为特发性 NSIP，随着疾病的进展才能确诊。

纤维化型 NSIP 与 IPF/UIP 的鉴别要点见表 8-4。

表 8-4　纤维化型 NSIP 与 IPF/UIP 的鉴别要点

鉴别点	IPF/UIP	NSIP
发病年龄	老年者多	中、老年多
起病情况	隐匿，慢性	隐匿，亚急性或慢性
症状	干咳、呼吸困难，发热少见	咳嗽、呼吸困难，可伴发热
杵状指	50%～80%	10%～35%
肺 HRCT	网格状影、蜂窝样影，双肺基底、胸膜下分布	片状磨玻璃影，蜂窝样影少见，沿支气管血管束分布
BALF 病理	中性粒细胞计数增高	淋巴细胞计数增高
糖皮质激素治疗	疗效差	疗效好于 IPF/UIP

八、治疗与预后

目前尚无公认的 NSIP 药物治疗方案，临床应用最普遍的是糖皮质激素和免疫抑制剂，糖皮质激素单独应用为首选。NSIP 治疗的最佳药物剂量和疗程目前没有达成共识。NSIP 的细胞型、混合型和纤维化型三种类型在对激素治疗反应上存在较大差异。HRCT 有大量磨玻璃影以及病理为细胞型的 NSIP 患者，使用糖皮质激素治疗效果好；以网格状影为主的纤维化型患者，糖皮质激素治疗效果可能较差，有时与 IPF 相似；而混合型在二者之间。

NSIP 的药物治疗应注意以下问题：糖皮质激素作为治疗首选，应强调个体化；不推荐糖皮质激素长时间高剂量使用；没有糖皮质激素禁忌证的患者应尽早使用；对于糖皮质激素治疗反应不佳的患者或纤维化型患者可以考虑联合使用免疫抑制剂。目前对 NSIP 的自然病程认识有限，其预后好于 IPF。

第三节　急性间质性肺炎

一、概述

急性间质性肺炎（AIP）是以急进性呼吸衰竭和通气功能障碍为临床特征、以肺间质弥漫性浸润为主要病理学改变的呼吸系统重症。患者往往由于呼吸衰竭而在短期内死亡，预后极差。

AIP 临床罕见，发病凶险，其病因及发病机制仍未明确。发病无性别及年龄差异，既往体健及无肺部疾病者易发病，起病突然，极短时间内即进入呼吸衰竭状态，无明显的临床特异性。AIP 作为特发性间质性肺炎亚型之一，发病率居第 4 位，其造成的急性肺损伤具有潜在逆转可能。

二、临床表现

AIP 多在成人中发病，平均发病年龄为 54 岁。极大部分患者在起病的 1 天至几周内表现为类似上呼吸道病毒感染的症状，继发感染时可有脓痰。超过 50% 的患者有喘鸣、胸闷、胸部紧迫感、乏力、发绀，呼吸困难呈进行性加重；多数患者迅速出现杵状指（趾），听诊可闻及双肺底细捻发音。本病实验室检查可有外周血红细胞、嗜酸性粒细胞计数增高，以外周血红细胞计数升高者多见，红细胞沉降率加快，IgM 和 IgG 增高，但均无特异性。血气分析以 Ⅰ 型呼吸衰竭为主，Ⅱ 型呼吸衰竭偶见。

三、病理学表现

AIP 是一种罕见但严重的肺部疾病，其病理学表现主要为肺泡间质炎症和纤维化。在 AIP 的病理过程中，肺泡间质受到损伤，导致炎性细胞，如中性粒细胞、淋巴细胞等渗出和聚集。在 AIP 早期阶段，受损的肺泡上皮细胞会释放炎性介质，引起肺泡间质的炎症反应。这些炎性细胞进入肺泡间质并逐渐聚集，导致肺泡间质水肿和炎性浸润，受损的肺泡上皮细胞会释放细胞因子，进一步激活炎症反应。随着炎症的发展，肺泡间质逐渐发生纤维化。纤维化病理过程中，成纤维细胞增生并产生胶原蛋白，导致肺泡间质结构紊乱和纤维组织堆积。这种纤维化过程导致肺泡的功能受损，影响气体交换，使患者出现呼吸困难和低氧血症等。全肺病变均匀一致是 AIP 的病理特点，炎性细胞浸润致肺泡间隔内血管扩张、水肿而弥漫性增厚，主要为淋巴细胞浸润，亦有嗜酸性粒细胞、单核（或巨噬）细胞、浆细胞及少许成纤维细胞。增殖期表现为肺泡腔内纤维化伴显著肺泡间隔增厚，主要是肌成纤维细胞和成纤维细胞伴有轻度胶原沉积。

四、影像学表现

胸部 X 线表现为双肺弥漫性磨玻璃影、斑片影或实变影。胸部 CT/HRCT 见双肺对称性分布磨玻璃影或实变影，实变肺组织可见支气管气相，以双肺基底部分布为主（图 8-12）。可见支气管或细支气管受牵拉而扩张，肺结构扭曲变形，囊腔亦可呈网格状影或蜂窝样影。

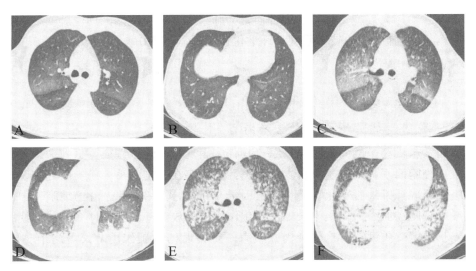

图 8-12　AIP 胸部 CT

注：男性，35 岁，发热不适伴头晕 3 天。（A、B）胸部 CT 示双肺散在磨玻璃影及斑片影，早期渗出性改变；入院后 3 天（C、D）、6 天（E、F）示双肺小叶间质增生，双肺磨玻璃影伴实变，病情明显加重。

随着病情进展，AIP 各期的影像学表现呈如下特点：①早期（发病 1~2 周内）主要为渗出性改变，影像学表现为双侧中、下叶外周带散在分布的磨玻璃影及斑片状实变影；②中期（2~3 周内）出现间质系统的弥漫性增厚，此时病理学改变为渗出及机化重叠，影像与病理学表现相一致；③晚期（3~4 周后）纤维化进展迅速，急进性间质纤维化、进行性肺结构及肺组织破坏同时存在，其中牵拉性支气管扩张尤其具有特异性，这在急性弥漫性肺疾病的其他形式中是罕见的。

五、诊断与鉴别诊断

（一）诊断

AIP 不仅临床表现为无原因的 ARDS，而且其实验室检查亦无特异性，最终确诊依靠病史及肺活检。既往体健者在无明显诱因和病因下发生急剧间质性肺炎，迅速进展至难以逆转的呼吸衰竭（多为 I 型呼吸衰竭），经肺活检（纤维支气管镜或开胸肺活检）提示弥漫性肺泡损伤，即可考虑本病。

（二）鉴别诊断

AIP 最需与严重急性呼吸综合征（SARS）及 ARDS 相鉴别。

1. SARS：AIP 同 SARS 的病理学表现、临床表现和影像学表现类似，后者一般无蜂窝样影和广泛的牵拉性支气管扩张。SARS 有明确的流行病学依据。应用通气结合大剂量激素治疗 SARS 时，可获得较为肯定的效果。

2. ARDS：虽然两者病理学表现和临床表现相似，但 ARDS 的原发病和病因明确，对糖皮质激素治疗无反应；影像学表现通常为肺组织实变，晚期因广泛肺实变和肺水肿呈"白肺"，但其肺结构的破坏程度和纤维化程度明显较 AIP 轻。

六、治疗

（一）早期大剂量糖皮质激素治疗

AIP 的发病机制虽然尚未明确，综合其临床表现及病理学特征，目前考虑其发生与趋化因子、细胞因子、补体及氧自由基等炎性介质存在一定联系。已有研究表明，肺泡上皮细胞向肌成纤维细胞转化与转化生长因子 β 的诱导作用有关。淋巴细胞、中性粒细胞及成纤维细胞在血小板衍生生长因子趋化作用下释放多种细胞炎性介质，促使肺纤维化发生。基于糖皮质激素对这些炎性介质有一定程度的抑制作用，其可用于 AIP 的临床治疗。

大剂量糖皮质激素应用越早越好。之前临床大多采用甲基泼尼松龙 2~4mg/kg，分 2~4 次静脉给药，持续 48~72 小时。近年来更规范化的治疗方案为甲基泼尼松龙 1g/d 静脉给药，连续 3 天，获得疗效后可减量为每天 1mg/kg 或等剂量甲基泼尼松龙片口服，4 周后逐渐减量。糖皮质激素治疗疗程不宜过短，剂量减量不宜过快，以免停药后病情复发。

（二）机械辅助通气，改善低氧血症

AIP 急性起病、迅速进展，具有低氧血症致命性的特点，该特点早期即可出现。在治疗过程中，机械通气是纠正低氧血症、改善通气功能最直接有效的方法。对于 AIP 患者出现急性呼吸衰竭的情况，应尽早辅以机械通气来帮助患者渡过急性期，以增加后续治疗及改善预后的机会。

ARDS 的机械通气经验对制定 AIP 患者的通气模式和参数提供了参考。其中，呼气末正压（Positive End-Expiratory Pressure，PEEP）是最常用的机械通气方法之一。在临床应用 PEEP 时，应积极贯彻肺保护通气策略，以最大限度地避免气压伤。选择低潮气量，限制肺泡的过度扩张和气道压力，可以降低急性肺损伤患者的病死率。由于 AIP 的病理学类型和临床特点与急性肺损伤非常相似，因此在给 AIP 患者进行机械通气时，也应选择适当的低潮气量和 PEEP，并限制气道压力。这样的通气策略有助于保护肺组织，促进患者康复。

（三）其他药物治疗

1. 环磷酰胺：临床上极少单用环磷酰胺，常与糖皮质激素联合使用。但二者联用的疗效是否优于单用大剂量糖皮质激素尚无明确证据。

2. 西维来司钠：作为弹性蛋白酶抑制剂的西维来司钠可以限制弹性蛋白酶对肺及血管内皮细胞的损伤，多用于 ARDS 及急性肺损伤。

3. 一氧化氮：一氧化氮吸入疗法越来越多地应用于 ARDS 的治疗。一氧化氮通过肺组织时能选择性扩张相应区域肺血管，进而提高 V/Q，增加氧含量及 PaO_2。

第四节　结节病

一、概述

结节病是一种病因不明的系统性疾病，可累及全身多个器官，以呼吸系统和淋巴系统受累最常见，临床表现多种多样。非干酪样坏死性肉芽肿为其病理学特征。该病由英国医生 Hutchinson 于 19 世纪末首先提出，描述临床表现为多发皮肤结节。1889 年，Boeck 提出"多发性皮肤良性类肉瘤病"，结节病由此而来。

二、病因与发病机制

结节病的病因和发病机制与以下因素有关。①遗传易感性：虽然家族性结节病的报道较少，但结节病的临床表现和预后与特定基因的存在有一定相关性。例如，嗜乳脂蛋白样基因 2（Butyrophilin－like Protein2，BTNL2）和人类白细胞抗原（Human Leukocyte Antigen，HLA）某些位点的基因表型与结节病有关。②环境因素：感染和粉尘可能与结节病的发病有关。细菌、病毒和支原体感染可能通过激活免疫系统，引发结节病。有机粉尘和无机粉尘也被认为可能与结节病的发病有关。

免疫病理机制在结节病的发生、进展以及肉芽肿形成过程中发挥至关重要的作用，相关细胞因子包括 CD4＋T 辅助细胞、抗原递呈细胞及 IL－2、干扰素－γ（Interferon γ，IFN－γ）及肿瘤坏死因子－α（Tumor Necrosis Factor α，TNF－α）等。进一步的研究将有助于更好地理解结节病的发病机制，并为预防和治疗提供更有效的方法。

三、临床表现

大多数结节病患者亚急性或慢性发病，常见的呼吸系统症状包括胸闷、气促、干咳、胸痛和喘息，这些症状在 1/3～1/2 的结节病患者中可见。少数患者可能急性发病，出现双侧肺门淋巴结肿大、结节性红斑、关节炎、肌痛和发热等症状，这被称为 Löfgren 综合征。当疾病进展到一定程度时，可能导致肺功能不全、肺纤维化，严重情况下还可能累及心脏，引发充血性心力衰竭和（或）心律失常，导致心搏骤停。Löfgren 综合征、Heerfordt 综合征和狼疮等疾病的一些特定临床表现具有高度特异性，对于结节病的诊断具有重要意义。

四、病理学表现

结节病的特征性病理学表现是非干酪样坏死性上皮细胞肉芽肿形成，以及单核细胞、巨噬细胞和淋巴细胞聚集。病理过程可以分为以下三个阶段：

1. 肺泡炎阶段，在这个阶段，肺组织出现广泛的淋巴细胞、巨噬细胞和单核细胞浸润，肺泡壁和间质也受到影响。

2. 肉芽肿形成阶段，典型的肉芽肿结节开始形成，包括周边区（由疏松排列的单核细胞、淋巴细胞以及成纤维细胞构成）和中心区［上皮样细胞（单核－巨噬细胞分化来）以及 CD4＋T 淋巴细胞紧密排列而成］。肉芽肿是由聚集在一起的巨噬细胞和淋巴细胞组成的小结节。

3. 纤维化阶段，在疾病进展的后期，肺组织可能发生纤维化，为晚期肉芽肿周围的成纤维细胞发生玻璃样变和胶原化而来，导致肺功能受损。这个阶段通常是疾病晚期，严重情况下可能导致呼吸困难和其他呼吸系统相关的症状。

五、影像学表现

结节病的主要影像学表现包括淋巴结增大、肺内病变、胸膜病变及支气管病变。对称性肺门淋巴结肿大伴纵隔淋巴结肿大是结节病典型的影像征象，肺内沿着血管束分布的结节灶也是相对典型的表现。结节病根据胸部 X 线片表现可分为：①0 期，双肺正常；②Ⅰ期，双肺门淋巴结肿大；③Ⅱ期，双肺门淋巴结肿大伴肺内浸润影；④Ⅲ期，仅有肺内浸润影；⑤Ⅳ期，肺纤维化。

（一）淋巴结增大

淋巴结增大多见于中纵隔淋巴结，上腔静脉、升主动脉旁淋巴结次之。双肺门淋巴结增大合并纵隔淋巴结增大为典型表现，边界清楚，增强后淋巴结均匀、中度以上强化（图 8－13）。

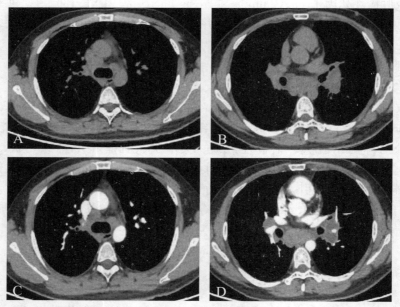

图 8－13　纵隔内及双肺门多发增大淋巴结，分布较对称，CT 增强后淋巴结均匀强化

（二）肺内病变

1. 肉芽肿结节：双肺散在结节，直径以 5~6mm 多见，结节沿支气管血管束分布，可表现为支气管血管束增粗，呈串珠状（图 8-14）。

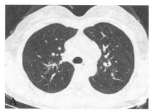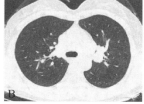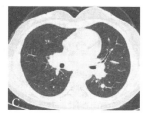

图 8-14　双肺散在小结节影

2. 肺纤维化：X 线检查难以发现早期纤维化，HRCT 可以较好地鉴别。进展期纤维囊性病变与其他原因引起的肺纤维化较难区分，病变广泛时可从肺尖到横膈，并达到两肺外带。

（三）胸膜病变

胸膜病变主要包括胸膜结节、胸膜肥厚及胸水等。胸膜病变常与多发结节同时存在（图 8-15）。

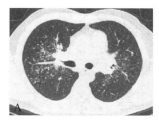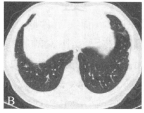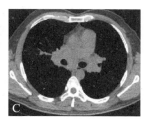

图 8-15　双肺多发小结节影，分布较为对称，以沿支气管血管束分布为主；纵隔、双肺门多发增大淋巴结

（四）支气管病变

支气管内结节病致支气管狭窄继而引发肺不张、肺内阻塞性肺炎等相关病变。

六、诊断与鉴别诊断

（一）诊断

结节病的诊断取决于临床症状、肺活检，需排除其他肉芽肿性疾病。其诊断标准如下：①胸部 X 线片显示双侧肺门及纵隔淋巴结对称性肿大伴或不伴有肺内网格状影、结节状影、片状影。必要时参考 CT 进行分期。②肺活检证实为非干酪样坏死性肉芽肿且抗酸染色阴性。③Kveim 试验阳性。④血清血管紧张素转换酶或 SL 活性升高。⑤BALF 中 Lyc 大于 0.28 且 CD4+/CD8+大于 3.5。⑥高尿钙症、高血钙症、碱性磷酸酶升高、血浆免疫球蛋白升高等。上述 6 条中，凡具有①+②或①+③者可诊断为结节病。其他为参考指标。

（二）鉴别诊断

1. 肺结核：肺结核是一种传染病，以弥漫性肺内微小结节为主要表现的肺结节病需要与粟粒性肺结核相鉴别。在结节病中，微小结节通常沿着支气管血管束、淋巴道、小叶间隔、叶间裂和胸膜下分布，而粟粒性肺结核的微小结节则随机分布。然而，对于罕见的坏死性结节病，微小结节也可能随机分布，这种情况下仅凭影像学表现很难区分。

2. 转移瘤：肺内转移瘤呈结节影，病变多分布于小叶间隔、血管周围间质或支气管内；结节病的肺内结节则常见于胸膜下和支气管或血管边缘。

3. 过敏性肺炎：过敏性肺炎是一种由过敏原引起的肺部炎症反应。在亚急性期，过敏性肺炎可表现为网格状影或直径 2~5mm 的模糊小结节散在于双肺。而在慢性期，过敏性肺炎则表现为双肺不规则的线状影、蜂窝样影或网格状影，但很少出现肺门及纵隔淋巴结肿大。

4. 职业性尘肺：矽肺和结节病患者在做影像学检查时，可发现时有肺门和纵隔出现淋巴结增大、钙化。据既往报道，约 25% 的结节病患者晚期肺部可有肺纤维化。在煤工尘肺、矽肺或滑石尘肺中，也可观察到大量纤维化病灶。职业性尘肺是由长期吸入粉尘颗粒引起的肺部疾病。需要仔细询问患者的职业病史，结合临床信息进行鉴别。

5. 职业性铍尘肺：长期暴露于铍，机体产生免疫反应而引起的罕见的全身性肉芽肿性疾病。与结节病影像学表现相似，需要结合职业史才能做出诊断。

6. 淋巴组织增生性疾病：都有淋巴结肿大的特征，并且可以累及多个系统，可以表现为肺内支气管血管周围的小结节，与结节病相似，很难进行鉴别。在这种情况下，需要结合病理学表现才能确定诊断。

7. 特发性肺纤维化：以外周和下肺分布的蜂窝样影、网格状影为主，而结节病产生的蜂窝样影、网格状影以上肺和肺门周围分布为主。

七、治疗

结节病具有一定的自发缓解率，而且根据不同的影像学分期，其自发缓解率有所差异：Ⅰ期结节病的自发缓解率为 55%~90%，Ⅱ期为 40%~70%，Ⅲ期为 10%~20%，Ⅳ期则无法自发缓解。因此，在治疗结节病时，需要根据患者的临床表现、受累部位和严重程度、治疗意愿以及基础疾病制订个体化的治疗方案，以改善临床症状、减少器官功能损害、提高生活质量、延长生存期并减少复发。对于无症状的 0 期或Ⅰ期胸内结节病，无需进行系统性糖皮质激素治疗。对于无症状的Ⅱ期或Ⅲ期结节病，如果疾病稳定且仅出现轻度肺功能异常，也不建议进行系统性糖皮质激素治疗。

在临床中，对患者采取系统性糖皮质激素治疗时，需要符合以下条件：①出现明显的呼吸系统症状，如咳嗽、呼吸困难、胸痛等，和（或）明显的全身性症状，如乏力、发热、体重下降等；②肺功能逐渐恶化；③肺内阴影逐渐加重；④出现肺外重要器官受累，如心脏、神经系统、眼部、肝等。对于结节病的激素用法和用量，通常起始剂量为泼尼松（或相当剂量的其他激素）0.5mg/（kg·d）或 20~40mg/d，2~4 周后逐渐减量，维持剂量为 5~10mg/d，总疗程为 6~24 个月。目前还没有针对结节病患者的具体激素减量方案，建议根据患者病情、临床医生的用药习惯和激素不良反应等因素制订个体化的减量方案。在使用激素期间，对于没有高钙血症的患者，可以加用双磷酸盐和钙剂，以减少激素引起的骨质疏松。对于胸内结节病患者，吸入激素治疗可以缓解咳嗽、气促等呼吸系统症状，特别适用于气管镜下表现为支气管黏膜多发结节且不需要全身激素治疗的患者。

免疫抑制剂治疗适用于以下情况：①激素治疗无法控制疾病进展；②激素减量后复发或无法耐受激素治疗。一般建议选择甲氨蝶呤，剂量为 10~15mg/w；如果不能耐受，可选择硫唑嘌呤、来氟米特或霉酚酸酯等药物。

对于激素联合免疫抑制剂治疗无效、反复复发或合并神经系统受累的患者，可以考虑使用英夫利西单抗或阿达木单抗等生物制剂。

肺移植是终末期结节病的唯一有效治疗方法，需符合特定的移植指征，如活动耐力下降、低氧血症、肺动脉高压等。肺移植后，患者需要长期的管理和监测，包括定期的肺功能检查、药物治疗、预防感染等。

第五节　肺血管炎

一、概述

血管炎（Vasculitis）是一组以血管壁的炎症反应为主要病理学表现的疾病，当炎症导致血管破坏时，又称为坏死性血管炎。血管炎属于自身免疫性疾病，根据病因可分为原发性血管炎和继发性血管炎，侵犯的血管以动脉为主，同时也可累及静脉和毛细血管。

肺血管炎是指原发于肺或主要累及肺的血管炎。肺血管炎为全身血管炎的一种表现形式，多累及小血管，其表现形式多样化，包括肺泡出血、肺结节、肺空腔性病变及气道病变，病理下可见肺血管壁破坏，临床表现为肺部影像学改变及肺功能不全或呼吸衰竭。目前肺血管炎的发病原因、发病机制不明确，疾病早期临床表现不典型，易发生漏诊和误诊，故早期诊断肺血管炎对于疾病的治疗和预后具有重大意义。

既往研究中，根据肺受累的程度将肺血管炎分为以下五类：第一类是常见的肺受累的特发性肺血管炎综合征。这类血管炎主要与抗中性粒细胞胞质抗体（ANCA）相关，包括肉芽肿性多血管炎（Granulomatosis with Polyangiitis，GPA）、显微镜下多血管炎（Microscopic Polyangiitis，MPA）和嗜酸性肉芽肿性多血管炎（EGPA，又称 Churg－strauss 综合征）。这些疾病会导致肺部受损，表现为肺血管的炎症和组织损伤。第二类是少见的肺受累的特发性肺血管炎综合征。这类血管炎包括坏死性结节性肉芽肿、白塞病、冷球蛋白性血管炎等。与第一类相比，这些疾病对肺部的影响较少，但仍可能引起肺血管的炎症和损伤。第三类是与系统性疾病相关的血管炎。这类血管炎与其他系统性疾病有关，如结节病、胶原血管病、炎性肠病等。在这些疾病中，肺部受累可能是其中的一个表现，而肺血管炎则是其中的一种病理机制。第四类是弥漫性肺泡出血综合征。这是一种罕见但严重的肺血管炎，特点是肺泡出血和肺血管的炎症。这种情况下，肺部的血管受损会导致血液渗漏到肺泡中，引起咳嗽、呼吸困难和咯血等症状。第五类是继发性血管炎或局部血管炎。这类血管炎通常与其他因素有关，如肺部感染、肺动脉高压、ILD 和药物等。这些因素会导致肺血管的炎症和损伤。

此外，根据与 ANCA 的关系，可将肺血管炎分为以下两类：第一类是 ANCA 相关性血管炎，包括 GPA、MPA、EGPA、稀少免疫性肾小球肾炎和弥漫性肺泡出血综合征等。ANCA 是一种自身抗体，与这些血管炎的发病机制密切相关。第二类是非 ANCA 相关性血管炎，包括白塞病、高安病、川崎病、结节病、坏死性结节病样肉芽肿、淋巴瘤样肉芽肿、过敏性紫癜、冷球蛋白血症性血管炎等。这些疾病与 ANCA 无关，但也会引起肺血管的炎症和损伤。

在肺血管炎中，最常见的三种 ANCA 相关性血管炎是 GPA、MPA 和 GPA。这些疾病对肺部的影响较大，需要及时诊断和治疗。

二、临床表现

血管炎的临床表现多种多样。以下是血管炎常见的临床表现。

1. 肺泡出血：表现为不同程度的咯血，约 1/3 的患者无咯血，可伴有血细胞比容降低。弥漫性肺泡出血综合征患者行肺泡灌洗时见持续回抽的血液，肺功能检查结果可示 DLCO 较基础值升高 30%。

2. 气管或会厌下气管狭窄：通常见于韦格纳肉芽肿。

3. 肺结节或空洞：韦格纳肉芽肿最易出现肺结节合并空洞，MPA 可出现细小结节样改变。

4. 肾小球肾炎：表现为短期出现蛋白尿与血尿，合并血尿素氮与肌酐快速上升，常提示急进肾小球肾炎，韦格纳肉芽肿与 MPA 都可累及。

5. 上呼吸道溃疡性或破坏性病变：多发生于韦格纳肉芽肿，表现为慢性难治性鼻窦炎、中耳炎、明显溃疡性或破坏性骨病。

6. 皮肤改变：常表现为可触及性紫癜，提示皮下小血管炎，常见疾病包括 ANCA 相关性血管炎、冷球蛋白性血管炎、CTD 及药物引起的过敏性血管炎。

7. 多系统病变：皮疹、关节炎、慢性鼻窦炎合并呼吸困难、肾病或肺影像学异常。

8. 神经系统症状：常累及中枢神经系统或外周神经系统，可出现多个外周神经分布区的病变，单侧神经支配区病变也常见。成年患者发生的难治性哮喘，即使外周血嗜酸性粒细胞正常也应警惕 EGPA。

GPA 是一种以气道肉芽肿性炎症和小血管坏死性血管炎为特点的疾病。GPA 患者主要表现为上、下呼吸道症状和肾受累。常见的上呼吸道症状包括慢性鼻炎、鼻窦炎、中耳炎，而下呼吸道症状则有呼吸困难、咳嗽和咯血。约 1/4 的患者可能因会厌下气管狭窄而出现喘鸣，严重者可导致呼吸衰竭。肺泡出血是 GPA 的重要并发症之一，发生率约为 15％，死亡率高达 50％。部分患者可能无咯血症状。肾受累在 GPA 患者中普遍存在，但仅有 20％的患者因肾小球肾炎就诊，肾衰竭是 GPA 死亡的主要原因。因此，对于出现咯血、肺部弥漫性渗出或血红蛋白降低的患者，即使临床表现轻微，也应考虑 GPA 的可能性。MPA 是一种累及小血管的非肉芽肿性坏死性血管炎，常累及肾和肺，同时还可累及神经、肌肉、皮肤、胃肠道和周围神经。肾受累是 MPA 的主要表现，肺血管炎症状包括呼吸困难、咳嗽和咯血。皮肤改变常表现为下肢可触及性紫癜，与 GPA 类似，属于肺肾综合征的一种表现。

三、病因与发病机制

血管内的炎性细胞包括中性粒细胞、淋巴细胞、嗜酸性粒细胞、单核细胞、巨噬细胞、组织细胞、浆细胞和多核巨细胞，常混合多种成分。炎性细胞类型和数量在不同阶段的血管炎中有所不同。ANCA 在血管炎的发病机制中起着重要作用。ANCA 分为胞质型（c−ANCA）和核周围型（p−ANCA）两类。c−ANCA 与中性粒细胞、单核细胞和未成熟巨噬细胞的初级颗粒中的蛋白酶 3（PR3）结合。p−ANCA 主要针对颗粒中的丝氨酸蛋白酶，如髓过氧化物酶（MPO）、弹力蛋白酶和乳铁蛋白等。许多活动性韦格纳肉芽肿患者的血清中可以检测到 c−ANCA，而靶向 MPO 的 p−ANCA 更常见于其他坏死性血管炎。ANCA 在中性粒细胞与血管内皮细胞之间的黏附作用，以及中性粒细胞释放活性氧和溶酶体酶导致的内皮细胞损伤，是 ANCA 介导的炎症反应的重要机制。此外，致病性免疫复合物的形成和沉积也是血管炎的重要原因之一。其他机制包括感染引起的内皮细胞损伤、抗内皮细胞抗体的存在以及 HLA 依赖性 T 细胞介导的内皮细胞损伤等，可导致不同类型的血管炎综合征。

四、病理学表现

肺血管炎通常需要病理学检查结果来确诊。尽管 ANCA 测定在血管炎的诊断中具有重要作用，但它并不能完全替代病理学检查。进行开胸肺活检或经胸腔镜肺活检可以提供足够大的组织块，有助于明确诊断，而经气管镜肺活检所提供的组织样本较小，因此对于明确诊断来说并不太理想。GPA 的主要病理学特征涉及组织坏死、血管炎和肉芽肿性炎症，伴有中性粒细胞、淋巴细胞、浆细胞等细胞浸润，但其病理学特征与所取组织部位和疾病分期有关。开胸肺活检的组织病理学结果显示，血管炎和坏死约占 89％，肉芽肿和坏死约占 90％，血管炎、肉芽肿和坏死同时存在于同一组织中约占 91％。MPA 的肺部病理学特征包括肺出血和中性粒细胞性毛细血管炎，毛细血管炎通常分布在肺泡出血区域。MPA 与 GPA 的不同之处在于，MPA 缺乏 GPA 的肉芽肿性炎症。此外，与其他累及小血管炎的疾病如过敏性紫癜、冷球蛋白血症性血管炎和狼疮性血管炎相比，MPA 在病理学上没有免疫沉积物的表现。而 EGPA 在病理学上主要表现为血管坏死和血管周围坏死性肉芽肿，并且通常伴有嗜酸性粒细胞浸润。这些病理学特征对于区分不同类型的小血管炎具有重要意义。

五、实验室检查

血管炎的诊断中，血清学检查是至关重要的一步。常规的血清学检查包括肝肾功能、红细胞沉降率和 CRP 等指标。此外，自身抗体的检查也是必不可少的，其中包括 ANCA、抗肾小球基底膜抗体、补体水平、冷球蛋白和 ANA 抗体谱等。ANCA 是一类特异性针对中性粒细胞的自身抗体，在 ANCA 相关性血管炎的发病机制中起着重要作用。ANCA 的滴度水平与疾病的活动程度密切相关。c－ANCA 是针对蛋白酶 3 的抗体，其对于 GPA 的诊断灵敏度为 90％～95％，而用于诊断活动性 GPA 的特异度约为 90％，假阳性率较低。因此，在临床上如果提示为 GPA，c－ANCA 呈阳性，就可以诊断为 GPA，无需进行进一步的活检。p－ANCA 主要针对抗髓过氧化物酶抗体，其对于疾病的诊断灵敏度相对较低。

若 ANCA 呈阴性，也不能完全排除小血管炎的可能性，因为部分患者可能存在血清阴性血管炎，而且在疾病处于非活动期时，ANCA 也可能呈阴性。除了 ANCA 之外，其他实验室检查结果在血管炎患者中通常也会有一些变化，包括肝肾功能、红细胞沉降率和 CRP 等，但这些指标缺乏特异性。尿液检查也是非常重要的，蛋白尿和血尿的出现常常与血管炎相关，并且可能提示存在其他症状。对于怀疑存在肺出血或肺肾综合征的患者，应该进行抗肾小球基底膜抗体的检测，阳性结果提示该病的存在。如果 ANA 和 RF 呈阳性，提示原发性血管炎的可能性，而 dsDNA、SS－A/SS－B、抗 RNP 抗体和抗 JO－1 抗体的阳性结果则提示可能存在 CTD。对于怀疑存在 EGPA 的患者，除了测定血清 IgE 和 SLE，还应该检测补体水平。

六、影像学表现

肺血管炎常常伴有肺影像学的异常表现，但这些改变缺乏特异性。患者常见的肺影像学改变包括空洞和结节，而当有出血时，则表现为弥漫性磨玻璃影。对于 GPA 患者来说，肺影像学表现多为双侧病变，以多发性结节和伴有空洞形成为主要特征；同时，还伴有气管的改变，如气管和支气管管壁增粗，会厌下气管的改变更具有诊断意义。EGPA 的肺影像学表现主要为肺部和双肺非段性分布的磨玻璃影和实变影。这些改变通常以肺周边或随机分布为主，呈现出游走性的特点。此外，也可能表现为弥漫性小叶中央型结节，其中磨玻璃影是最显著的特征。而对于 MPA 来说，肺影像学主要表现为弥漫性肺泡出血征象，这种征象在影像上是比较明显的。

七、诊断与鉴别诊断

1. 感染性血管炎。

血管炎样表现可以由多种不同的病原体感染引起，包括细菌（如链球菌、葡萄球菌、沙门菌、分枝杆菌、假单胞菌等）、真菌、立克次体、伯氏疏螺旋体以及病毒（如甲型肝炎病毒、乙型肝炎病毒、丙型肝炎病毒、巨细胞病毒、EB 病毒、带状疱疹病毒、HIV 等）。根据其临床表现以及相应实验室检查，大多数情况下容易鉴别出感染性疾病引起的高敏性血管炎，其中皮肤病变较为常见。

2. 肿瘤或 CTD 继发性血管炎。

当患者出现血管炎样表现时，特别是皮肤病变，需要仔细观察是否伴有其他症状，如肝脾大、淋巴结肿大、细胞减少或外周血涂片异常。这些症状可能提示继发性血管炎与肿瘤相关。淋巴瘤、白血病和网状内皮系统的发育不良肿瘤较容易导致血管炎样表现。相比之下，实体瘤引起血管炎样表现的情况相对较少见。此外，一些 CTD 也可以引发继发性血管炎。常见的 CTD 包括类风湿性关节炎、干燥综合征和系统性红斑狼疮等。这些疾病与血管炎需要进行鉴别诊断。综上所述，当患者出现血管炎样表现时，需要全面评估患者的症状，包括皮肤病变、肝脾大、淋巴结肿大、细胞减少或外周血涂片异常等，并考虑肿瘤和 CTD 等可能的原因，以进行准确的诊断和治疗。

第六节 肺泡蛋白沉积症

一、概述

肺泡蛋白沉积症（PAP）是一种较罕见的肺部疾病，首次报道于 1958 年，由肺泡表面活性物质（Pulmonary Surfactant，PS）代谢异常引起。近年来，日本和美国大规模人口调查显示，每 100 万人中约有 7 人患有 PAP，且社会经济地位等因素与发病没有直接关系，但地域及人种差异是否影响人群发病率尚待研究。我国尚缺乏其流行病学资料。本病好发年龄为 30～50 岁。

二、分类

依据发病机制，PAP 可分为先天性 PAP、特发性 PAP 和继发性 PAP 三种类型。

（一）先天性 PAP

先天性 PAP 是由粒细胞－巨噬细胞集落刺激因子（Granulocyte Macrophage Colony－Stimulating Factor，GM－CSF）受体链基因突变或表面活性物质蛋白（Surfactant Protein，SP）－B 缺乏所致的染色体隐性遗传病，以婴幼儿或儿童期发病为主，多有确切的家族史。

（二）特发性PAP

特发性PAP属于自身免疫性疾病，90%以上的PAP属于此类型。目前研究认为该类患者GM-CSF与相应受体的正常结合被GM-CSF自身中和性抗体阻断，致使肺泡巨噬细胞对肺泡表面活性物质的清除功能下降，最终导致肺泡蛋白沉积症。

（三）继发性PAP

其基础疾病包括恶性肿瘤、血液系统疾病（慢性粒细胞白血病、骨髓增生异常综合征较多见）、慢性炎症、慢性感染及基因突变等。该类型PAP的发病机制尚未明确，目前认为上述疾病主要通过影响肺泡巨噬细胞数量或功能，使表面活性物质清除受阻。

三、临床表现

PAP患者早期一般无明显症状，多因感冒或体检时行胸部X线检查而发现肺部异常改变，常被误诊为普通肺炎而行常规抗炎治疗，但肺部阴影变化不明显或无变化。对于无感染发生的PAP患者，病情进展多较缓慢，可在患病后长时间内无典型临床症状。咳嗽、咳黄色痰或干咳等多出现于疾病的中晚期，患者刚开始仅吸气时觉胸部沉重。随着病情持续加重，转为活动后气促，咳嗽加重，静息时即感呼吸困难，更甚者唇部发绀，肺部闻及吸气末爆鸣音，一般无干湿啰音。

四、病理学表现

（一）组织病理学

1. 肉眼观察：肺体积变大，重量增加；切面呈灰白或灰红色实变区，常融合累及整个肺叶，可有黏稠黄白液体流出。

2. 镜检：①肺泡腔和终末呼吸性细支气管内充满细小颗粒状或嗜伊红的脂蛋白性红染物，散在分布有巨噬细胞和针状裂隙。红染物PAS-D染色呈阳性（提示为脂蛋白），肺泡表面活性物质免疫组化染色呈阳性，冰冻切片油红O染色可见针状裂隙，为红染结晶，偏光显微镜下针形结晶有双折光性。②肺泡壁及呼吸性细支气管无或者轻度炎症反应，较少出现淋巴细胞等炎性细胞浸润，早期肺泡结构完好，随着病程进展逐步发生间质纤维化。

3. 透射电镜观察：肺泡腔内有大量游离OMB（正常Ⅱ型肺泡细胞胞质中含有同心圆、髓鞘样或平行排列的板层状结构，称OMB），可见巨噬细胞胞质中被吞噬的OMB。

（二）细胞病理学

为了提高光镜观察的效果以及做相应的特殊染色和细胞免疫组化染色，标本一般行细胞蜡块制片后染色镜检。透射电镜观察要求新鲜细胞标本进行超薄制片。

1. BALF：①肉眼观察呈乳白色，静置或离心后可获得深褐色沉淀物；②沉淀物石蜡包埋块切片与HE染色，光镜观察可见均质嗜伊红性细颗粒状脂蛋白性物质，有时可见针状裂隙，SP 免疫组化染色、PAS−D 染色阳性，黏液卡红染色阴性。

2. 痰液和诱导痰沉淀物石蜡包埋块切片与 HE 染色：光镜观察可见大量无定形 PAS 染色阳性物质，肺泡巨噬细胞内可见粉红色颗粒蛋白样物质。

3. 透射电镜观察：BALF 基质为灰色均质状电子密度较高的物质。有大量细胞碎片和表面活性物质以及少量Ⅱ型肺泡上皮细胞、巨噬细胞和淋巴细胞。Ⅱ型肺泡上皮细胞呈立方形，游离面的微绒毛减少，细胞质内含有大量的 OMB 及 OMB 逸出后形成的空泡。肺泡巨噬细胞的形态呈现不规则的外观，其表面覆盖微绒毛和较长的突起。在细胞内部，可以观察到明显的细胞核，细胞质中富含各种细胞器，如高尔基体等，同时还可见到空泡存在，这使得细胞呈现出泡沫状的外观。此外，游离的表面活性物质呈现出同心圆状或 OMB 状。

4. 痰液和诱导痰沉淀物电镜观察：在纤维状、颗粒状结构物质背景中有一些变性的细胞和 OMB 结构。细胞变性程度不等，有的尚可辨认，有的模糊无法识别，其中大部分为巨噬细胞，偶见支气管上皮细胞。巨噬细胞胞质内有较多髓鞘样的吞噬体，细胞外有数量不等的同心圆状 OMB，其有时呈晶格状排列。细胞和 OMB 均有不同程度的退变，提示 OMB 具有协助诊断 PAP 的价值。

五、影像学表现

（一）X 线表现

典型的 PAP X 线表现与肺水肿相似，即"蝶翼征"改变。胸部 X 线片上显示双侧肺野对称分布的肺泡实变影，自肺门区延续至外周带，局部可见非对称浸润的网状结节；集中于肺门区的病灶使得肺门结构显示模糊；肺野中内带肺纹理增粗、增强，外周带透亮度好；心影显示清楚，胸膜无增厚、粘连，双膈面光滑，淋巴结增大及胸水征象少见。

（二）CT 表现

典型的 CT 征象为"铺路石"样或"烂石路"样改变，由增厚的小叶间隔与双肺片状磨玻璃影相互重叠而成。上述征象是由间隔轻微炎症反应和胶原沉积，以及表面活性物质填充于肺泡致使其密度增高所致。此外，正常肺组织与病灶分界清晰，病变内部蛋白沉积物水溶性差，其随肺泡液流动受增厚的小叶间隔限制，在某种程度上限制病灶的扩散，进而病变周围肺组织相对不受侵犯，病程逐步进展即形成"地图样"改变（图 8−16）。当病灶伴有感染或其内蛋白样沉积物较多时，磨玻璃影密度增高并局部实变，其内见含气支气管影（图 8−17），若病灶内的实变影与含气的肺泡混杂并存，则呈"蜂窝样"表现（图 8−18）。以上征象可同时并存，亦可单一存在。另外，部分重症病例还可观察到轻微的肺间质纤维化征象，如局限性扭曲的叶裂、支气管牵拉等。肺内磨玻璃影在经支气管肺泡灌洗后的一定时间内淡化或消失，进而肺野透光度增高，患者的症状改善，然而小叶间隔线通常持续存在。

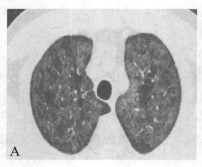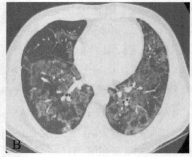

图 8—16　"地图样"改变

注：男性，33 岁，反复咳嗽伴活动后气促 4 个月。胸部 CT 示：双肺多发对称性磨玻璃影及斑片影，其内小叶间隔增厚，呈"铺路石"样改变，病变与周围正常肺组织分界清楚，呈"地图样"改变。

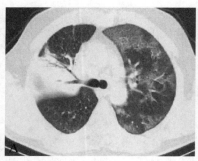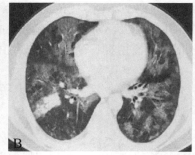

图 8—17　含气支气管影和"铺路石"样改变

注：男性，44 岁，反复咳嗽 20$^+$ 天，活动后气促 1$^+$ 周。胸部 CT 示：双肺小叶间隔增厚，可见广泛磨玻璃影，呈"铺路石"样改变（B）。右肺见大片实变影，其内见含气支气管影（A）。

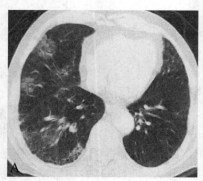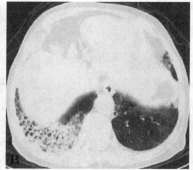

图 8—18　磨玻璃密度影和实变影、网格状影、蜂窝样影

注：男性，47 岁，反复咳嗽、咳痰 1$^+$ 年，活动后气促 5$^+$ 月。胸部 CT 示：双肺见磨玻璃密度影（A），右下肺见实变影、网格状影、蜂窝样影（B）。

六、诊断与鉴别诊断

（一）诊断

以往 PAP 多是经纤维支气管镜、胸腔镜或开胸肺活检明确诊断。目前临床表现结合 BALF 和 HRCT 检查已作为 PAP 诊断的常规手段。典型的 BALF 呈浓稠浅黄色或乳状液体，静置后分层。光镜下可见大量大小不等、形态不规则、PAS 染色阳性的嗜酸性颗粒状脂蛋白样物质。电镜下由表面活性物质颗粒、细胞碎片及些许蛋白样物质构成。血清和 BALF 中 GM-CSF 自身抗体升高可作为特发性 PAP 的特异性诊断指标。

（二）鉴别诊断

本病临床少见，起病隐匿，常不能及时做出准确的诊断，需同以下疾病相鉴别。

1. 肺泡细胞癌：病灶多位于肺的外围，影像学表现为散在结节影，病程发展较快，病灶可融合成较大团块，肺门、纵隔淋巴结肿大多见。

2. 小叶性肺炎：病灶以双肺下野内带、肺叶后部多见，沿支气管走行分布，与正常肺组织分界模糊，可经抗炎治疗 1~2 周后吸收。如果肺内病变的发生与生活环境和工作存在一定关系，病变呈游走性，提示过敏性肺炎的可能性大。

3. 肺泡性肺水肿：常伴心肾相关疾病，双肺野内带呈典型"蝶翼征"表现，边缘模糊，分界不清，病变进展迅速，多可见间隔线阴影（Kerley B 线）、胸水及心影增大等。

4. CTD：各系统均受累的全身性疾病，PAP 病变仅局限于肺泡内而不出现全身各系统受累表现。

5. 肺泡积血：各种原因引起的肺泡积血表现与 PAP 类似，但没有"铺石路"改变或"地图样"改变，肺泡积血可在短时间内明显吸收、消散，两者不难鉴别。

七、治疗

（一）大容量全肺灌洗

大容量全肺灌洗（Whole-lung Lavage，WLL）对各种类型的 PAP 都可发挥一定的疗效，有效率超过 60%，是最经典的 PAP 治疗手段。目前指导 WLL 操作的国际标准仍未出台。不同的治疗中心其适应证也不相同。可全麻下同期双肺灌洗，也可左右肺间隔灌洗，单肺灌洗后间隔 2~3 周再行另一侧肺灌洗。一侧肺行机械通气，对侧肺以 37℃的生理盐水反复冲洗肺泡表面活性物质，总生理盐水消耗量为 10~20L。然后表面活性剂沉淀物伴随胸部撞击而乳化，直至灌洗液变得清澈。WLL 的常见并发症有低氧血症、发热、气胸、ARDS 等，亦可出现术后感染，但发生率不高。

（二）GM-CSF 替代治疗

GM-CSF 替代治疗可经吸入及皮下注射两种方法。GM-CSF 替代治疗促进肺泡巨噬细胞恢复其清除表面活性物质的正常功能，增加 O_2 的传递，患者动脉血液的氧合作用得以改善，肺高分辨率 CT 的磨玻璃影同时吸收。GM-CSF 替代治疗的并发症包括注射部位发热、红斑、水肿、气促、上呼吸道感染等，但多表现轻微。

（三）利妥昔单抗

利妥昔单抗是 B 淋巴细胞 CD20 抗原的针对性单克隆抗体。自身免疫性 PAP 患者经静脉注射利妥昔单抗后可使抗 GM-CSF 滴度降低，B 淋巴细胞减少。利妥昔单抗治疗的并发症少见，可表现为头晕、头痛、疲劳、恶心、厌食、上呼吸道感染、胸痛等。

（四）肺移植

PAP 患者经肺移植后可复发，使得该法在 PAP 患者的应用受限。复发的原因主要是 PAP 患者持续的免疫失调，对于具有潜在基因突变的患者尤其明显。免疫抑制抗排异药物可破坏自身免疫系统，因而肺移植后发生继发性 PAP。由于肺移植不仅创伤大，且远期效果不明朗，因而仅作为 PAP 治疗的补充选项。令人鼓舞的是，人诱导多能干细胞源性巨噬细胞肺移植可能为先天性 PAP 的治疗提供新方向。

（五）他汀类药物

对于 PAP 患者而言，肺泡巨噬细胞的胆固醇含量显著提高，磷脂成分不变或仅略有增加，因而胆固醇与磷脂比率上升。口服他汀类药物在降低肺泡巨噬细胞胆固醇水平的同时，可促进巨噬细胞内胆固醇外流。自身免疫性 PAP 患者的生理、临床及影像学表现的改善亦与他汀类药物有关。上述结果使得他汀类药物作为 PAP 治疗的新型药物成为可能。

第七节　外源性过敏性肺泡炎

一、概述

外源性过敏性肺泡炎（Extrinsic Allergic Alveolitis，EAA）是指由易感个体反复吸入具有抗原性的有机物质等引起的一种疾病，常同时累及终末细支气管。此病类似肺炎，因此也被称为过敏性肺炎。各类病因所致的 EAA 的临床表现相同，分为急性 EAA、亚急性 EAA、慢性 EAA。主要临床表现取决于接触抗原的形式、时间、强度，以及个体敏感程度和免疫反应强弱。接触抗原后，过敏性炎症开始至少需要 2~6 小时，从免疫学角度讲，这是一种延迟和晚期的反应。虽然其病因甚多，但病理学表现、临床表现和影像学表现等极为相似。

患者经常在工作场所接触抗原，在这种情况下，EAA 可以是一种职业病。

二、流行病学

由于吸入物的形式、强度、持续时间不同，EAA 在不同人群中患病率差异很大。饲鸟者中 8%~30% 发生饲鸟肺，农业工作者中 0.5%~5.0% 发生农民肺（Farmar's Lung Disease，FLD）。不同的 EAA，其危险人群和危险季节是不一样的。如 FLD 发病的高峰期在晚冬和早春，男性农民多于女性农民，与在寒冷潮湿气候使用储存干草料有关系；饲鸟肺没有具体季节性，欧洲和美国男性发病多于女性，然而墨西哥则女性发病占多数。欧洲和美国主要发生于家庭养鸟的人群，无明显性别差异。

EAA 患者大多数都是不吸烟者。这可能与吸烟改变了肺组织防御机制和免疫防御有关，但相关机制不明确，虽然吸烟者患 EAA 的可能性较小，但也不绝对。

三、病因与发病机制

（一）病因

EAA 是由环境中含有可吸入的抗原性物质，包括微生物（细菌、真菌等）、动物蛋白及低分子量化合物等造成的。

最常见的抗原是鸟类蛋白（羽毛、鸟的粪便）导致饲鸟肺。最典型的 EAA 是 FLD，是由农业工作者在农作中吸入发霉干草中的嗜热放线菌或热吸水链霉菌孢子导致的。稀有抗原包括木材木屑、酵母和蘑菇孢子、化学物质（异氰酸盐、酸酐）以及胺碘酮、甲氨蝶呤和呋喃妥因等药物。

尘埃、酵母和食用菌孢子、化学物质和药物会引起 FLD、湿化器肺和其他 40 多种罕见的肺部疾病。木尘、大豆粉和杏仁粉、谷类粉、杀虫剂等抗原是罕见的 EAA 抗原。

（二）发病机制

大多数致病因素是持续存在的可吸入性抗原，在肺内较长时间滞留，引起肺部巨噬细胞-淋巴细胞性炎症并伴有肉芽肿形成，其特征为 CD8+T 淋巴细胞增殖和 CD4+Th1 淋巴细胞刺激浆细胞产生大量 IgG 抗体。在早期阶段，主要以 BALF 中 CD4+Th1 细胞增加为主，随后多数病例呈现 CD8+T 淋巴细胞增加。急性期 EAA 主要由吸入抗原引起的巨噬细胞-淋巴细胞反应性炎症所主导，涉及周围肺部组织和外周气道。亚急性 EAA 主要表现为聚集的单核细胞逐渐成熟为泡沫样巨噬细胞，并形成肉芽肿。在这个过程中，伴随着携带 CD40 配体的 CD4+Th1 淋巴细胞增殖，也形成了浆细胞的淋巴滤泡。前者激活 B 细胞，提示部分抗体是在肺部局部区域形成的。慢性 EAA 主要表现为肺纤维化改变。在大多数情况下，EAA 的发生需要患者接触抗原。EAA 的急性、亚急性或慢性病程，取决于抗原作用的强度和时间以及患者免疫系统的情况。

四、临床表现

EAA 的临床表现因个体敏感程度、抗原物质强度、吸入程度等不同而有所不同。EAA 是肺泡组织的过敏性炎症，它是对外源性抗原（过敏源）的延迟和晚期免疫反应。外源性抗原被吸入或从血流进入肺泡组织。这种炎症会导致呼吸困难、咳嗽、发热、疲劳、畏寒等症状。吸入抗原后，体温可升高至 40℃ 以上。

EAA 分三种不同的类型：急性 EAA、亚急性 EAA、慢性 EAA。

急性 EAA：由短期内吸入高浓度抗原所致。起病急骤，常在吸入抗原 2～12 小时起病。患者出现干咳、胸闷、发热、寒战等症状，严重时可出现呼吸困难、发绀，常伴有心悸，双肺基底部啰音。10%～20% 的患者可有哮喘。白细胞计数增多，以中性粒细胞为主。一般在脱离抗原后数日至 1 周症状自然缓解。如再接触抗原还会发病。

亚急性 EAA：属于较隐匿的类型，多由于长时间处于少量的尘埃抗原环境中，症状近似进行性支气管炎，常表现为慢性咳嗽、少痰、食欲不振、呼吸困难、乏力和体重减轻。

慢性 EAA：由反复少量或持续吸入抗原引起，起病隐匿，但呼吸困难呈进行性加重，严重者静息时有呼吸困难。晚期因有弥漫性肺间质纤维化的不可逆组织病理学改变，患者出现劳力性呼吸困难，体重减轻。双肺基底部能听到 Velcro 啰音，重度呼吸困难者可见口唇、四肢发绀或杵状指，伴有呼吸衰竭或心脏病。

五、病理学表现

EAA 的一个标志性表现是炎性细胞（主要是淋巴细胞）侵入导致肺泡间隔变宽（壁状肺泡炎）。在大多数情况下，炎性细胞也会进入肺泡腔中，特别是泡沫状膨胀的巨噬细胞（泡沫细胞）、肥大细胞和浆细胞，这些细胞可以在肺泡中找到。68% 的病例中发现肉芽肿（非坏死性），因此在 ILD 的分类中，EAA 属于肉芽肿性肺病。

急性 EAA：可在肺泡间隔及肺泡腔内发现淋巴细胞（CD8＋T 淋巴细胞占多数）、肥大细胞、中性粒细胞和单核－巨噬细胞。

亚急性 EAA：以肺干酪样坏死性肉芽肿为主要特征，表现为松散且边界不清楚的小肉芽肿病变（主要由多核巨细胞、淋巴细胞和上皮样组织细胞组成），常常以单个存于细支气管或邻近肺泡腔。急性期一般没有纤维化的改变。

慢性 EAA：脱离抗原数年以后，肉芽肿和细支气管炎可能消失，形成不同程度的间质纤维化改变，肉眼观察多处可见囊泡，并伴有蜂窝样改变，与其他间质性肺炎难以鉴别。

类上皮细胞肉芽肿是本病的重要病理学表现，特别是发病后 1～2 个月可见的 Masson 小体，此发现也被称为阻塞性细支气管炎伴机化性肺炎（BOOP）反应。与此不同的是，独立的疾病 BOOP，今天被称为隐源性机化性肺炎（COP），必须与之区别开来。

六、实验室检查

非特异性炎症体征，如白细胞计数增多伴中性粒细胞增多而非嗜酸性粒细胞增多，乳酸脱氢酶（Lactate Dehydrogenase，LD 或 LDH）升高、C－反应蛋白（C－Reactive Protein，CRP）升高，红细胞沉降率和血清 IgG 水平升高（高丙种球蛋白血症）在大多数病例中发生，这些指标应与抗原接触有关。此外，血管紧张素转化酶和 IL－2 受体略有升高，IgG 和 IgM 类风湿因子比健康人更常见，而关节没有受到影响。

抗原特异性 IgG 抗体也存在于健康的抗原暴露个体中。然而，与 EAA 患者相比，这些无症状个体的抗体浓度通常较低。这些抗体可被诊断为暴露标志物，这在职业医学中可能具有重要意义。没有特异性 IgG 抗体检测的血清阴性 EAA 是罕见的。对于一些抗原，如分枝杆菌和直杆糖多孢菌，在没有抗体介导的情况下，通过先天免疫系统的 Toll 样受体 9 刺激树突状肺泡巨噬细胞已被证明是这种血清阴性过敏性肺泡炎的可能病理机制。

在血液和支气管肺泡灌洗术（BAL）中检测到抗原特异性淋巴细胞。作为 CD4 淋巴细胞，它们引起这种疾病的免疫反应，这是一种释放 TNF－α 的 Th1 免疫反应。这种过度的 Th1 反应发生在 EAA 中，因为调节性 T 细胞（Treg 细胞）有缺陷，因此特异性 CD4 淋巴细胞的活性没有被充分抑制。这可以通过 IL－17 水平升高的实验来检测。对于常规临床诊断，这些细胞和细胞因子目前在 EAA 中不可用。

在吸入抗原引起的 EAA 中，BALF 的总细胞数是健康不吸烟人群对照的 2～9 倍（平均 5 倍）。细胞总数取决于致敏程度、抗原接触强度以及距离最后一次抗原接触的时间。时间越长，细胞数越低。在所有 ILD 中，EAA 在 BALF 中的细胞总数最高。吸烟者的细胞总数也有所增加，但没有 EAA 那么明显。

BALF 的淋巴细胞在 EAA 中几乎总是增加。在健康不吸烟者中，它们占 BALF 细胞的 5%～10%，而在 EAA 中，通常超过 30%。与抗体类似，在健康的抗原暴露者（无症状者）中也发现轻微增加的 BALF 淋巴细胞，特别是在健康的农民中。

EAA 的其他特征包括 BALF 中肥大细胞、浆细胞和泡沫状巨噬细胞（泡沫细胞）增加。中性粒细胞在新的抗原暴露的前两天增加，并伴有淋巴细胞增多，并在接下来的几天内恢复正常。然而，慢性病程中的永久性中性粒细胞增多症是预后不良的征兆。除某些药物引起的 EAA 外，BALF 的嗜酸性粒细胞通常不会增加。

七、影像学表现

（一）急性 EAA

1. 胸部 X 线表现：主要表现为弥漫性分布的边界不清的小结节影、斑片影、磨玻璃影或伴实变影，病变多位于双肺下野。在停止接触抗原后数周，异常结节或磨玻璃影可以消失。因此急性发作缓解后的胸部 X 线片可以无异常。影像学的变化与症状的关系不明显。

2. 胸部 CT 表现：在双肺中、下叶见弥漫性肺纹理增粗，边界不清或细小、边缘模糊的散在小结节影，伴有磨玻璃影，甚至实变影，肺尖正常。病变可逆转，脱离抗原后数周，小结节影和磨玻璃影可以逐渐消失。

（二）亚急性 EAA

1. 胸部 X 线表现：主要表现为线性和小结节形成的网状结节影，以上、中肺野分布为主。疾病晚期还有肺容积减小。个别病例表现为急性、亚急性和慢性改变的重合。

2. 胸部 CT 表现：主要表现为弥漫性分布的边界不清的小结节影，以沿小叶中心和细支气管周围分布为主。

（三）慢性 EAA

CT 表现：肺部呈弥漫性线性和结节状影，伴肺容积减小。以上叶为主，双肺底清晰。常见双肺内多发性小结节影，直径 2~4mm。有些下叶区域，可以表现磨玻璃样密度增高影。脱离抗原环境后，磨玻璃影和小结节影可消失。非吸烟者中，FLD 的 CT 表现大多数为轻中度肺气肿，尚十分不清楚是小叶过度充气还是气肿改变。

HRCT 可以更好地区分其他 ILD。急性 EAA 的变化当脱离抗原后能够恢复，肺周围变化较少，而且缺乏肺容积减小的改变，这些可作为大体上的鉴别点。

八、诊断与鉴别诊断

1. 亚急性 EAA 与下以疾病相鉴别。
1）RBILD：见于吸烟者，通常与小叶中央型肺气肿有关。
2）PAP：由肺泡巨噬细胞清除表面活性物质障碍或是异常的表面活性物质产生引起，以肺泡表面活性物质在肺泡腔内大量沉淀为特征。

2. 慢性 EAA 与以下疾病相鉴别：UIP，HRCT 表现可能非常相似，UIP 通常可见从外周向中间的全肺纤维化改变。

3. 由于急性 EAA 的许多症状与结节病和其他肉芽肿性、感染性、肿瘤性和自身免疫性肺疾病，以及有机粉尘毒性综合征（Organic Dust Toxic Syndrome，ODTS）重叠，急性 EAA 常被误诊为病毒性或者支原体性肺炎，接触鸟类的患者有时候被误诊为鹦鹉热。对于任何持续时间较长的 EAA，也应考虑肺心病。胸部 X 线检查、HRCT、心脏超声和右心导管技术是有效的诊断手段。

1）临床主要诊断标准：
（1）有抗原接触史或血清中有特异性抗体存在。
（2）临床有 EAA 症状。
（3）胸部 X 线片或 HRCT 符合 EAA 表现。
2）临床次要诊断标准：
（1）有双肺底啰音。
（2）肺弥散功能降低。
（3）血气分析示动脉低氧血症。

（4）肺组织病理学有符合 EAA 的表现。

（5）吸入激发试验阳性。

（6）BALF 中淋巴细胞计数升高。

4. 须与 EAA 相鉴别的有外源性支气管哮喘（表 8-5）、病毒性肺炎、粟粒性肺结核、结节病和特发性肺纤维化。

表 8-5　EAA 与外源性支气管哮喘的鉴别

对比项目	EAA	外源性支气管哮喘
特异性	大多无	大多有
组织病理学改变	肺泡和间质淋巴细胞浸润	支气管壁水肿和嗜酸性粒细胞浸润
病变部位	肺泡和间质	支气管
发病时间	接触抗原后 2~6 小时发病	接触抗原后迅速发病
全身性症状	有发热、畏寒、乏力等	几乎无
体征	啰音	哮鸣音
X 线表现	急性期呈小结节影或正常	肺充气过度或正常
肺功能改变	限制性通气功能障碍、弥散功能减退	阻塞性通气功能障碍
血清学检查	沉淀抗体阳性，IgE 正常	IgE 升高，沉淀抗体阴性

急性 EAA 最常见的误诊是呼吸道感染，包括肺炎。EAA 的急性病程也可与有机粉尘毒性综合征（ODTS）或无机气溶胶的中毒性肺泡炎相混淆。这些疾病的临床症状与 EAA 相似，仅持续一天，短期暴露数小时，BALF 中无淋巴细胞增多，血清中无抗体。它们不会产生严重的弥散功能障碍，也不会留下纤维化。慢性 EAA 与许多 ILD 如结节病、特发性肺疾病、自身免疫性肺疾病和 IgG4 相关硬化性疾病不同。

第八节　原发性细支气管病

胸部 CT 可为细支气管疾病的诊断提供有力的线索。如果临床怀疑有小气道病变，应在呼气相下常规进行 HRCT 检查。普通 CT 只能看到直径大于或等于 2mm 的气道，因此普通 CT 对正常细支气管显示欠佳，只有病理情况下才能分辨细支气管管腔扩大（内径大于或等于 2mm）、管腔堵塞、管壁增厚。

细支气管炎的 HRCT 表现可分为直接特征和间接特征。

直接特征包括细支气管扩张、细支气管壁增厚、小叶中央型结节影和树芽征。细支气管管腔受分泌物或纤维组织影响，表现为直径 2~4mm 的结节状影和线状树枝状小叶中心型结节，即树芽征。树芽征由支气管壁炎症、管腔内渗出物和细支气管黏液填塞引起；常见于急性细支气管炎和弥漫性全细支气管炎。边界不清的毛玻璃样小叶中央型结节常见于呼吸性细支气管炎或伴有细支气管周围肺泡炎症的过敏性肺炎。

间接特征包括病变部位的气体潴留和亚段性肺不张。小气道病变引起的气体潴留在 HRCT 图像上表现为马赛克征。后者则因为细支气管阻塞和狭窄后远端肺泡通气不足，出现局部血管收缩和血液减少，而在 CT 图像上表现为密度降低区域。正常肺组织的血流灌注正常或增加，在 CT 图像上表现为密度正常或增加的区域。比较吸气相和呼气相两组 CT 图像有助于细支气管病、肺血管疾病和引起马赛克征的某些弥漫性浸润性疾病的鉴别。细支气管炎发生时，呼气相的吸入低密度区的密度和体积不会增加，这与原发性肺血管疾病的表现完全不同。

一、呼吸性细支气管炎

呼吸性细支气管炎（Respiratorybronchiolitis）是一种呼吸道疾病，可能为对吸入刺激物的非特异性细胞反应。

（一）发病机制

长期吸烟会引起多种细支气管病变，这些病理变化可以从轻微的、可逆的炎症反应到严重的纤维瘢痕。呼吸性细支气管炎是一种与吸烟有关的小气道疾病。1974 年 Niewoehner 对年轻吸烟者进行了尸检，结果发现外周气道炎症后的病理变化与吸烟有很大关系，而不吸烟但有粉尘和有毒气体接触史者很少见相同病理变化。其最显著的病理学特征是呼吸性细支气管及其邻近肺泡内存在大量色素巨噬细胞，并伴有细支气管周围肺泡间隔炎症增厚。呼吸性细支气管炎通常无症状，当吸烟者的 HRCT 图像提示肺实质小结节时，则应考虑呼吸性细支气管炎。除了与吸烟相关的咳嗽，大多数患者通常没有其他临床症状。当病变累及肺泡伴间质性炎症且出现肺实质损害时，即进展为 RBILD。临床诊疗中，呼吸性细支气管炎需与 RBILD 和脱屑性间质性肺炎（DIP）相鉴别。这三种疾病都与吸烟有关，病理上都可见肺泡内巨噬细胞聚集，但其临床病理学特征不同，是不同的疾病实体。因绝大多数呼吸性细支气管炎表现为无症状的特征，通常需要肺活检或其他原因进行全肺切除后的病理学结果来证实。

（二）临床表现

RBILD 是一种特发性间质性肺炎，病因尚不清楚，临床上较为少见。起病呈亚急性或相对隐匿，持续数周至数月，主要症状为运动后干咳、气促，双肺底部常闻及爆裂音，30%～50%的患者伴有程度不等的呼吸困难，约 50%的患者有杵状指发生。而 DIP 患者以男性为主，大多有长期吸烟史，且往往好发于 40 岁以下者，主要表现为不同程度的呼吸困难，其次是咳嗽、咳痰，胸痛不多见，不发生杵状指，部分患者无临床症状。

（三）病理学表现

许多巨噬细胞侵入 RBILD 患者的呼吸道支气管腔，这种变化在低倍镜下呈斑片状，分布在支气管周围，巨噬细胞也侵入邻近的肺泡。上述巨噬细胞在细胞质中含量丰富，含有来自复杂吞噬溶酶体的细碎黄棕色色素，并且绝大多数是单核细胞。黏膜下层和细支气管周围可见淋巴细胞和组织细胞的斑片状浸润。可见轻度细支气管周围纤维化，呈星状图延伸至邻近的肺泡间隔，常内衬增生性Ⅱ型肺泡上皮细胞和柱状细支气管型上皮细胞。气道上皮异常、杯状细胞增生和柱状上皮化生常延伸至肺泡间隔及肺泡囊周围。细支气管可能因黏液积聚而扩张。远离气道的肺实质通常是正常的，也可能表现出轻微过度充气，但这些病理学变化往往非常轻微，以至于在常规检查中可能会漏掉，来自多个部位的病理切片有助于发现异常变化。戒烟对于减少病理损伤非常重要。

DIP 时，气道细支气管及周围气腔内积聚大量色素巨噬细胞，肺泡间隔轻至中度纤维化或炎症，病变均匀。细胞浆丰富，偶有多核，多数为单核，有梭形成纤维细胞，肺泡间隔增宽，但无明显胶原沉积，间质炎症轻微，成纤维细胞集落无典型表现。RBILD 的组织病理学改变为呼吸细支气管周围巨噬细胞浸润肺泡，肺间隔轻度增宽。与典型 DIP 相比，RBILD 有更多的巨噬细胞充满肺泡和支气管，且聚集呈斑片状。与DIP 相比，RBILD 仅限于细支气管周围，组织纤维化程度较轻，肺组织未见蜂窝样改变。

（四）影像学表现

胸部 X 线表现为结节状间质影或弥漫性网格状影，未发现明显肺部浸润或气道异常，HRCT 表现为与呼吸性细支气管炎相关的小叶中央性结节影。

（五）鉴别诊断

RBILD 在组织病理学和临床表现上很难与 DIP 区分开。与典型的 DIP 相比，RBILD 有更多的巨噬细胞填充细支气管和肺泡，呈现斑片状聚集；RBILD 中的组织纤维化比 DIP 更轻，并且仅限于细支气管周围甚至不存在，肺组织无蜂窝样改变。由于巨噬细胞的积聚，RBLID 有时很容易与肺出血综合征混淆，铁染色阴性有助于诊断RBILD。

二、急性细支气管炎

急性细支气管炎指细支气管炎症肿胀、分泌受阻，导致通气功能异常，出现肺气肿或肺不张。

（一）发病机制

急性细支气管炎多见于 2 岁以下婴幼儿，尤其是 6 个月以下婴儿。呼吸道合胞病毒（RSV）是急性细支气管炎的主要病原体，少数急性细支气管炎可由腺病毒、副流感病毒、支原体等感染引起。几乎所有婴幼儿在 2 岁时都会感染 RSV，但疾病的严重程度从轻度上呼吸道感染到严重下呼吸道感染不等。对于急性细支气管炎，1%～2% 的患儿需要住院治疗。除病毒感染量和毒力强弱外，疾病严重程度还与婴幼儿支气管肺发育状况、免疫状况、基础疾病（如先天性心脏病）密切相关。

（二）临床表现

急性细支气管炎是最常用于描述婴幼儿呼吸道病毒感染后以急性喘息为特征的疾病的临床术语。其好发于冬季，RSV 感染最常见。有症状的急性细支气管炎在成人中较少见。急性细支气管炎的临床表现为呼吸急促、心动过速、呼气相延长、喘息和湿啰音。肺功能表现为限制性通气功能障碍。临床上，急性细支气管炎是每年冬季反复发作的婴幼儿呼吸道传染病。成人小气道阻力仅占气道总阻力的一小部分，因此成人相较婴幼儿的临床表现较轻。

（三）病理学表现

组织病理学上，急性细支气管炎的特点是广泛细支气管的急、慢性炎症，伴有上皮坏死和糜烂，细支气管管腔内有水肿、炎性渗出和黏液形成。

（四）影像学表现

胸部 X 线检查结果多种多样，通常显示肺部过度充气、小结节影、线状影、磨玻璃片状影、实变影和肺不张。急性感染性细支气管炎的 HRCT 显示边界不清的小叶中心型结节影、树芽征和支气管肺炎引起的局灶性实变（图 8-19）。

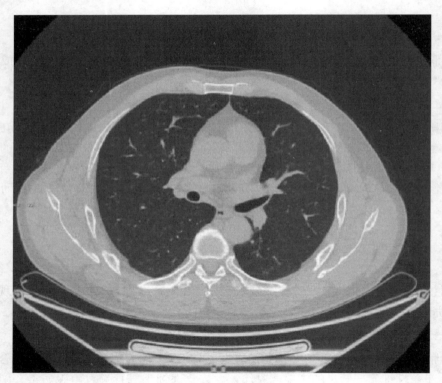

图 8-19　小叶中心型结节影、树芽征

（五）鉴别诊断

急性细支气管炎和 RSV 感染后气道反应性疾病的临床表现相似，但急性细支气管炎通常首次发作喘息时患儿年龄较小（通常小于 1 岁）并伴有肺气肿。显然，在体检时，除了喘息之外，肺部还经常出现细小的湿啰音，后者具有反复发作的特点，咳嗽、喘息有昼夜节律（夜间或早晨较强，白天运动后加重）。大多数没有微妙的湿啰音。此外，必须将其与其他导致幼儿喘息的疾病区分开来，如误吸综合征（包括吞咽困难、胃食管反流）、气管/支气管软化、气管/支气管外受压（包括迷走环、胸膜肿块）和异物吸入等。

三、闭塞性细支气管炎

细支气管损伤后产生上皮炎症反应，随后的修复导致气道壁、气腔或两者中的肉芽组织过度增殖。根据疾病的阶段，修复过程可能导致小气道狭窄或扭曲（缩窄性细支气管炎）或完全闭塞（Bronchiolitis Obliterans，BO）。邻近患病小气道的肺泡几乎总是受到影响，但大部分肺间质不会受到影响。

（一）病因

BO 的病因包括 CTD（最常见）、病毒和支原体感染、吸入性损伤、慢性过敏性肺炎、药物、器官移植、吸入无机粉尘、炎症性肠病、弥漫性特发性神经内分泌增生、毛细血管扩张共济失调综合征、胃食管反流等。与类风湿性关节炎相关的 BO 主要发生于50~70 岁的女性。大多数患者有较长的类风湿性关节炎病史，肺部病变的发展程度差异很大。大多数患者有轻度 BO，可能多年都不会出现症状。青霉胺治疗是这些患者发生 BO 的潜在危险因素。BO 的气流阻塞与肺部感染和吸入性损伤有关。儿童腺病毒感染后会发生闭塞性气管炎，其是移植患者长期生存的主要威胁。它可以影响 65% 的移植时间超过 5 年的患者。由于 BO 病灶的分布以及 TBLB 活检标本中缺乏细支气管数量，TBLB 对肺移植患者 BO 的诊断价值有限。临床上，当肺移植患者的 FEV1 较基线下降 20% 以上，且出现进行性气道阻塞时，应诊断为阻塞性细支气管炎综合征。如果BO 没有可解释的原因，则称为隐源性闭塞性细支气管炎。这种情况比较少见，多发生于女性，表现为持续咳嗽、气促，部分患者可听到肺底潮湿的呼吸音，多数患者肺功能表现为气流受限。上述肺功能的异常变化对吸入支气管扩张剂没有反应。闭塞性细支气管炎的胸部 X 线片可能是正常的或非特异性的，包括不同程度的过度充气、罕见的周围血管阴影，以及偶尔的结节状影或网状结节状影。动态胸部 X 线片显示肺容量进行性增加，偶见支气管壁增厚和支气管扩张。HRCT 显示马赛克征和周围柱状支气管扩张。BO 往往会逐渐进展，并且对糖皮质激素治疗的反应较差。渐进性气流受限可导致呼吸衰竭甚至死亡。

（二）临床表现

BO 的发病呈亚急性或慢性，进展可能很快。儿童 BO 通常是由呼吸道感染引起的。理论上，任何下呼吸道感染都可以引起 BO。引发 BO 的最常见疾病是急性病毒性细支气管炎。大约 1% 的儿童在急性病毒性细支气管炎后出现 BO。主要症状是持续喘息、咳嗽和气促，常在呼吸道感染症状好转后不久发生，BO 并发渗出性多形红斑通常发生在病程 5 天~10 个月。吸入有毒气体后闭塞性细支气管炎约在 1 周后发生。体格检查发现双肺有喘鸣和高调的吸气中期干鸣音。通常不会发生杵状指。

（三）病理学表现

病理学检查是最可靠的诊断依据，但临床开展受肺活检的风险和采样部位的限制。

BO 的特征性变化包括支气管扩张、小气道炎性细胞浸润、肉芽组织和纤维组织增生、细支气管旁炎症和纤维化、肺不张以及血管体积和数量减少等。BO 的病理学表现是血管外瘢痕、黏膜下或周围炎性细胞浸润和纤维化导致管腔狭窄，管腔内无肉芽组织形成。轻者仅细支气管黏膜、黏膜下层及管壁周边出现轻度炎性细胞浸润，细支气管上皮细胞可坏死。随着病变进展，血管壁产生胶原组织，逐渐发生纤维化和瘢痕皱缩，导致管腔变窄、扭曲，严重时管腔可完全闭塞。支气管狭窄，闭塞后吸收空气导致肺萎陷，分泌物潴留，继发感染，引起支气管扩张。

（四）影像学表现

1. X 线检查：表现为肺部过度充气，血管纹理变细，磨玻璃样改变，可见弥漫性结节影或网状结节状影，无浸润影。

2. HRCT：具有特征性改变，可显示直接征象和间接征象。直接征象：周围的细支气管壁增厚，细支气管扩张伴分泌物潴留，表现为小叶中心性支气管结节影。间接征象：周围的细支气管扩张、肺不张、肺密度明显不均匀、过度通气和通气不足的混合区（马赛克征）、空气滞留征。这些变化主要在双下肺和胸膜下。

（五）鉴别诊断

肺活检是诊断闭塞性细支气管炎的"金标准"。由于病理学检查的局限性，闭塞性细支气管炎的诊断主要依靠临床表现、影像学表现、肺功能异常等。纤维支气管镜检查可辅助鉴别其他阻塞性肺疾病。吸入损伤、药物损伤，以及病毒、肺炎支原体、细菌感染后，出现持续咳嗽和喘息或呼吸困难等症状，胸部 HRCT 示马赛克征、气体闭陷征、周围支气管管壁增厚和扩张等典型表现，即可确立诊断。

1. 哮喘：闭塞性细支气管炎和哮喘均可发生于 RSV 感染或重症肺炎后，且均具有喘息的临床表现。闭塞性细支气管炎的 X 线片通常无明显异常或仅表现为过度换气，故轻者易误诊为哮喘。另外，文献报道，哮喘患儿胸部 HRCT 可能出现轻度磨玻璃样混浊或马赛克征，很容易被误诊为闭塞性细支气管炎。这两种疾病可以根据对支气管扩张剂和激素的治疗反应、过敏性疾病史或家族史以及 HRCT 的影像学表现来区分。

2. BOOP：其发病机制和临床表现与闭塞性细支气管炎相似，但影像学表现不同。BOOP 主要表现为双肺斑片影。BOOP 很大程度上是一种限制性疾病。最可靠的鉴别依据是病理学检查。闭塞性细支气管炎是由血管外瘢痕引起的狭窄，而 BOOP 是管腔内肉芽组织阻塞。

3. 弥漫性全细支气管炎：绝大多数弥漫性全细支气管炎患者患有鼻窦炎，胸部 HRCT 显示双肺弥漫性小叶中心型结节和支气管扩张，而不是马赛克征和空气滞留征。

第九节　嗜酸性粒细胞性肺病

嗜酸性粒细胞是一种多功能白细胞，涉及广泛的炎症反应的发病机制。

嗜酸性粒细胞性肺病包括与组织或外周血嗜酸性粒细胞增多有关的多种肺病。原发性嗜酸性粒细胞性肺病包括单纯性肺嗜酸性粒细胞浸润症、急性嗜酸性粒细胞性肺炎、慢性嗜酸性粒细胞性肺炎、嗜酸性粒细胞性支气管炎等。嗜酸性粒细胞增多症也可发生在过敏性支气管肺曲霉病、支气管中心性肉芽肿病、寄生虫或真菌感染以及对药物或毒素反应的患者中。此外，血管炎患者可见嗜酸性粒细胞增多症，包括过敏性肉芽肿病和血管炎。虽然许多其他疾病可能与轻度嗜酸性粒细胞增多症（包括哮喘、肺纤维化和分枝杆菌感染）有关，但这些疾病通常不被认为是嗜酸性粒细胞性肺病，因为与嗜酸性粒细胞增多的关系很小，并且不影响嗜酸性粒细胞增多症的病程。

胸部 X 线片上可检测到嗜酸性粒细胞性肺病的特征性异常，并且胸部 CT 显示实质性异常是最佳的。

如果患者在图像上有肺部阴影，并且外周嗜酸性粒细胞增多（定义为绝对血嗜酸性粒细胞计数超过 $0.5×10^9$/L），则可诊断为嗜酸性粒细胞性肺病。并非所有嗜酸性粒细胞性肺病都符合诊断阈值。因此，研究者建立了另外两个诊断标准：①嗜酸性粒细胞性肺病的灵敏度和特异度替代诊断标准，BALF 中嗜酸性粒细胞计数升高超过 10%（正常值不大于 1%）；②在经支气管或开放式活检时肺组织嗜酸性粒细胞增多。

一、单纯性肺嗜酸性粒细胞浸润症

单纯性肺嗜酸性粒细胞浸润症（Simple Pulmonary Eosinophilia）为以轻度呼吸道症状、周围血嗜酸性粒细胞增多和暂时的游走性肺浸润为特点的临床综合征，又称为 Loffler 综合征（Loffler's Syndrome）。该病即使不经过任何治疗，也可在 1 个月内自愈。

简单的单纯性肺嗜酸性粒细胞浸润症在历史上被描述为特发性，并且已被分类为原发性嗜酸性粒细胞性肺病。大部分病例发生在过敏性支气管肺曲霉病、寄生虫感染或药物反应引起的患者。单纯性肺嗜酸性粒细胞浸润症的季节性变异也表明，环境抗原可能是某些病例的原因。

诊断标准：①无症状或有轻微的咳嗽、低热。②周围白细胞计数正常或增高，嗜酸性粒细胞计数增高。③胸部 X 线片呈一过性游走阴影。④发病前有用药史。⑤粪便中可能有虫卵。

当具有第①～③项和第④或第⑤项时，可临床诊断单纯性肺嗜酸性粒细胞浸润症。

（一）发病机制

主要与寄生虫感染和药物过敏有关。寄生虫感染以蛔虫最为多见，多发生在感染后 2 周，此外还有绦虫、钩虫、阿米巴原虫、日本血吸虫、鞭虫、吸虫、丝虫等。过敏药物包括对氨基水杨酸、阿司匹林、青霉素、各种磺胺制剂、呋喃妥因、甲氨蝶呤、异烟肼、链霉素、噻嗪类利尿剂等。蛔虫引起的本病出现在蛔虫幼虫进入肺的迁移阶段，但其发病并不是寄生虫直接毒性作用所致，而是与寄生虫引起的过敏反应（Ⅰ型变态反应）有关，Ⅲ型变态反应也可参与发病。

（二）临床表现

低热、干咳、胸闷为单纯性肺嗜酸性粒细胞浸润症最常见的症状。所有年龄均可发病，多见于青年男性，起病急，部分患者无症状，经胸部 X 线片检查才发现。多数患者有轻度非刺激性咳嗽，咳少量黏液痰或柠檬色痰，偶有血痰。此外尚有头痛、乏力、上呼吸道卡他症状、盗汗、胸痛、呼吸困难等，一般不发热，如有则为低热（一般在 1 周内自行恢复正常），可有喘息和气促，偶有咳出寄生虫成虫、高热和喘息，常在 1~2 天内恢复正常。可有肌肉痛、厌食和荨麻疹。本病通常是自限性的，典型者为 1~2 周病程，也有 2~4 周。患者可有个人史或家族史。体格检查无明显阳性体征，部分患者肺局部呼吸音减弱或可闻及捻发音。

（三）病理学表现

病理学表现为渗出性肺泡炎和间质性肺炎：在支气管、细支气管、肺间质和肺泡内充满嗜酸性粒细胞，可见一些组织细胞、淋巴细胞和少量的巨噬细胞。

（四）影像学表现

肺泡性炎性渗出性病变的 X 线表现为一侧或双侧肺野斑片影、不规则或非节段性肺泡实变影，密度均匀，边缘模糊。病变通常为多发性，可侵犯任何肺野，较多位于肺野的外围，沿支气管走行分布。病变可重叠融合呈大块状，也可粟粒状分布，密度较淡，轮廓模糊。一般不伴有胸水，也无肺门淋巴结增大。

病变一般在 6~12 天内自行消失，或呈游走性，即一处病灶在 24 小时内减少或消失，而其他处出现新病灶。部分肺纹理增粗，有少量胸水。国外学者认为本病 X 线表现中病灶的游走性和一过性是其主要特征，国内有学者认为，肺部浸润性病变可呈游走性，但非游走性不能作为否认该病的证据。肺间质性炎性渗出性病变表现为肺纹理增粗，边缘模糊，病变多位于双肺下野或中、下野，以网格状影为主，其间可见少数粟粒性大小病灶。CT 可表现为一侧或两侧肺内斑片状气腔实变影，多分布于肺的周边。在 HRCT 上可见结节并磨玻璃影（晕征），多位于中、上肺野，可见多发或单发结节影、斑片状实变影及支气管壁增厚。

（五）鉴别诊断

1. 急性间质性肺炎：暴发性疾病，临床特点是快速出现发热、咳嗽、呼吸困难，临床症状重而体征少。胸部 X 线主要表现为肺纹理增粗、边缘模糊，网格状影及小点状影与肺气肿并存。急性间质性肺炎病变无游走性或一过性。

2. 弥漫性肺泡出血：血液进入肺泡腔的临床综合征，可由多种病因引起，咯血一般不是最初症状。X 线表现为弥漫性密度增高，可在短时间内吸收，亦可迅速进展。支气管肺泡灌洗可发现血性或血样液体，通常需要外科肺活检来确定基础疾病。

3. 肺结核：嗜酸性粒细胞计数在血、痰中不高，痰中可查到抗酸杆菌，无血清总 IgE 升高，胸部 X 线可见斑片状、结节状、条索状并存的病变，好发于上叶尖段及下叶背段，密度不均匀，无游走性。

4. 支原体肺炎、衣原体肺炎：常于秋季多发，好发于儿童、青年人。病灶多呈密度较低斑片影或肺段影，密度较淡如絮状，边界不清，常分布于中、下肺野，可多发，也可单发。一般 1~2 周内吸收，长者可达 4 周左右。血清学特异性抗体试验阳性，周围血嗜酸性粒细胞正常对鉴别诊断有帮助。

二、急性嗜酸性粒细胞性肺炎

急性嗜酸性粒细胞性肺炎（Acute Eosinophilic Pneumonia，AEP）是一种严重的临床疾病，其特征是呼吸衰竭，如果不被诊断和适当治疗，会导致严重的后果。患者几天内出现发热、咳嗽和呼吸困难。大多数患者是特发性的，但与吸烟史或近期吸烟史有很强的因果关系。与吸入粉尘有联系。疾病发作的平均年龄约为 30 岁。外周血嗜酸性粒细胞增多症在发病时并不常见，通常在疾病后期被发现。至关重要的是，要考虑并适当诊断 AEP，因为适当的治疗会显著改变疾病的自然病程。AEP 对类固醇有反应并且不会复发。通过适当的及时治疗，存活率接近 100%。

在评估可能存在 AEP 的患者时，考虑以下几个临床诊断标准：发生急性发热性疾病，发病时间少于 5 天；出现低氧性呼吸衰竭；胸部 X 线检查显示肺部阴影；气管肺泡灌洗液嗜酸性粒细胞增多超过 25%；对类固醇有迅速完全的反应；没有复发，并且没有潜在的致病感染。

（一）病因与发病机制

除特发性 AEP 外，在可确定的多种病因中，吸烟是最常见的诱发因素，其他吸入性刺激因素（尘埃、海洛因等）、药物和感染也与 AEP 有关，与吸入粉尘也有关。AEP 的发病机制不清楚，可能因病因不同而有所差异。

各种因素导致气道上皮或内皮损伤，释放 IL-33，促进肺部嗜酸性粒细胞聚集、浸润和脱颗粒，引起肺部炎症和相关临床表现。

（二）临床表现

AEP 的症状和体征无特异性，通常急性发作，且好发于平时身体健康的青年人。临床表现很像肺炎，患者畏寒、发热（37.5～40.0℃）、肌肉酸痛、干咳、呼吸困难、胸痛，可伴上腹部不适。体格检查常有呼吸急促，很多患者可闻及爆裂音或小水泡音，部分患者可闻及哮鸣音。轻度 AEP 无症状可自行缓解，可能通常未被确诊或与常见的病毒性疾病相混淆。一般症状持续 3 天左右好转。部分患者迅速恶化，重度的 AEP 类似 ARDS，24 小时内需要入住 ICU 和呼吸机治疗。

（三）病理学表现

AEP 的诊断不需要病理学检查，目前 AEP 的病理学报道很少。病理学检查主要用于鉴别其他 ILD 和肺部真菌感染。AEP 的病理学表现为肺泡、间质嗜酸性粒细胞浸润，肺泡、肺间质水肿。急性期出现弥漫性肺泡损伤、纤维细胞增生和炎性细胞浸润。

（四）影像学表现

影像学检查显示两肺的混杂密度阴影。胸部 X 线片显示双侧肺部阴影和少量的胸水，也可单侧胸水。很多患者可出现 Kerley A 线或者 B 线（心影一般不大）。纵隔淋巴结可肿大。胸部 CT 显示磨玻璃影和实变影，以及斑片影或者网格状影，支气管周围和小叶间隔增厚，胸水很常见（图 8-20、图 8-21）。

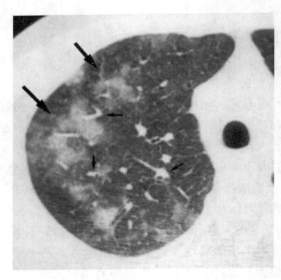

图 8-20　一名 20 岁女性 AEP 患者的 CT

注：右上叶的横向薄层 CT（1.5mm 准直）显示斑片状区域，磨玻璃样衰减（大箭头）和增厚的支气管血管束（小箭头）。

引自：Daimon T，Johkoh T，Sumikawa H，et al. Acute eosinophilic pneumonia：thin－section CT findings in 29 patients ［J］. Eur J Radiol，2008，65：462－467.

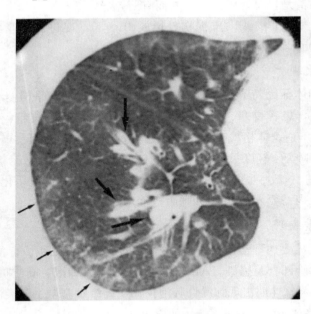

图 8-21　一名 18 岁女性 AEP 患者的 CT

注：右下叶的薄层 CT（2mm 准直）显示支气管血管束增厚（大箭头）和磨玻璃样改变区域（小箭头），主要涉及肺周围区域。

引自：Daimon T，Johkoh T，Sumikawa H，et al. Acute eosinophilic pneumonia：thin－section CT findings in 29 patients ［J］. Eur J Radiol，2008，65：462－467.

（五）鉴别诊断

1. 慢性嗜酸性粒细胞肺炎（CEP）：多见于中年女性，病程较长，有发热、咳嗽、气促、盗汗、消瘦等症状，可持续数周至数月，但很少发展为呼吸衰竭。外周血嗜酸性粒细胞明显增多，胸部 X 线检查显示双肺中、外侧带的浸润性阴影。糖皮质激素治疗虽有效，但停药后易复发。

2. 单纯性肺嗜酸性粒细胞浸润症：临床症状和体征轻微或不存在。胸部 X 线片显示短暂性或游走性斑片影，中度外周血嗜酸性粒细胞增多，通常在 2～4 周内恢复。

3. 过敏性支气管肺曲菌病：病程延长，外周血嗜酸性粒细胞增多，血液 IgE 和抗曲霉抗体滴度升高。痰液或 BALF 中培养的曲霉菌呈阳性。胸部 X 线检查显示局限性、一过性肺部浸润影。糖皮质激素治疗有效，但停止后很容易复发。

4. BOOP：临床表现与 AEP 相似，胸部 X 线片也可见多发斑片影。糖皮质激素治疗有效。但肺活检显示支气管、肺泡腔内可见肉芽肿等肺炎组织广泛改变，BALF 以淋巴细胞为主，OK＋T4/OK＋T8 减少，嗜酸性粒细胞无明显改变。

AEP 的诊断关键在于 BALF 中嗜酸性粒细胞占比大于 25％，结合相关临床表现和肺部影像学表现，排除其他急性肺浸润性疾病。

三、慢性嗜酸性粒细胞性肺炎

1969 年，Carrington 第一次提出慢性嗜酸性粒细胞性肺炎（CEP），并描述为"一种特征性的分布在胸部 X 线片周边的阴影"，肺活检发现嗜酸性粒细胞聚集，女性患病率是男性的两倍。其标志性病理学表现是富含嗜酸性粒细胞的渗出物，其填充肺间质和肺泡。本病可能是特发性，也可能是寄生虫感染、某些药物引起的毒性反应等各种各样的原因导致，为肺部嗜酸性粒细胞浸润的一种消耗性疾病。

（一）病因

CEP 的病因尚不清楚，因此应进行筛查以排除引起继发性嗜酸性粒细胞增多的因素，如吸毒、接触有毒物质、寄生虫和真菌感染。

（二）临床表现

本病常见于中青年女性，患者表现为发热、体重减轻、盗汗等，咳嗽伴痰黏稠，气促伴咯血。外周血嗜酸性粒细胞超过 20％。症状可能持续 1 个多月。90％的患者存在血液中嗜酸性粒细胞增多，50％的患者存在痰嗜酸性粒细胞增多。症状大多数是非特异性的，初步诊断可能是非典型肺炎。及时诊断非常重要，因为本病对类固醇的反应非常好。然而，与 AEP 患者相反，30％～60％的 CEP 患者在停用类固醇后出现临床复发。

（三）病理学表现

CEP 的主要病理学表现是炎性细胞不同程度地浸润到肺泡腔和间质中，其中含有很多嗜酸性粒细胞。聚集在一起的嗜酸性粒细胞可能会发生坏死并形成"嗜酸性脓肿"，但通常不存在组织坏死。在肺泡腔和巨噬细胞中也可以看到游离的夏科－莱顿（Charcot－Leyden）晶体。肺间质中有胶原蛋白轻微增加和纤维母细胞增生。在某些情况下，可能会出现闭塞性细支气管炎和非坏死性机化性血管炎的改变。

（四）影像学表现

CEP 胸部 X 线片的主要特征为肺部多发非节段影，主要集中在上、中肺野，可呈肺水肿反转影表现，但大多数患者少见这种典型表现，且这种表现无特异性。CT 或 HRCT 表现为一侧或双侧融合性实变影、斑片状实变影、磨玻璃影、带状致密影，肺内长条索状影向胸膜延伸。实变病灶与正常肺组织界限清楚。部分患者痰栓梗阻可导致肺不张，可见胸水、淋巴结影、空洞、肺门及纵隔淋巴结肿大等影像学不典型改变。随着疾病在亚急性和慢性阶段改善，CT 可能会显示垂直于胸膜表面的纵向带。部分患者治疗后可能会出现残余肺纤维化。

（五）鉴别诊断

1. BOOP：该病患者胸部 CT 中比较多见结节影，非间隔性的线状影或网格状影以及支气管扩张，外周血中性粒细胞计数偏高，而且肺泡腔内可见广泛的肉芽肿等机化性改变，BALF 中以淋巴细胞为主，嗜酸性粒细胞无明显增多，而 CEP 胸部 CT 提示小叶间隔增厚明显，而且外周血嗜酸性粒细胞增多。

2. 单纯性肺嗜酸性粒细胞浸润症：该病是一过性的肺实质病变，呈典型的游走性改变，不通过糖皮质激素治疗也可自动吸收。

3. 特发性肺间质纤维化：该病开始为两下肺磨玻璃影，之后出现网格状影和不规则影，晚期出现纤维化改变，最后出现蜂窝样影。可有新旧病灶交替出现，外周血嗜酸性粒细胞增多，但不如 CEP 增多明显。

四、嗜酸性粒细胞性支气管炎

嗜酸性粒细胞性支气管炎（Eosinophilic Bronchitis，EB）是 Gibson 等于 1989 年首先定义的一种疾病，表现为慢性干咳或晨咳少许黏痰，肺功能正常，无气道高反应性（AHR）的证据，最大呼气流量（PEF）变异率正常，糖皮质激素治疗效果良好。它是引起慢性咳嗽的一个重要原因，占慢性咳嗽的 10%～20%。EB 的临床表现缺乏特征性，部分临床表现类似于咳嗽变异性哮喘（CVA）。查体无异常，痰嗜酸性粒细胞计数升高是主要诊断依据。过去曾有因接触面粉、异氰酸和氯氨而引起 EB 的报道。因此，诊断 EB 时应考虑职业因素。EB 的诊断必须结合病史、诱导痰（或 BALF）中的嗜酸性粒细胞计数、气道反应性以及激素治疗的有效性。诱导痰细胞学检查是诊断 EB 最重要的方法。

中国《咳嗽的诊断与治疗指南（2021）》中 EB 的诊断标准：①慢性咳嗽，表现为刺激性干咳或伴少量黏痰；②胸部 X 线片正常；③肺通气功能正常，气道高反应性阴性，PEF 日间变异率正常；④痰细胞学检查嗜酸性粒细胞比例大于或等于 2.5%；⑤排除其他嗜酸性粒细胞增多性疾病；⑥口服或吸入糖皮质激素有效。

（一）发病机制

EB 患者存在与哮喘类似的嗜酸性粒细胞性气道炎症却缺乏气道高反应性的机制并

未完全明确，可能与气道炎症分布的部位、炎性介质、重要代谢通路失衡以及气道重塑的差异有关。

（二）临床表现

以慢性刺激性咳嗽为主，常为唯一的临床症状，干咳或咳出少量白色黏液痰，多发生在白天，有时伴有夜间咳嗽。患者对油烟、灰尘、异味或冷空气较为敏感，这些往往是引发咳嗽的因素。患者没有喘息或呼吸急促等症状。肺功能和 PEF 变异率正常，没有气道高反应性。

（三）病理学表现

美国 ACCP 咳嗽指南及澳大利亚 CICADA 咳嗽指南中采用诱导痰嗜酸性粒细胞百分比大于 3％作为 EB 的必要诊断标准。而中国《咳嗽的诊断与治疗指南（2021）》根据中国人群诱导痰细胞学正常参考值，把痰嗜酸性粒细胞百分比大于或等于 2.5％作为 EB 的诊断标准。诱导痰细胞学检查是评估气道炎症的理想方法。基于痰嗜酸性粒细胞变化情况来调整哮喘管理措施可以减少哮喘急性发作的次数，从而使哮喘患者获益。基于痰嗜酸性粒细胞变化来调节 EB 患者的治疗措施，如增加或减少激素用量或疗程，是否会给 EB 患者带来益处值得进一步研究。

（四）影像学表现

EB 患者的 CT 通常显示弥漫性气管壁增厚，伴有支气管内黏液样嵌塞，可以看到进展为圆柱状支气管扩张。最后，可能存在边界不明确的肺小叶中心型结节，有时具有反映小气道受累的树芽征。

（五）鉴别诊断

EB 需与许多有慢性咳嗽症状的疾病相鉴别，如咳嗽变异性哮喘、COPD、慢性支气管炎、胃食管反流病、支气管内膜性结核、过敏性咳嗽、血管紧张素转换酶抑制剂引起的咳嗽等。肺部寄生虫感染，如肺吸虫感染，也可表现为慢性咳嗽。临床上可通过详细询问病史、全面体检、胸部 X 线或 CT 检查、气道敏感性测量、肺功能检查、纤维支气管镜检查、心电图以及一些其他特殊检查来鉴别。

五、过敏性支气管肺曲霉病

过敏性支气管肺曲霉病（Allergic Bronchopulmonary Aspergillosis，ABPA）是一种因对烟曲霉过敏而引起的过敏性肺部疾病，表现为哮喘和反复出现肺部阴影，可伴有支气管扩张。该病并不罕见，但临床上常被误诊或忽视，早期诊断和及时适当的治疗可以控制病情，防止不可逆的支气管肺损伤。事实上，其他真菌也可引起与 ABPA 类似的症状，统称为过敏性支气管肺真菌病（Allergic Bronchopulmonary Mycosis，ABPM）。近年来，人们对气道真菌定植诱导的 IgE 相关的肺部嗜酸性粒细胞浸润性疾病采用了更广泛的概念，即过敏性真菌气道疾病（Allergic Fungal Airway Drug，AFAD），包括 ABPA/ABPM、真菌性严重哮喘等。

发达国家嗜酸性粒细胞性肺病的最常见原因是 ABPA。它是由对曲霉属物种抗原的超敏反应引发的，常见于哮喘和囊性纤维化患者。这种疾病的特征是外周血嗜酸性粒细胞增多和血清 IgE 水平升高。急性发作期间的症状包括咳嗽、喘息和咳褐色黏液栓塞痰，患者还会出现全身性症状，如发热、不适和体重减轻。可以通过类固醇控制症状。

（一）发病机制

ABPA 的发病机制尚未完全阐明，可能与个体易感性、病原体特征、病原体与宿主相互作用等相关。即使在相同的环境暴露下，只有一小部分哮喘患者会出现 ABPA，这表明宿主的个体易感性在 ABPA 的发病机制中起着重要作用。

（二）临床表现

ABPA 更常见于哮喘患者，表现为哮喘控制不佳、中央性支气管扩张或反复肺部感染。值得注意的是，有些患者可能没有典型的哮喘样症状。由于临床对该病缺乏认识，很容易漏诊或误诊，往往在晚期出现不可逆的结构改变时才被诊断出来。

与儿童常见的其他过敏性疾病不同，ABPA 在成人中的发病率较高，主要表现为慢性咳嗽、咳痰、喘息、胸闷等。痰可为果冻状黏痰或伴有棕色黏痰栓，也可观察到低热、体重减轻、疲倦或胸痛等症状。有支气管扩张时可出现不同程度的咯血或痰中带血。急性发作时，咳嗽、喘息、咯血更为明显，咳出大量黄色黏痰。缓解期间，上述症状可能消失或明显减轻。

体检时，肺部可能会听到潮湿的爆裂声或喘息声。由于黏液栓塞可导致肺不张，体检可能会发现呼吸音减弱或可听见。当肺部浸润累及肺部周围时，可能会发生胸膜炎，并可能伴有吸气时胸壁运动受限和胸膜摩擦。晚期患者可能会出现杵状指和发绀。

（三）病理学表现

1. 支气管腔内黏液栓塞，嗜酸性粒细胞等炎性细胞浸润，可见复科－莱顿晶体。

2. 富含嗜酸性粒细胞的非干酪性肉芽肿，由淋巴细胞、浆细胞和嗜酸性粒细胞包围的组织细胞组成，伴或不伴有真菌菌丝，主要累及支气管和细支气管。

3. 嗜酸性粒细胞性肺炎。

4. 支气管扩张，有时可以在患病的肺组织中看到曲霉菌丝。

（四）影像学表现

ABPA 影像学检查显示肺部浸润及实变影，肺部浸润呈均匀斑片状、絮状或点状，无肺叶、叶间隙移位，可分布于上、中、下肺。它可以表现为暂时性、复发性、迁移性异常和永久性异常。急性发作期可表现为一过性影像学异常，缓解或疾病控制后肺部浸润会减少，但可看到基础的肺部病变。持续的影像学异常可能在病程晚期出现。ABPA 还有其他特征性影像学表现，包括黏液栓塞、支气管扩张、小叶中心型结节、马赛克征等。

胸部 X 线和 CT 显示上肺区域中央管状实变和相应的支气管扩张，气道充满黏液和碎片。双肺纹理增粗，双肺散在结节及大块状影，病灶内有大小不一的多个空洞及含空气支气管阴影，部分空洞内有软组织影（图 8-22），双肺弥漫性模糊结节。

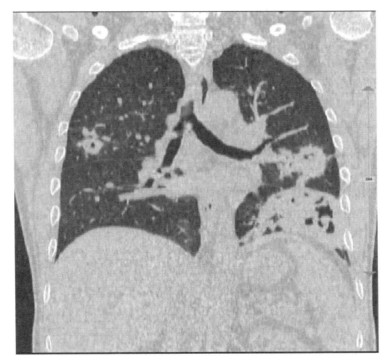

图 8—22 冠状位 CT 示左肺下叶肿块伴空洞，空洞内见软组织影

（五）鉴别诊断

曲霉菌和其他真菌在呼吸道和肺部引起的反应可以有多种临床表现，包括真菌过敏性支气管炎、气道定植、哮喘伴真菌过敏（Asthma with Fungal Sensitisation，SAFS）、ABPA/ABPM 和侵袭性肺真菌病。ABPA 还容易被误诊为其他表现相似的呼吸系统疾病，如过敏性肺炎、嗜酸性肉芽肿性多血管炎（EGPA）、哮喘伴发肺部嗜酸性粒细胞浸润等。在我国，ABPA 因其影像学表现多样，且上肺野病变频繁发生，常被误诊为肺结核。有时，ABPA 的块状阴影（黏液栓塞）也可能会被误诊为肺部肿瘤。

SAFS 是由真菌致敏引起的严重哮喘，在临床表现和实验室检查方面与 ABPA 有很多相似之处，很难区分，尤其是血清型 ABPA。SAFS 的诊断标准：①严重哮喘；②真菌致敏，真菌 sIgE 升高或真菌过敏原皮试阳性，但血清总 IgE 小于 1000U/mL。SAFS患者血清真菌 sIgG 未升高（阴性），未发现肺部浸润、支气管扩张等影像学表现。

六、支气管中心性肉芽肿病

支气管中心性肉芽肿病（Bronchcentric Granulomatosis，BG）是一种免疫性疾病，患者可分为伴有哮喘者和不伴有哮喘者。

（一）病因

哮喘患者 BG 的病因可能与寄生于支气管的某些曲霉属物种的免疫反应有关。

（二）临床表现

大多数患者有哮喘病史。哮喘患者一般在年轻时发病，多数具有特定体质，且常有哮喘家族史。起病急骤，常有发热、咳嗽和黏液样痰，有时为棕黄色黏液堵塞痰，部分患者有气促、胸痛。非哮喘患者发病年龄较大，平均年龄在 50 岁，症状较轻，如轻度咳嗽、乏力、上呼吸道感染等，无肺外血管炎，有的甚至无症状。

（三）病理学表现

BG 的病变主要局限于支气管或细支气管，小气道和大气道病变可一致，也可有气管壁及肺组织的破坏导致气道或气道下层产生栅栏样改变，上皮细胞及多核细胞聚集。

BG 根据构成肉芽肿的主要细胞分为两种病理学类型。

1. 大量嗜酸性粒细胞型：坏死性肉芽肿内含有大量嗜酸性粒细胞，小支气管内可见黏液栓，嗜酸性粒细胞可累及远端肺泡，坏死灶内可见夏科－莱顿晶体。该类型对应的患者多数临床上表现为 ABPA，表现出喘息及血嗜酸性粒细胞计数升高等。

2. 少量嗜酸性粒细胞型：坏死性肉芽肿内含有大量多核形的白细胞、少量嗜酸性粒细胞，病理学表现中的一个突出特征为富含嗜酸性粒细胞的非干酪性肉芽肿。

早期细支气管黏膜被组织细胞取代，随后细支气管内分布非干酪性、坏死性肉芽肿并被破坏。哮喘患者病灶内可见较多嗜酸性粒细胞，非哮喘患者病灶以浆细胞为主。特殊染色显示肉芽肿中存在真菌菌丝。

（四）影像学表现

胸部 X 线片和 CT 均可显示体积减小。在某些情况下也存在不明确的结节或肿块样病变，它们可能是单发的或多发的，并且以气道为中心。肺结节在肺上叶更常见，75％的患者发现单侧。

（五）鉴别诊断

BG 为局限于支气管或细支气管的肉芽肿性炎性疾病，目前认为是一种排除其他疾病后的病理学诊断类型。该病变可导致气管壁破坏，气道中可有坏死性的碎片脱落，嗜酸性粒细胞浸润，黏蛋白栓子堵塞，非特异性炎性细胞浸润，但无坏死性血管炎表现，诊断过程中需要与非感染性肉芽肿等相鉴别。BG 的诊断有赖于气管镜及病理学检查，同时需要排除肿瘤等疾病。在 BG 诊断过程中，需要详细了解患者的基础状况，包括ABPA、细菌或真菌感染、风湿性疾病、血管炎性肉芽肿、支气管肿瘤等。

综上所述，在诊断策略上，ABPA 是一种机体与曲霉相互作用失调导致的疾病，为病因学诊断级别，目前有明确的诊断标准。而对 BG 本身研究较少。二者有一定相互交错之处，但尚不能吻合。在临床实践中需要结合病史、辅助检查、影像学检查等综合判断，从而做出二者的鉴别诊断。

七、热带肺嗜酸性粒细胞增多症

热带肺嗜酸性粒细胞增多症（Tropical Pulmonary Eosinophilia，TPE）又称隐性丝虫病，约占丝虫病患者总数的 1％，以肺部过敏性炎症反应为主要表现。一般认为这是一种过敏反应，当寄生其他动物的丝虫偶尔感染人体时，人体的免疫机制消灭微丝蚴并释放过敏原，这个过程主要发生在肺部，所以该病实际上是一种潜在的隐性丝虫病。主要表现为长期阵发性咳嗽、哮喘和外周血嗜酸性粒细胞显著增多。

（一）发病机制

本病与丝虫感染密切相关，如绝大多数患者丝虫抗原补体结合试验阳性，治愈后滴度下降，典型患者肝、肺、淋巴结中可发现微丝蚴。用抗丝虫药物治疗本病有良好效果等。蛔虫、钩虫、弓形虫感染等也可引起本病。

（二）临床表现

主要临床症状为乏力、食欲不振、体重减轻、轻度发热和咳嗽。起初是干咳，后来有少量白色黏痰，有时带血，夜间咳嗽更厉害，常伴有哮喘发作。肺部可听到湿啰音或哮喘音，肝和脾轻微增大，心律失常或下肢肿胀。

（三）病理学表现

基本病理学表现为嗜酸性粒细胞性支气管炎、细支气管炎和支气管肺炎，肺组织内可见直径 3～5mm 的白色结节，中心为嗜酸性脓肿，有时结节内可见微丝蚴。外周血嗜酸性粒细胞明显增多，红细胞沉降率迅速升高。约半数患者 Wasserman 血清反应暂时阳性，血清丝虫补体结合试验常阳性。肺实质有弥漫性组织细胞和嗜酸性粒细胞浸润，可形成嗜酸性脓肿。有报道称在肺部病变的中心发现了微丝蚴及其残骸。晚期病变可能会出现纤维化并导致肺功能受损。

（四）影像学表现

胸部 X 线片可见肺部纹理增多，有时见粟粒状阴影和肺门阴影，多分布于中、下肺野及两侧。肺部 X 线异常可能在治疗后很快消失。然而，在慢性患者中，肺部出现纤维化和胸膜增厚。

胸部 CT 可能显示网状结节性混浊和支气管扩张，并可能显示细线状实变影和小结节影。

（五）鉴别诊断

诊断必须与过敏性肺炎或单纯性肺嗜酸性粒细胞浸润症相鉴别。由于该病多发生在丝虫流行地区，患者出现阵发性咳嗽、哮喘、外周血嗜酸性粒细胞明显增多等症状，即可做出诊断。结合微丝蚴补体结合试验阳性，即可确诊。有时仅根据临床表现很容易误诊为支气管哮喘，也可能与肺嗜酸性粒细胞浸润症（Pulmonary Infiltrate with Eosinophilia，PIE）相混淆。

八、嗜酸性肉芽肿性多血管炎

嗜酸性肉芽肿性多血管炎（Eosinophilic Granulomatosis with Polyangiitis，EGPA）是一种可影响全身多个系统的罕见的自身免疫性疾病，表现为外周血和组织中嗜酸性粒细胞增多、中小血管浸润坏死性肉芽肿性炎症，属于抗中性粒细胞胞质抗体相关血管炎

（Anti-neutrophil Cytoplasmic Antibody，ANCA），又称 Churg-Strauss 综合征。

（一）病因与发病机制

病因不明，但与过敏反应性疾病有高相关性，如过敏性鼻炎、鼻息肉以及哮喘。约70%的患者血清 IgE 水平升高，或外周血或组织中嗜酸性粒细胞增多。近 60%的患者ANCA 阴性，而 ANCA 可能阳性主要针对 MPO 型。ANCA 阳性则提示肾病变、肺泡出血、多发性单神经炎和紫癜的高发病率。该病与肉芽肿性血管炎（韦格纳肉芽肿）及显微镜下多血管炎合称为 ANCA 相关性血管炎。

（二）临床表现

该病可发生于任何年龄，好发于 30~40 岁，男性和女性均可受累。

1. 前驱期：除一般发热、全身不适外，常出现以呼吸道为主的各种过敏性疾病症状，包括过敏性鼻炎、鼻息肉、哮喘、支气管炎等。数年后，可进展至血管炎期。

2. 血管炎早期：常伴有全身不适、消瘦、发热、腿部肌肉（特别是腓肠肌）疼痛等全身性症状。由于受累血管分布广泛，这一阶段的临床表现较为复杂。约 2/3 的患者有皮损，最常见的是皮下结节、瘀斑、紫癜、溃疡或皮肤血管阻塞。当心脏受到影响时，会导致心肌梗死和心力衰竭。还可引起周围神经疾病，如单神经炎或多发神经炎。腹部器官缺血或梗死引起腹痛、腹泻。肺部受累最为常见，常伴有咳嗽、咯血，胸部 X线片显示斑片状浸润、结节和弥漫性间质性疾病伴胸水。肾损害一般较轻，因此通常仅出现轻微症状，但也有严重患者出现镜下血尿和（或）蛋白尿，可自行消退，或可能出现肾功能不全，很少进展为肾衰竭。在此期间出现症状后，最初的哮喘症状通常会自行消退。血管炎可能是急性的并迅速恶化，甚至危及生命。

3. 血管炎晚期：临床表现与前驱期相似，表现为严重哮喘，还可表现出一些由系统性血管炎引起的继发性改变，如高血压、心肌梗死、慢性心功能不全等。EGPA 的任何阶段均可短暂发生外周血嗜酸性粒细胞增多，与病情无关，反映的是疾病活动性。嗜酸性粒细胞浸润通常与外周血嗜酸性粒细胞增多相关，但并非唯一相关，主要发生在肺、胃肠道和心脏等部位。哮喘、嗜酸性粒细胞增多和血管炎也可伴随发生。

（三）病理学表现

EGPA 具有三种独特的组织病理学表现，即坏死性血管炎、组织嗜酸性粒细胞浸润和血管外肉芽肿，周围有类上皮细胞以及多核巨细胞形成的肉芽肿，各病理学表现可单独或同时出现，分布广泛，可发生于多个器官。通过活检获得的病理标本，如胸腔镜或经皮肺活检，可以完全可视化肉芽肿的形态，优于纤维支气管镜肺活检（TBLB）。

（四）影像学表现

胸部 CT 影像学表现多样，以肺部浸润性病变为主（图 8-23、图 8-24），也可出现网状结节状影、局限性或弥漫性斑点状影以及肺门淋巴结肿大等。病程较长的患者可能会出现肺间质纤维化。各部位的 CT 扫描有助于发现鼻窦炎、肺部浸润、肺泡出血及各种浆膜腔积液，用于诊断和评估治疗效果。肺部影像学表现主要包括广泛的支气管壁增粗、斑片状混浊和肺纹理增厚。肺部出现多发小叶中心型结节、树芽征、小结节、空气潴留征、支气管痰栓、肺气肿、实变、支气管扩张、肺小血管增厚、肺不张、肺间质改变、纵隔淋巴结肿大、胸水、胸膜增厚等。

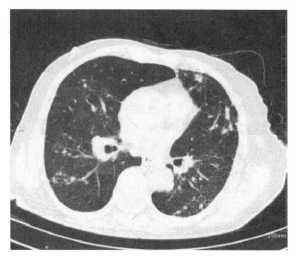

图 8-23　肺部多发结节影、肺间质改变，伴胸膜
局部增厚（1）

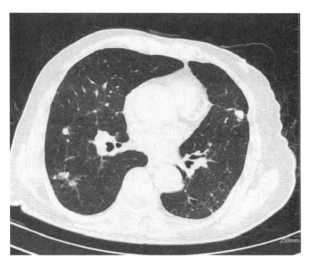

图 8-24　肺部多发结节影、肺间质改变，伴胸膜局
部增厚（2）

（五）鉴别诊断

EGPA 需与其他全身性坏死性血管炎、某些外周血嗜酸性粒细胞增多性疾病以及哮喘或喘息性支气管炎相鉴别。

1. 结节性多动脉炎（PAN）：EGPA 曾被归类为 PAN，两者都是广泛组织器官受累、病理部位相同的系统性坏死性血管炎。但 PAN 没有哮喘和过敏性疾病的症状表现，外周血嗜酸性粒细胞不会增多，组织中少有嗜酸性粒细胞浸润，鉴别较容易。

PAN 与 EGPA 受损的靶器官不一样，EGPA 常累及周围神经和心脏。肾小球肾炎常见，但病情较轻，可与 PAN 导致的肾衰竭鉴别。EGPA 常影响肺部和皮肤，而 PAN 较少影响。此外，PAN 常与乙型肝炎病毒感染有关。

2. 肉芽肿性血管炎（韦格纳肉芽肿）：EGPA 与此病的靶器官相似，但两者在临床和病理学表现上有一些差异，可用于鉴别。两者之间还存在重叠，因此鉴别困难。肉芽肿性血管炎和 EGPA 均易侵袭呼吸系统，但 EGPA 常造成破坏性损害，如鼻黏膜溃疡、肺结节、空洞等。EGPA 肺部受累程度较肉芽肿性血管炎轻，表现为过敏性鼻炎、鼻息肉和一过性肺部浸润。两种疾病的 X 线检查表现也不相同。EGPA 患者中 70% 可见皮肤损害，而肉芽肿性血管炎患者中仅 13% 见皮肤损害。EGPA 患者肾衰竭很少见，但肉芽肿性血管炎常见，且过敏性肉芽肿性血管炎的预后优于肉芽肿性血管炎，对糖皮质激素反应良好，炎症时常需要加用免疫抑制剂。

3. 嗜酸性粒细胞增多症：嗜酸性粒细胞增多症与 EGPA 有许多相似之处，两者都是伴有外周血嗜酸性粒细胞增多的全身性疾病，嗜酸性粒细胞浸润可表现为嗜酸性粒细胞胃肠炎等继发性改变。然而，嗜酸性粒细胞增多症的外周血嗜酸性粒细胞的数量高于 EGPA。嗜酸性粒细胞增多症常伴有中枢神经系统弥漫性损害、肝脾大和全身淋巴结肿大、血栓栓塞和血小板减少，而 EGPA 罕见。嗜酸性粒细胞增多症很少形成血管炎和肉芽肿。两者对皮质类固醇的反应不同，嗜酸性粒细胞增多症反应较差。

4. CEP：本病好发于女性，表现为外周血嗜酸性粒细胞增多，伴肺部明显持续性浸润，分布于肺部边缘，呈一过性过敏性肉芽肿性血管炎。CEP 患者也常有特殊体质，部分患者表现为哮喘或过敏性鼻炎。若病情复发，病理学改变可与 EGPA 相似，表现为广泛的嗜酸性粒细胞浸润、小血管炎症甚至肉芽肿，此时患者往往对糖皮质激素反应良好。

第十节　弥漫性肺泡出血综合征

弥漫性肺泡出血综合征（Diffuse Alveolar Haemorrhage Syndrome，DAH）是由不同病情导致肺泡微血管损害，肺泡微血管的血液进入肺泡，引起咯血和呼吸困难、贫血，胸部 X 线片表现为双侧弥漫性浸润影，并可导致呼吸衰竭的致命性临床综合征。DAH 临床上比较少见，临床症状及影像学表现无特异性，给临床诊断带来困难，常常延误病情。因此，提高临床医生识别 DAH 的能力，及时诊断和治疗，对 DAH 的预后具有重要的意义。

一、临床表现

DAH 可以是突发性的，也可以是慢性的。临床上大部分患者起病急，主要表现为咳嗽、气促、咯血。肺出血通常较严重，导致进展迅速，甚至可能很快出现低氧血症和呼吸衰竭。咯血量从痰中带血到大量咯血不等，少数患者虽然咯血不明显，但肺部出现大量积血。急性贫血大多提示双肺已弥漫性出血，缺铁性贫血则表明肺泡慢性出血。肾衰竭患者常出现血尿、蛋白尿和肾功能不全。它可以发生在任何年龄，并且当发生时，大多数进展迅速并且常危及生命。DAH 的症状包括咯血、胸部 X 线片上弥漫性肺泡浸润影和贫血三联征。然而，许多患者并没有三联征，如果出现其中两个，则应怀疑 DAH。40%~80%的 DAH 患者会出现咯血，大多数患者仅有轻度咯血，可能立即发生，也可能持续数天、数周。大咯血在治疗中很少见，发生时每次咯血量超过 200mL，或咯血伴有面色苍白、呼吸急促、抽搐等症状，风险极高，死亡率高达 70%。1/3 的患者初期无咯血症状，发现缺铁性贫血或短时间内贫血加重。患者可能有不同的呼吸系统疾病，与出血、肺泡充血、通气/灌注不足和贫血有关。

二、病因与发病机制

从本质上看，DAH 是临床综合征，并不是单一疾病。导致 DAH 的病因大体分为免疫性疾病和非免疫性疾病两大类。引起 DAH 的常见的免疫性疾病有小血管炎，如坏死性肉芽肿性多血管炎、显微镜下多血管炎（MPA）、系统性红斑狼疮及肺出血－肾炎综合征（Goodpasture 综合征）等；而引起 DAH 的非免疫性疾病有二尖瓣狭窄、感染、药物中毒、吸入毒物及凝血功能障碍等。临床研究报道，导致 DAH 最常见的病因是坏死性肉芽肿性多血管炎（32%），随后为肺出血－肾炎综合征（13%）、特发性肺含铁血黄素沉积（13%）、结缔组织病（13%）和显微镜下多血管炎（9%）。

三、实验室检查

急性起病者血红蛋白在 1~2 天内快速下降 20~40g/L，慢性起病者有缺铁性贫血。如果患者出现肺部阴影，同时连续数天内进行性血红蛋白下降，应该怀疑 DAH。与免疫性疾病相关的 DAH 患者，常见 C－反应蛋白和红细胞沉降率增加；有肾损害时，表现为镜下血尿、蛋白尿及肌酸升高；出现相应的结缔组织病和系统性血管炎的血清学试验改变对 DAH 的病因诊断有帮助。

四、影像学表现

急性肺泡出血时，胸部 X 线片常无明显特征，但双肺可出现多发模糊斑片影，光亮多位于肺部中部和内侧。与一些感染性疾病、肺水肿等难以区分，肺泡浸润影、实变影、慢性或反复发作性出血均可形成线状的间质纤维化，胸部 X 线片表现为网格状影的诊断价值不大。

大量出血时，胸部 HRCT 可见广泛的磨玻璃影或实变影，其中可见含气支气管影，病灶呈向心性分布，双肺外周分布则少（图 8－25）；或在 HRCT 显示磨玻璃影或实变影，广泛分布小结节，直径 1~3mm；小结节可合并形成斑片影和磨玻璃影，沿血管分散分布（图 8－26）。胸部 HRCT 同时显示结节、大阴影等其他病灶，为 DAH 的病因诊断提供重要线索。

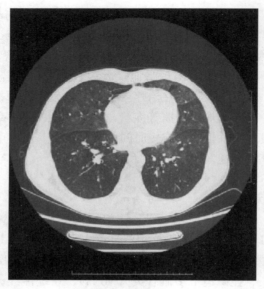

图 8-25　双肺散在分布磨玻璃影，病灶分
布以中内带为主

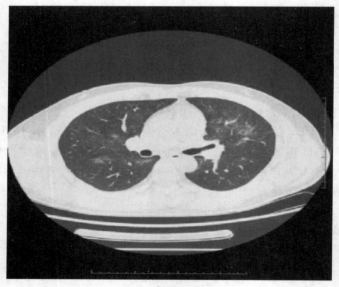

图 8-26　双肺对称分布磨玻璃影，其内混杂小结节影，病
灶分布以中内带为主

五、鉴别诊断

DAH 尚无公认的诊断标准，通常依据以下 5 点诊断：①咯血、不同程度的呼吸困
难；②缺铁性贫血，24 小时内血红蛋白降低大于 20g/L；③胸部 X 线片显示弥漫性肺
实变影；④肺功能检查示限制性通气功能障碍，低氧血症伴过度通气，肺弥散功能增

高，超过基线值30%；⑤支气管肺泡灌洗（BAL）：多肺段回收液为血性灌洗液，或吞噬含铁血黄素肺泡巨噬细胞大于20%，普鲁士蓝染色呈阳性。亦有少数DAH患者需要通过胸腔镜或开胸肺活检等创伤性检查确定DAH。DAH诊断须排除呼吸道异物、支气管扩张、肺脓肿、肺肿瘤、肺炎、肺结核、肺血栓等引起的咯血。

怀疑患有DAH者需要进行支气管镜检查。无咯血的患者必须接受BAL，以确立DAH的临床诊断并排除感染。进行BAL时，多肺段回收的液体呈血性；出血36~72小时后，开始出现吞噬含铁血黄素肺泡巨噬细胞，普鲁士蓝染色呈阳性大于20%，这时就可诊断DAH。支气管镜肺活检肺泡腔见吞噬含铁血黄素肺泡巨噬细胞有助于DAH的诊断。

第十一节　弥漫性泛细支气管炎

弥漫性泛细支气管炎（Diffuse Panbronchiolitis，DPB）是一种弥漫存在于两肺呼吸性细支气管的气道慢性炎症性疾病。受累部位主要是呼吸性细支气管以远的终末气道。因炎症病变呈弥漫性分布并累及呼吸性细支气管壁的全层，故称为弥漫性泛细支气管炎。

一、临床表现

1. DPB的常见症状为慢性咳嗽，较多脓痰，可伴有进行性活动后呼吸困难。通常隐匿发病，早期咳无色或白色黏痰，并发呼吸道感染时痰量增多，每日可达数百毫升，并转为黄脓痰或绿痰。病程中易反复出现下呼吸道感染，急性感染时可有发热。

80%以上的DPB患者同时患有慢性鼻旁窦炎或有既往史，部分患者有鼻旁窦炎家族史。有些患者即使没有鼻部症状，影像学检查亦显示其有鼻旁窦炎。因此，疑诊为DPB的患者，即使没有鼻部症状，也应常规拍摄鼻窦X线片或CT片，证实或排除鼻窦炎。慢性鼻窦炎与肺部症状出现的时间无明显相关性，慢性鼻窦炎可以是DPB的首发症状，也可以较肺部症状出现晚。

2. 查体可无特异性表现。部分患者有发绀、杵状指。部分患者肺部听诊常可闻及细小湿啰音或哮鸣音，或两者同时存在，以两下肺为主。晚期可出现桶状胸、肺心病、呼吸衰竭等。

二、病因与发病机制

目前对于该病的病因和发病机制尚无明确的结论，主要有以下观点。第一，家族遗传：根据DPB患者的家族史统计，约60%的患者有家族史，提示遗传可能是重要的致病因素。第二，感染：DPB患者常患有慢性副鼻窦炎或有既往史，慢性副鼻窦炎大多会导致患者不同程度感染。另外，肺部支原体感染也可能会导致患者患上DPB，因此感染也可能是致病因素。第三，外部环境的刺激：有数据显示，二氧化硫污染地区居民患DPB的概率远高于无污染地区，故空气污染或吸入有毒气体也可能是致病因素。

三、病理学表现

大体标本：肺部表面弥漫性分布许多灰白色小结节，摸起来像细沙，不均匀，呈颗粒状。切口可见以细支气管为中心的大结节，有时可出现支气管扩张。

DPB的特征性病理学表现为双肺弥漫性分布，以呼吸性细支气管为中心的慢性细支气管炎及细支气管周围炎。①细支气管、呼吸性细支气管炎症表现为管壁增厚、管腔狭窄，管壁全层可见弥漫性淋巴细胞、浆细胞和组织细胞等炎性细胞浸润，常伴有淋巴组织增生。细支气管邻近的肺泡间隔增宽，肺泡腔内见大量吞噬脂肪的泡沫细胞。②其他肺组织区域，除肺泡腔可伴有过度充气外，可无明显异常。③支气管管腔内以及其周围的肺泡腔内可伴有大量的中性粒细胞聚集。④病程晚期，陈旧病变细支气管周围可见间质纤维组织增多。

四、辅助检查

1. 实验室检查：血白细胞、中性粒细胞在稳定期多正常，急性加重期可升高，同时可出现C-反应蛋白增加、红细胞沉降率增快。

血清冷凝集试验（CHA）：DPB患者CHA效价在患病2周后即可上升，1个月时达高峰，可持续数月至数年；效价升高多在64倍以上，病情恶化时可高达1024~2048倍。CHA效价升高可见于支原体感染等，但DPB患者支原体抗体多为阴性，目前无肯定依据支持DPB与支原体感染相关。

2. 痰培养：早期痰培养多为非致病菌。随着病情进展，合并下呼吸道感染，痰培养可出现阳性结果。如合并支气管扩张，较易出现菌群交替而导致铜绿假单胞菌感染。抗酸杆菌多为阴性。

3. 肺功能检查及动脉血气分析：DPB的肺功能改变与COPD相似，主要表现为阻塞性通气功能障碍，FEV1/FVC％小于70％，病情进展时可有VC降低，VC占预计值的百分比小于80％；残气量上升，残气量占预计值的百分比大于150％；残气量/肺总量比值增加，RV/TLC％大于45％。呼吸性细支气管慢性炎症容易导致管壁增厚，管腔狭窄，残气量增加，肺活量减少，气体分布不均，V/Q失调，使本病早期发生低氧血症，随着病变进展，肺泡通气不足，也可出现高碳酸血症。

4. 免疫学检查：DPB患者BALF中中性粒细胞计数及百分比升高，CD4＋T淋巴细胞和CD8＋T淋巴细胞总数增高，CD4＋/CD8＋比值明显下降。与此相反，外周血中CD4＋/CD8＋比值升高。

五、影像学表现

胸部 X 线及 CT 对提示 DPB 和诊断 DPB 均有帮助，尤其是 HRCT 对 DPB 的诊断有重要的作用。

1. 胸部 X 线：疾病早期胸部 X 线片可无特殊改变。随着病情进展，胸部 X 线片可见两肺弥漫性分布的颗粒样小结节状影，以下肺明显，结节影可随着病情恶化或治疗而扩大或缩小甚至消失。同时有过度充气，表现为透过性增强，横膈低位扁平，胸廓前后径增大。后期出现卷发影和轨道征等支气管扩张表现，有时伴局灶性肺炎表现。

2. HRCT：对 DPB 的诊断非常有价值，双肺沿支气管走形弥漫性分布的浅淡小叶中心型结节影。

1）小结节影：呈两肺弥漫性分布的小叶中心型颗粒样结节影（图 8-27、图 8-28），通常无融合，不伴有小叶间隔增厚，以两下肺明显，但部分患者小结节影可呈局灶性分布。经过治疗后，DPB 的小叶中心型结节可减少或吸收，因此 HRCT 对疗效评价和随访也有重要的意义。

2）支气管扩张：随着病情进展，可出现继发性支气管扩张（图 8-29）。

3）空气潴留征：小气道狭窄或阻塞可引起肺内含气量增加，气体潴留。

4）肺间质纤维化：长期慢性炎症造成继发性肺间质纤维化，CT 主要表现为胸膜下网格状影和蜂窝样影。

3. 鼻窦 CT：80% 以上 DPB 患者合并鼻窦炎或者有既往史，有些患者没有鼻窦炎的主观症状，但鼻窦 CT 可见明显的鼻窦病变，如黏膜增厚、鼻窦积液等（图 8-30）。

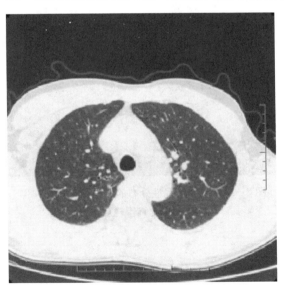

图 8-27　双肺弥漫性分布的小叶中心型结节影（1）

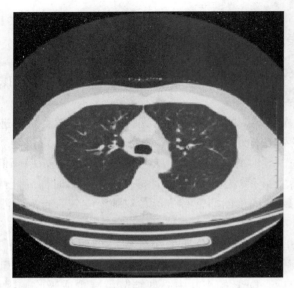

图8-28 双肺弥漫性分布的小叶中心型结节影（2）

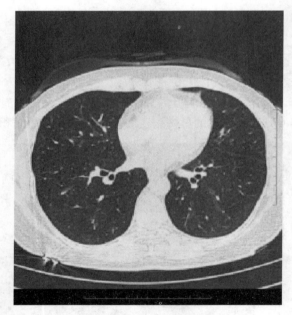

图8-29 双肺弥漫性分布的中心型结节影，伴
左肺下叶支气管轻度扩张

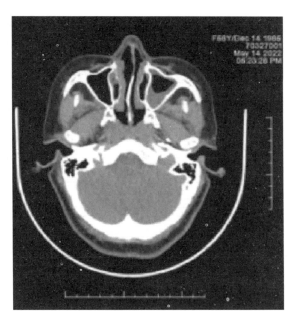

图 8−30　左侧上颌窦内少量积液

六、诊断与鉴别诊断

1. 诊断标准：目前我国尚无诊断标准，主要参考日本厚生省 1998 年第二次修订的临床诊断标准。诊断项目包括必需项目和参考项目。

1) 必需项目：①持续咳嗽、咳痰及活动时呼吸困难；②合并慢性鼻窦炎或有既往史；③胸部 X 线见两肺弥漫性散在分布的颗粒样结节影或胸部 CT 见两肺弥漫性小叶中心型颗粒样结节影。

2) 参考项目：①胸部听诊有断续湿啰音；②FEV1 占预计值百分比低于 70％以及低氧血症（$PaO_2 < 80mmHg$）；③CHA 效价 M1：64。

注意：确诊，符合必需项目①、②和③，加上参考项目中的两项以上；一般诊断，符合必需项目①、②和③；可疑诊断，符合必需项目①和②。

需要说明的是，日本标准是不依赖病理学活检的临床诊断标准，1980—1982 年日本厚生省在 DPB 全国性调查中确诊 319 例 DPB，其中仅 82 例经病理学检查证实为 DPB。这说明 DPB 的临床和影像学特点比较明显，典型病例一旦达到临床诊断标准，则不依赖病理学诊断。

日本的诊断标准基本适用于我国。但临床和影像学表现不典型者，必须行肺活检。由于 DPB 特征性病理学改变需要通过低倍镜观察其形态结构变化，需要较大的病理组织块，因此以开胸或经胸腔镜肺活检为好。

2. 鉴别诊断：DPB 临床表现无特异性，尤其是合并感染时与慢性支气管炎、支气管扩张等疾病相似，极易误诊，应注意鉴别。有多种其他肺疾病胸部 CT 表现为两肺弥漫性小叶中心型小结节影，如肺结核经支气管播散、非结核分枝杆菌感染、支气管扩张、吸入性细支气管炎、过敏性肺炎等，需要注意结合其他影像学表现及临床病史、临床表现、实验室检查等进行鉴别。文献报道 DPB 可与其他疾病伴发，如胸腺瘤、类风湿性关节炎、IgA 肾病及哮喘等。

第十二节　肺淋巴管肌瘤病

一、概述

肺淋巴管肌瘤病（PLAM）是一种罕见的、进行性、弥漫性囊性肺部疾病，其特征是由平滑肌样细胞或淋巴管平滑肌瘤细胞的破坏性增殖引起的弥漫性囊性改变，可导致弥漫性囊性组织重塑和进行性呼吸衰竭。PLAM 多发生于育龄女性，也发生在男性中，但通常不会进展为有症状的程度，这种在疾病表现上的明显性别差异仍无法解释。

二、流行病学

全球 PLAM 的发病率没有准确数据。PLAM 多发生于绝经前的女性，70％发生于年龄在 20～40 岁的女性，发生于绝经后者很少。PLAM 分为两型，散发的 PLAM（S－PLAM）占大多数，另外一型为遗传性疾病结节性硬化症（Tuberous Sclerosis Complex，TSC）PLAM（TSC－PLAM）。由于很多 TSC－PLAM 症状轻微，没有进行 PLAM 的筛查，所以临床上还是以 S－PLAM 为多见。

白种人比其他人种发病率高，黄种人次之。

三、病因与发病机制

（一）病因

PLAM 的病因尚不清楚。相关病例提示这个病和雌激素有关。本病在月经初潮前不会出现，绝经后也很少发生，少数绝经后发生的病例通常也有服用雌激素的病史。PLAM 在妊娠期间加重，卵巢切除后缓解。当结节性硬化症表现为肺炎时，女性多见，活检也可证实雌激素和孕激素受体。但抗雌激素治疗，如切除双侧卵巢、放疗、黄体酮治疗等效果不佳，说明 PLAM 的发病不仅与雌激素有关，还有其他重要因素。

（二）发病机制

PLAM 是整个肺间质、全身淋巴管及其周围平滑肌样细胞的增殖性病变，目前尚不清楚这种改变是增殖细胞本身异常，还是增殖细胞对异常刺激的反应。

肺间质平滑肌增生引起的肺囊肿形成及类似肺气肿变化的原因尚不明确，可能由平滑肌压迫传导气道所致；或由于气道内平滑肌细胞增殖产生"球－瓣"阻塞效应，导致终末气道扩张；弹力蛋白酶 Ax－抗胰蛋白酶失衡也可引起弹力纤维降解，导致肺气肿样改变。PLAM 细胞的起源至今是一个谜，目前推测 PLAM 细胞并非在肺部产生，而是来源于肺外，特别是肾血管肌脂肪瘤或子宫。PLAM 细胞经淋巴管，然后通过血液循环向肺部转移，形成全肺弥漫性分布的 PLAM 病灶。

四、临床表现

S－PLAM 和 TSC－PLAM 在临床表现上有相似之处，但各有其表型特点。

临床常见症状为反复发作的气胸、进行性呼吸困难、乳糜胸、咳嗽、咯血、胸痛等。PLAM 患者常伴有纵隔淋巴结肿大、肾血管平滑肌脂肪瘤、淋巴腺病、淋巴管肌瘤等腹盆腔异常。PLAM 导致气流限制、过度膨胀和弥散功能降低，进而导致呼吸困难。呼吸急促主要是由进行性阻塞性变化引起的。

PLAM 患者在体征上没有特殊表现。少数患者在体征上出现气胸、胸水、腹膜腔积液（腹水）、淋巴水肿等。如果发生于 TSC 的基础上，伴有 TSC 的相关症状和体征。

然而，PLAM 的许多临床特征仍无法解释。

五、病理学表现

PLAM 以支气管、细支气管、肺泡间隔和肺血管、淋巴管周围的不典型平滑肌细胞进行性浸润为主要病理学特征。PLAM 的病理学诊断，首先进行 TBLB，如果使用这种方法诊断困难，建议进行外科肺活检。然而，TBLB 的诊断率并不是很高，因为标本体积小，存在干扰因素，特别是对于早期肺病变。相比之下，外科肺活检具有较高的诊断率。经支气管肺冷冻活检（Transbronchial Cryobiopsy，TBLC）是获取肺组织标本的一种有用工具，由于组织标本更大和干扰因素更少，其诊断率高于 TBLB。

在镜下病理观察中，PLAM 细胞呈短梭形、卵圆形或上皮样；细胞核清晰，未见核分裂象，细胞质地丰富，部分细胞较肥大。肺部囊肿改变及成簇分布的增殖平滑肌样细胞是 PLAM 镜下病理学改变的两大特征。在镜下，可发现肺泡壁、细支气管壁、淋巴管壁及血管壁周围有不同成熟度的平滑肌样细胞增殖表现，其排列呈束状或者结节状；围绕淋巴管、小气道、小血管，增殖的上皮样平滑肌细胞呈结节状，可突入小气道，导致终末小气道和肺泡囊性病变和破裂，形成大小不等的囊腔病变。

尽管病理学上外观为良性，但 PLAM 细胞似乎会转移，可以从血液中分离出来，PLAM 被称为"良性转移性疾病"或低级别肿瘤。

显微镜下的发现可能是微妙的，需要仔细检查来确定 PLAM 细胞。PLAM 的免疫组化标志物显示肌源性和黑素细胞标志物的特征性共同表达。

六、实验室检查

PLAM 细胞引起淋巴异常和血管内皮生长因子-D（VEGF-D）升高。PLAM 的乳糜胸水中存在"PLAM 细胞簇"。这些被描述为包含 HMB-45 阳性 PLAM 细胞和淋巴内皮细胞，它们对抗足滑蛋白抗体 D2-40 有反应。

VEGF-D 由正常间皮细胞产生，VEGF-D 表达对雷帕霉素的抑制作用。VEGF-D 在 PLAM 女性患者的血清中升高，作为 PLAM 的诊断生物标志物具有重要价值，并与 PLAM 的淋巴受累密切相关。这与表达 VEGF-D 的增生性间皮细胞群的扩增以及 mTORC 激活导致的这些细胞中 VEGF-D 表达的升高相一致。

PLAM 肺功能表现为 TLC 和胸腔气体容量（Vtg）增加，RV 和 RV/TLC 增加，即便在 TLC 和 Vtg 相对正常时，也常见气流受限，FEV 和肺活量、FEV1/FVC 均有下降。肺机械力学表现为平均弹性回缩力减弱和上游阻力（Rus）增加，弹性回缩力减弱和上游阻力增加均可引起气流受限。PLAM 中经常出现气体交换不良，弥散功能下降。

七、影像学表现

（一）胸部 X 线表现

早期胸部 X 线片无异常改变，或表现为双肺纹理增多、紊乱，可能只出现气胸；晚期可出现严重的肺气肿样改变。超 50% 的患者出现过度充气伴气腔囊性扩张，肺野透光度相对增高，出现乳糜胸水。

（二）胸部 CT 表现

胸部 HRCT 显示双肺多发弥漫性、均质性、边界清楚的薄壁小囊状影。

PLAM 的显著特点：全肺均匀分布大小不等的薄壁囊状影，直径在 0.5～5.0cm，囊壁的厚度一般小于 2mm。早期囊状影较小，随病情发展，囊状影可增大、增多。这类形态的囊肿发生率为 100%，为最常见的表现，是诊断 PLAM 的重要依据。相比常规 CT，HRCT 能清楚显示病灶的囊壁，并能同时显示出点状形态的小叶中央动脉位于囊状影的边缘，但绝不会出现在囊腔中央，借此与小叶中心型肺气肿相区别。

PLAM 的 CT 表现见图 8-31。

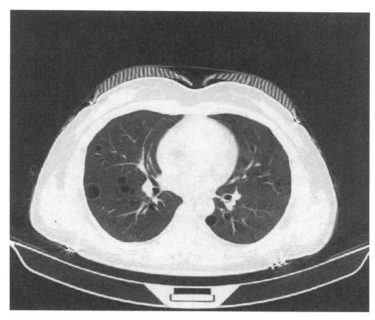

图 8-31　PLAM 的 CT 表现

注：女性，31 岁，双肺内大小不一含气囊状影，边界清楚，壁薄、均匀。

八、鉴别诊断

1. 小叶中心型肺气肿：在 HRCT 上可见多处低密度区，但无清晰囊壁，分布不均匀。另外，由于低密度区位于肺叶中央，因此小叶中心型肺气肿低密度区可见肺血管影，在密度区即小叶中央动脉处可见，而 PLAM 则有薄壁，清晰均匀，病灶分布均匀，血管影位于囊状影边缘处，结合发病年龄有助于鉴别诊断。

2. 结节性硬化症：多见于青少年，男女发生率相近，为常染色体显性遗传病。其具有典型的临床三联征：智力低下、抽搐、面部血管神经瘤。当侵入肺部时，在影像学和病理学上与 PLAM 类似。据报道，PLAM 是一种不成功的 TSC 类型。然而，它主要影响血管平滑肌，很少影响淋巴管，因此乳糜胸很少见。

3. 朗格汉斯细胞组织细胞增多症（LCH）：90% 发生于经常吸烟者。多数患者肺部 HRCT 表现为厚壁囊肿伴多发结节和空心结节，囊状影主要分布在两上肺，下肺较少。随着时间的推移，结节逐渐出现空心并进展为囊性病变，这与 PLAM 不同。

4. 支气管囊状扩张：可出现囊状影，但多沿支气管树分布，壁较厚，周围肺囊状影少见（无中央气道受累），常可见扩张性眼眶阴影。同时支气管或扩张曲折分布的管状影和囊状影可能显示与 PLAM 明显不同的气液水平。

综上所述：育龄女性，原因不明的渐进性呼吸困难、咳血，反复气胸或乳糜胸，CT 或 HRCT 显示双肺弥漫性分布的薄壁小囊状影，应高度怀疑 PLAM。

第十三节 肺泡微结石症

一、概述

肺泡微结石症（PAM）是一种罕见的常染色体隐性遗传病，由 *SLC*34A2 突变引起，*SLC*34A2 编码Ⅱb 型磷酸钠共转运体（NaPi－Ⅱb）。肺泡上皮细胞 NaPi－Ⅱb 功能的缺失导致肺泡衬里液（Alveolar Lining Fluid，ALF）不能输出无机磷酸盐，无机磷酸盐在肺泡中积累，与钙结合，形成羟基磷灰石微晶石。许多患者无症状，临床表现不统一。胸部 X 线片和 CT 显示高密度浸润，通常是相当引人注目和独特的，在许多情况下，可以通过非侵入性措施进行诊断。PAM 最常见的症状是用力时呼吸困难，无症状患者常因不相干的原因进行了胸部 X 线检查或胸部 CT 检查后被偶然发现。肺纤维化、肺动脉高压和呼吸衰竭可随着疾病的进展而发展。以支持治疗为主，肺移植是终末期患者的一种选择。

二、流行病学

1957 年，Sosman 等人首次报道了 PAM 是可遗传的，大约三分之一的病例存在家族联系，约三分之二的病例是散发的。由于 PAM 的罕见性，目前缺乏流行病学数据。PAM 的患病率可能低于百万分之一。相关研究估计，日本 *SLC*32A2 突变人群的患病率低于 0.8%。

相关研究表明，在对 576 例 PAM 病例的回顾中，约 36% 在 20 岁之前确诊，约 88% 的病例在 50 岁之前确诊。迄今为止，病例数量最大的文献调查发表于 2015 年，描述了来自 65 个国家的 1022 例病例，其中 381 人（37%）存在家族联系。

虽然 PAM 可能总体上以男性患病为主，但在意大利、西班牙和法国有很大的区域差异，女性病例多于男性。病例数量较多的是亚洲（576 例）和欧洲（285 例）。

三、病因与发病机制

（一）病因

这种疾病的病因至今仍不清楚。患者无慢性肺部感染病史、过敏史及工作史。预测是肺部代谢疾病的结果，但血液检查中钙磷测量值接近正常。虽然局部肺泡钙磷代谢因感染而出现异常，但疾病并未从肺部分离出来。Sosman 于 1957 年首次发现 PAM 的病因与基因突变有关。国外报道了 25 例，发生在 5 个家庭；我国报告了 27 例，发生在 10 个家庭，全部是兄弟姐妹。国外报道的病例中，家庭内发生性行为的比例为 43.7%~62.3%。全国报告的 48 例中，有 34 例发生家庭性行为，占 70.8%。1967 年，奥尼尔研究该病的家族关系时，提出该病可能是从家族图谱上遗传的常染色体隐性遗传病。据推测，这种疾病是由肺泡呼吸代谢的先天性问题、碳酸酐酶异常以及高 pH 值造成的，这是钙磷盐在肺部沉积和形成结石所必需的。但这个结论没有进一步的依据。根据分子遗传学理论，生物体的特性与生物体的新陈代谢有关，而代谢过程就是生化过程。生物体的遗传特征是由染色体 DNA 链上的核苷酸序列决定的。本病肺泡内钙磷沉积可能是由某些生化控制基因组"失控"所致。如果基因或规则出现小错误，疾病就可以从父母传给后代。这种疾病也可能由肺部钙磷代谢紊乱所致。

（二）发病机制

基因 SLC34A2 在人体的多种组织中表达，以肺组织表达最高。肺组织主要是 II 型肺泡上皮细胞高表达，该基因主要参与无机磷的代谢，与 PAM、睾丸微石症等多种代谢性疾病的发病相关。2006 年，Corut 等首先通过纯合子基因定位，将 PAM 的候选致病基因定位在 4P，指出 SLC34A2 突变可能导致了 PAM 的发生。随后，Huqun 等用单核苷酸多态性检测方法，直接在 PAM 患者的肺组织和血中检测到该基因的突变，其突变方式为纯合子突变。因此，SLC34A2 是 PAM 的致病基因，SLC34A2 突变引起 SLC34A2 的功能障碍，减少磷酸盐清除，导致微结石形成。

四、临床表现

PAM 是一种罕见疾病，大多是偶然发现的，患者多因其他原因进行胸部 X 线检查时发现病变。患者早期无症状，直到肺泡气体交换功能恶化，因此通常患者是成年时被诊断。

该病情呈逐渐加重趋势，会出现干咳、胸闷等症状，往往不被注意。随着病情进展，出现胸闷、气促、运动后呼吸困难、咳嗽加剧、有少量痰、咯血较少等。末期症状更加严重，静息时呼吸困难、发绀明显，还可出现其他红细胞增多症。如果发生继发性肺炎，则有发热、剧烈咳嗽、咳痰、咯血等症状。疾病进展可引起肺纤维化、肺气肿、肺大泡，最后逐渐进展为肺动脉高压、肺炎和呼吸衰竭。

运动时呼吸困难是最常见的症状，也会出现咳嗽、胸痛、咯血和气胸。肺功能通常在 PAM 的初始阶段保持正常，然而，随着疾病的进展，患者往往会出现限制性通气功能障碍，导致肺总容量降低等。

五、病理学表现

痰液或 BALF 有时可查见微结石。在大体病理中，肺肿大，比水的密度更高。胸膜表面呈细颗粒外观，肺切片呈弥漫性颗粒浸润。组织病理学上，微粒的大小为 $50 \sim 5000 \mu m$ 不等，具有层状的洋葱状外观。它们在肺泡间隙内的位置有助于区分 PAM 与转移性疾病和营养不良疾病，在间质和血管系统中也发现钙化。在疾病早期阶段，很少有明显的细胞反应性或间质增厚。肺泡间隔因结缔组织增生而变宽，提示肺纤维化，血管内侧增厚与肺动脉高压一致。

这种疾病通常会侵犯肺部。镜检可提示肺部变硬、重量增加，可高达 4000g。如果将肺部从胸腔中取出，其不会萎缩，但放入水中会下沉。当肺部被切开时，有一种沙子摩擦的感觉，露出弥漫性分布的细的沙粒结石。双肺底部有散布沙粒结石，严重时结石可遍布 80% 的肺泡。镜检可见直径 0.02~3.00mm 的微结石。30%~80% 的肺泡可见洋葱皮样物质，通常有致密的钙化灶。结石大多呈圆形和心板状图案，SE 或 PAS 染色示中间颜色较深、周围颜色浅，主要成分是磷酸钙和少量碳酸钙。结石之间有纤维带，周围可见巨噬细胞浸润。早期通常没有炎症反应，晚期可见白细胞浸润差异，有时可见肺间质纤维化差异。

六、影像学表现

PAM 的影像学表现是肺部疾病检查中最为显著的，其影像学表现具有特征性。如患者有家族史，简单标准的胸部 X 线片足以诊断 PAM。

（一）胸部 X 线表现

1. 高密度细小结节影：双肺存在广泛弥漫性、散在的细沙样或星花样钙质斑点，斑点之间界限分明。密布细小结节影，直径约 1mm，密度高，边缘清楚，形状不规则。

2. 分布：可见上肺野清晰，代偿性通气过度。通常主要分布在双肺中、下肺野，这些区域可以完全掩盖纵隔和横膈肌的边界（当严重时）。病灶重叠时表现为磨玻璃影或片状影。

3. 中、下肺野磨玻璃影呈"暴风沙样"改变或大片钙化密度影，使心脏外形、肋膈角、横膈轮廓消失，甚至一片模糊，出现"心脏消失征"。

4. 可并发自发性气胸。

（二）胸部 CT 表现

在 HRCT 中，病变的形态、性质和范围的显示要明显优于胸部 X 线片。常见的表现包括小的细沙状致密结节，因在 HRCT 中的表现典型，不需肺活检即可确诊，这对本病的诊断可起决定性作用。

早期 CT 主要表现为累及双肺的弥漫性分布的粟粒结节状钙化密度影，直径约 1mm；后期发展成可融合的片状影，在双肺中、下叶明显分布，最常见的部位是心缘及下叶后部。未融合成片区域尚可分辨出结节状钙化密度影。

微结石沿脏层胸膜、纵隔胸膜和叶间胸膜下分布，形成薄层、清楚的线状钙化影。微结石沿支气管血管和肺小叶分布沉积，在 CT 表现为肺实质内形成线状钙化影或多角钙化线影，线状钙化影在舌叶和中叶前外侧面及上叶前面。

定量 CT 可用于以像素密度为基础估计微结石负荷，是估计治疗反应的有用方法。其他特征包括小叶间隔增厚，最典型的特征是"铺石路征"，表现为沿心缘和胸膜下分布的放射状影，以及小泡影和胸膜下囊肿。

（三）分度

放射学常根据病灶的范围和密度将 PAM 分为轻、中、重三度。

1. 轻度：胸部 X 线片示中、下肺野有广泛弥漫性细沙状或星花样钙质斑点，斑点间界限清晰，上肺野清晰。肺门影正常，有钙质纤维纹理向上、向外呈放射状分布。膈肌、肋膈角、心膈角和心影轮廓清晰可辨。此阶段大多数无显著临床症状，且常规实验室检查和肺功能检查多正常。

2. 中度：自第 2 肋间以下表现为弥漫性细沙样钙质斑点密布，以内带和下肺野明显，钙质纤细纹理呈放射状自肺门向上、向外伸展，钙点尚未完全融合，左右心缘已部分遮盖。此时大多数临床症状较轻，肺功能出现换气功能障碍，PaO_2 降低，P（A－a）O_2 ［肺泡氧分压（PAO_2）与动脉血氧分压（PaO_2）之差］增加。

3. 重度：整个肺野呈细沙状或星花样钙质斑点密布，以中、下肺野最为显著，肺尖区因肺泡性肺气肿关系而透光度相对增高，钙质纤细纹理向肺尖和四周放射。心脏外形、肋膈角、横膈轮廓模糊，甚至可能消失。无肺门淋巴结肿大。

少数患者胸部 X 线片表现为弥漫性高密度斑片影及网格状影，需通过进一步胸部 CT 确诊。胸部 CT 和 HRCT 可清晰显示粟粒状、高密度、边缘清楚的微结石影，并可见小叶间隔增厚、纤维化、邻近器官受累。

七、诊断与鉴别诊断

结合病史，根据影像学表现，PAM 的临床诊断一般比较容易。少量患者影像学有异常表现，但钙化影未形成，此时需结合 BALF、痰培养或者外科肺活检来证实病症。

PAM 的发病往往较隐匿，而感染性肺炎的发病速度快，这有助于区分两者。肺结核和 PAM 可以有一些相同的影像学检查结果，而且这两种疾病在流行病学上经常重叠。通过抗酸杆菌染色、抗酸杆菌培养或核酸扩增试验检测痰液或 BALF，可排除肺结核。PAM 与肺泡蛋白沉积症的区别在于胸部 CT 示胸腔纵隔窗病变的密度。肺结节病通常与胸椎淋巴结病相关。在诊断 PAM 时，还必须排除其他原因所致的肺钙化，如水痘肺炎、树突状肺骨化、结节性肺骨化、转移性肺钙化、尘肺和肺淀粉样变（表 8－6）。

表 8－6　引起肺钙化的疾病以及临床表现和胸部 CT 表现

疾病名称	临床表现	胸部 CT 表现
结节性肺骨化	慢性肺水肿和肺静脉充血	离散的致密钙化结节，通常为 1～5mm
树突状肺骨化	偶然见于老年男性，与间质纤维化和慢性炎症疾病相关	宽度为 1～4mm 的分支线性间质钙化
转移性肺钙化	血清钙和磷酸盐水平升高，通常与终末期肾病、甲状旁腺功能亢进或多发性骨髓瘤相关	钙化在肺野内均衡分布
水痘肺炎	肺炎之前是典型的水痘囊泡性皮疹	弥漫性结节性钙化

疾病名称	临床表现	胸部CT表现
尘肺	通常见于有粉尘接触史的中晚期男性	以中、上肺叶为主，淋巴周围结节可能钙化，纵隔和肺门淋巴结钙化
肺淀粉样变	临床表现取决于涉及哪些器官及其参与的程度	高度可变，从孤立结节到弥漫性结节（光滑或针状），可有弥漫性间隔增厚、胸膜增厚和胸水；典型的钙化点状病变

PAM 的鉴别诊断包括肺部感染性疾病、粟粒性肺结核、肺泡蛋白沉积症、结节病、水痘肺炎、树突状肺骨化、转移性肺钙化、尘肺、含铁血黄素沉着症和肺淀粉样变等。

第十四节　肺淋巴增生性疾病

肺淋巴增生性疾病（Pulmonary Lymphoproliferative Disease，PLD）是一组疾病，机体受外界各种抗原刺激，导致自身细胞系异常增殖或淋巴细胞肺实质浸润，可以表现为局灶性或弥漫性，并且可以基于细胞形态和克隆性分类为反应性 PLD 和肿瘤性 PLD。

一、肺结节性淋巴组织增生

（一）概述

肺结节性淋巴组织增生（Pulmonary Nodular Lymphoid Hyperplasia，PNLH）是一种罕见的炎性淋巴细胞增殖的良性病变，可表现为孤立性肺结节，通常发生在胸膜下或支气管周围区域，表现为无症状的实质性结节。由于 PNLH 的组织病理学与其他疾病（如黏膜相关淋巴组织结外边缘区淋巴瘤和 IgG4 相关硬化性疾病）重叠，PNLH 的病理学诊断具有挑战性。尽管有相似之处，但 PNLH 有独特的形态学和表型特征，大多数病例可以正确诊断。

（二）发病机制

PNLH 是一种罕见的淋巴细胞增殖性疾病，病因尚不清楚，目前认为与免疫失衡有关，也有人认为与感染有关，特别是病毒感染，多见于消化系统，呼吸系统是相对少见的受累靶器官。PNLH 多与自身免疫紊乱有关，经积极治疗基础病、调节免疫紊乱可取得良好效果。经皮穿刺肺活检可作为首选的诊断方式。

（三）病理学表现

在大体病理学检查中，PNLH 形成一个边界清晰的橡胶状或肉质灰色结节，大小通常为1～5cm。显微镜下，PNLH的特征是边界清晰的致密淋巴浸润，散在丰富且发育良好的次级淋巴滤泡，没有浸润迹象（即滤泡定植）。滤泡间细胞由没有明显细胞异型性的小淋巴细胞、大量表现正常的浆细胞组成。在大多数病例中存在不同程度的间质纤维化，有时肺实质完全消失。

PNLH的特征性表现为由成熟、多克隆淋巴细胞和浆细胞浸润的致密结节，伴多个反应性生发中心，与周围的肺实质分界清楚并伴中央瘢痕形成。病灶周边常可见机化性肺炎病灶，可见轻度、局部的淋巴细胞沿淋巴管播散，并浸润入血管周围间质。

（四）临床表现

PNLH好发于成人，发病年龄为19～80岁，女性发病率略高（男女比例3∶4）。大多数患者无症状，可能存在非特异性呼吸系统症状，如咳嗽、胸膜炎性胸痛或呼吸急促。PNLH已在吸烟者中有报道，但这种关联似乎是巧合。

（五）影像学表现

影像学上，PNLH表现为支气管周围或胸膜下的单发结节，无胸膜受累。约29%的患者表现为多发结节，可多达3个，但几乎总是单侧发生。据报道，约36%的患者会有肺门、食管旁或纵隔的淋巴结肿大。

（六）诊断与鉴别诊断

1. 黏膜相关淋巴组织结外边缘区淋巴瘤（MALT淋巴瘤）。

MALT淋巴瘤是最常见的累及肺部的低级别B细胞淋巴瘤。PNLH在临床表现上与其相似，所以PNLH也被称为假性淋巴瘤，需与MALT淋巴瘤鉴别。MALT淋巴瘤的中位发病年龄为50～60岁，常无症状，并且在影像学表现中通常是孤立的、清晰的肺肿块。

1）组织病理学特点。

（1）最可靠的形态学证据是边缘区B细胞呈破坏性增生。

·边缘区增宽、融合提示滤泡间区侵犯。

·浸润、破坏套区。

·"植入"生发中心。

（2）有增生的滤泡树突网伴随（结节状结构）。

（3）细胞形态：小淋巴细胞、中心细胞样、单核细胞样、浆样分化、免疫母细胞样/中心母细胞样。

（4）在上皮组织中，常见淋巴上皮病变（大于或等于3个肿瘤细胞浸润上皮，上皮细胞变形、破坏、嗜酸性变），但不是特异性的（PNLH有部分病例也可见淋巴上皮病变）。

2）PNLH中淋巴细胞与排列整齐的滤泡间浆细胞形成紧密排列的结节，在MALT淋巴瘤中，肿瘤性淋巴细胞更可能分散在滤泡间隙并与浆细胞样细胞和浆细胞混合。PNLH中未见滤泡定植或细胞学异型性（包括单核细胞样细胞和Dutcher小体）。PNLH的特征性密集滤泡间纤维化不是MALT淋巴瘤的典型表现。

3）免疫表型对于MALT淋巴瘤的诊断至关重要。通过免疫表型分析证明免疫球蛋白轻链限制或通过分子研究证明单克隆性表明存在恶性克隆。

4）分子遗传学改变：在 MALT 淋巴瘤中，最常见的染色体异常是 t（11；18）（q21；q21）易位（31%～53%患者），其次是三倍体（20%患者）。其他不太常见的细胞遗传学异常包括 t（14；18）（q32；q21）、t（1；14）（p22q32）和 18 三体。

2. IgG4 相关性疾病（IgG4−RSD）。

1）IgG4−RSD 是全身性炎症疾病，其特征在于形成富含 IgG4 阳性浆细胞的淋巴浆细胞浸润的纤维化病变。它可能在表现时涉及多个器官，因此与 PNLH 的局部表现不同。在放射学上，IgG4−RSD 中的结节可能数量众多，其模式可能与结节病相似。

2）在肺部，IgG4−RSD 的组织病理学表现可能与其他部位不同。具体而言，非坏死性闭塞性动脉炎更常见于 IgG4−RSD，而不是静脉炎。此外，胰腺病变中描述的特征性席纹状纤维化在肺部并不常见。然而，与其他部位相似，病变在显微镜下包含弥漫性淋巴浆细胞浸润，在纤维化背景下偶尔可见嗜酸性粒细胞。相反，在 PNLH 中没有发现动脉炎和嗜酸性粒细胞。与 PNLH 相似，IgG4−RSD 中的 B 细胞和浆细胞显示出多克隆模式，并且没有显示出明显的细胞学异型性或表型异常。

3）在 IgG4−RSD 中，大多数患者的血清 IgG4 水平高于 135 mg/dL，IgG4 浆细胞数量众多（至少 10 个/高倍视野，通常大于 50 个/高倍视野），并且 IgG4 阳性与 IgG 阳性浆细胞的比例通常大于 40%。尽管这些参数传统上用于定义 IgG4−RSD，但最近的研究表明，在包括 PNLH 在内的许多反应条件下，IgG4 浆细胞增加。

3. 滤泡性细支气管炎。

滤泡性细支气管炎（Folliculor Bronchiolitis，FB）是一种病理学诊断，目前病因及发病机制尚不完全清楚；胸部 CT 的主要影像学特点为双肺弥漫性分布的小结节，多为直径 1～3mm 的小叶中心型结节，可伴随细支气管周围结节或树芽征；病理学改变主要累及细支气管，由局限于细支气管周围区域的淋巴滤泡增生所致。

二、淋巴细胞间质性肺炎

（一）概述

淋巴细胞间质性肺炎（Lymphocytic Interstitialpneumonia，LIP）是指肺间质内有成熟的小淋巴细胞弥漫性浸润，夹杂少量浆细胞和组织细胞的一种慢性良性疾病，无肺内淋巴结病变和坏死。LIP 与假性淋巴瘤的组织病理学结构相似，因此，某些学者将其称为弥漫性淋巴细胞间质性肺炎或弥漫性淋巴组织样增生（Diffase Lymphoidhyperplasia，DLP），以避免与假性淋巴瘤混淆。

（二）发病机制

LIP 代表一种弥漫性肺疾病，特点为淋巴增生和间质多克隆炎性浸润，发病机制未知。它几乎总是与全身性免疫紊乱相关，偶有证据表明与 EB 病毒和 HIV 感染有关。LIP 最常见于 HIV 感染患者且被认为是艾滋病标志性疾病，主要影响儿童，在 HIV 感染成人患者中相对少见。在非艾滋病患者，LIP 主要发生于 40～60 岁、有系统性疾病的女性患者，特别是结缔组织病女性患者。

（三）病理学表现

LIP 是一种罕见疾病，其特征是弥漫性肺泡间质炎性细胞浸润，主要累及肺间质。这种疾病属于多种间质性肺炎的范围，与弥漫性淋巴瘤不同。病理学表现包括支气管相关的弥漫性淋巴组织增生和围绕气道并延伸至肺间质的弥漫性多克隆淋巴样组织细胞浸润。淋巴细胞性间质性肺炎常与自身免疫性疾病或 HIV 感染有关。免疫组织病理学证明小淋巴细胞是 B 淋巴细胞，多克隆性增殖，同时伴 T 细胞浸润。淋巴细胞间质性肺炎可视为滤泡性毛细支气管炎伴淋巴细胞弥漫性扩散至远端肺实质。

（四）临床表现

LIP 可发生于任何年龄，起病隐匿，病程长，患者多为女性。所有患者均有明显的临床症状，主要表现为干咳、进行性呼吸困难、发热、体重减轻。患者少见杵状指（趾）。胸部查体可发现双肺底爆裂音。外周及纵隔淋巴结、唾液腺肿大及肝脾大很少见，可作为与其他疾病鉴别的依据。晚期常伴发蜂窝肺。肺功能检查通常提示限制性通气功能障碍和（或）弥散功能降低。

（五）影像学表现

1. 胸部 X 线表现。

双侧下肺野呈弥漫性间质性浸润，大多为对称的网状或细网格状影、结节影，或粗网格状影、结节影，或粗结节影。可见到支气管充气征。

2. 胸部 CT 表现。

HRCT 可见磨玻璃影，边界不清的小叶中心型结节、胸膜下结节，以双肺下叶为主，也可表现为薄壁囊状影、支气管血管束增粗、淋巴结增大、小叶间隔增厚及斑片状实变影。

LIP 偶尔可伴肺淀粉样变性，特别是对于干燥综合征患者。软组织肿块或钙化性肺结节与淋巴细胞间质性肺炎并存时，应怀疑淀粉样变性。

（六）诊断与鉴别诊断

LIP 常需与 MALT 淋巴瘤相鉴别。它们通常在临床表现、病理学表现、影像学表现上相似，较难区分。免疫组化分析对显示 LIP 中 B 细胞淋巴滤泡的主要分布和淋巴细胞的多克隆增殖尤为重要。MALT 淋巴瘤的病理学特征可能包括肺结构扭曲、更密集的淋巴细胞浸润、较多的淋巴上皮病灶和胸膜浸润存在。B 淋巴细胞核内包涵体，即 Dutcher 小体，通常在良性病变中不可见。

LIP 和 MALT 淋巴瘤可能共存，然而，研究者并不认为 LIP 会直接进展为 MALT 淋巴瘤。有人认为对于 LIP 转化为 MALP 淋巴瘤的患者，MALT 淋巴瘤即为初始表现，但被误诊为 LIP。

三、滤泡性细支气管炎

（一）概述

滤泡性细支气管炎（FB）指细支气管周围淋巴细胞浸润的罕见细支气管疾病。其特征是小气道壁有生发中心的淋巴滤泡。它属于LPD，通常与结缔组织病、免疫缺陷、慢性感染、ILD和炎症性气道疾病有关。FB被认为是由抗原刺激和MALT增生引起的，这可能是唯一的特征性发现，但在某些情况下，它可导致支气管扩张，很少表现为囊性肺疾病。该疾病常见于炎症性气道疾病和慢性感染。FB在临床表现上没有明显特异性，影像学表现多种多样，容易造成漏诊、误诊、延误治疗。

（二）发病机制

根据潜在病因，FB可分为继发性FB和原发性FB（特发性FB），前者更为常见，通常继发于系统性疾病，如自身免疫性疾病、免疫缺陷、过敏性疾病、感染等，以合并自身免疫性疾病最多，如类风湿性关节炎和干燥综合征。除上述类型外，其他继发性FB也有报道，如原发性纤毛运动障碍综合征、Castleman病、胃食管反流病、囊性纤维化等。原发性FB是一种罕见的非特异性疾病，在没有对免疫、炎症、自身免疫、感染进行干预的情况下发生。

（三）病理学表现

FB的诊断需要肺组织病理学证据，通常需要进行外科肺活检。其病理学特征是支气管壁内有良好的淋巴样细胞，通常具有淋巴生发中心，沿支气管血管束分布，增生的淋巴组织压迫邻近的细支气管，造成细支气管狭窄或完全闭塞。FB的诊断还需要进行免疫组化检测，排除恶性淋巴瘤等疾病。FB免疫组化中支气管周围滤泡CD20和CD79a染色呈阳性，以B细胞为主的淋巴细胞浸润。

在病理学上，FB必须与LIP相鉴别。FB和LIP都是由支气管相关淋巴组织引起的特发性淋巴增殖性肺疾病，其临床表现、影像学表现和病理学表现有重叠。LIP是一种弥漫性间质性淋巴样增生，该病不仅累及细支气管周围，还累及肺泡间隔和小叶间隔。病理学差异是FB和LIP的区分要点。同时需要注意的是，FB和LIP引起的疾病在治疗过程中可以相互改变，因为它们都来源于与支气管相关的淋巴组织。

（四）临床表现

1. 伴结缔组织病尤其是类风湿性关节炎和干燥综合征，多为中年发病，以剧烈疼痛、呼吸困难为主要临床表现。

2. 伴先天性或获得性免疫缺陷，如常见变异型免疫缺陷病（Common Variable Immunodeficiency，CVID）和获得性免疫缺陷综合征（Acquired Immure Deficiency Syndrome，AIDS），临床上主要表现为进行性加重的呼吸困难和（或）肺炎。

3. 临床上无免疫反应或相关疾病的表现或证据，称为原发性FB，多为中年人和老年人，主要临床表现为剧烈疼痛和（或）咳嗽，外周血嗜酸性粒细胞增多。除上述症状外，FB常伴有发热、咯血、胸痛、消瘦、气促等。患有FB的儿童可能会出现生长迟缓。也有一些患者没有任何症状。

FB包括细支气管内和其周围的支气管MALT良性、多克隆增生。原发性FB通常与胶原血管疾病或AIDS相关。继发性FB常经肺活检偶然发现，常与慢性支气管炎有关。FB显著的支气管周围分布和LIP的弥漫性分布模式被认为是同一疾病的连续性（先后）表现。

进行性加重的呼吸困难和咳嗽是原发性 FB 的典型临床表现，也可出现发热和反复的支气管肺炎。30 岁以下的患者有病情进展恶化倾向。

（五）影像学表现

患者常表现为进行性呼吸困难，胸部 X 线片多为正常。在罕见的严重细支气管疾病患者中，可能会看到空气潴留征、小结节影或网格状影，并可能显示网状浸润或肺部过度充气的证据。肺内有小结节和网状混浊影，纵隔伴有淋巴结肿大。

FB 患者的 HRCT 表现为小叶中心型结节和磨玻璃影，大小 1~12mm，以 1~3mm 最为常见，主要分布于小叶中心或支气管周围区域，可伴支气管周围结节和磨玻璃影，还可能出现轻度支气管扩张和管壁增厚，小叶中心型结节偶尔会出现树芽征。可能显示细支气管空气潴留征。偶可见沿膈肌和胸膜出现结节。一些 FB 患者在 HRCT 上显示支气管扩张，这被认为与细支气管黏液栓塞影像学管腔有关。多个 FB 影像学表现与 LIP 相似，有囊腔、小叶间隔增厚、纵隔和（或）肺门淋巴结肿大，尤其是沿支气管血管束。囊形成的主要机制是外源性压迫与支气管相关的淋巴组织，导致单向阀现象，但也可能与血管闭塞引起的细支气管缺血有关。FB 患者 HRCT 表现多样，当临床怀疑小气道疾病时，HRCT 可用于进一步筛查。

在影像学上，FB 需要与闭塞性细支气管炎（BO）相鉴别。BO 通常用于描述与细支气管管腔狭窄病理学结果相关的综合征，其特征是由细支气管内部和周围的炎症以及纤维化导致管腔闭塞。BO 的细支气管狭窄程度从轻度闭塞到完全闭塞，因此 HRCT 图像常表现为空气潴留引起的马赛克征，临床表现以呼吸困难为主，患者肺功能检查大多表现为阻塞性通气功能障碍。然而，HRCT 的一些非典型表现常常将 FB 与 BO 混淆。

（六）诊断与鉴别诊断

FB 是一种发生于细支气管壁的炎症性疾病，其特征是具有生发中心的细支气管壁淋巴滤泡增生，常见于慢性感染和炎症性气道疾病。

患者通常有进行性加重的呼吸困难，胸部影像学显示双侧肺结节和网格状影，且伴有淋巴结肿大。HRCT 的主要特点是显示两侧肺弥漫性散在分布的直径 1~2mm 的小叶中心型结节，可伴有支气管周围结节和磨玻璃影，也可见管壁增厚和轻度支气管扩张。

FB 是慢性抗原刺激引起的 BALT 的多克隆增生和扩张，导致淋巴滤泡增生，主要由多型 B 细胞组成，主要位于支气管周围和支气管分叉处，仅有少量淋巴细胞浸润到邻近的肺泡、肺间质。它与胶原血管疾病，特别是类风湿性关节炎、先天性或获得性免疫缺陷疾病和全身性变异性免疫缺陷以及外周血嗜酸性粒细胞增多相关的过敏反应有关。

FB 常与 LIP 鉴别诊断：

LIP 和 FB 均可出现多种肺部表现，包括磨玻璃样混浊、小叶中心型结节和囊性病变。尽管 68% 的 FB 患者存在囊性病变，但所有患者的主要异常是磨玻璃影和界限不清的小叶中心型结节。FB 的主要特点是中央支气管淋巴细胞浸润，未延伸至肺间质。此外，空气潴留征是 FB 最常见的影像学表现。LIP 的特点是致密的间质淋巴细胞浸润，主要由小淋巴细胞与可变浆细胞混合组成。

LIP 淋巴细胞浸润由 B 细胞和 T 细胞混合组成，B 细胞常定位于结节性淋巴滤泡，T 细胞定位于肺间质。偶尔会发现非坏死性肉芽肿，但通常不明显。FB 的病理学特征是大量具有反应性生发中心的支气管周围和细支气管周围淋巴滤泡。约有 20% 的 LIP 与 FB 重叠的患者会出现间质炎性浸润。

四、卡斯特曼病

（一）概述

卡斯特曼病（Castleman's Disease，CD）由 Castleman 等于 1956 年发现，又称血管滤泡型淋巴组织增生、巨大淋巴结增生症及血管瘤性淋巴错构瘤等，是一种少见、病因不明、可导致机体免疫功能异常的慢性淋巴组织增生性疾病，至少包括两种不同的临床亚型（局灶型和多中心型）。CD 可能出现在身体任何部位的淋巴结，该病好发于纵隔，其次常累及胸部淋巴组织（70%）、颈部淋巴组织（15%）、腹腔骨盆组织（12%）和腋窝淋巴组织（3%），发病率低，术前易误诊。其特征是淋巴组织良性增生，表现为颈部或纵隔的孤立性局部软组织肿块或全身多中心的淋巴结肿大。

（二）发病机制

伴有浆细胞增生的 CD 被认为与感染（尤其是病毒感染）和炎症有关，因为病理学改变呈现炎症样改变，如浆细胞、免疫母细胞和毛细血管增生，同时保留了剩余的淋巴结结构。有炎症病变的临床体征，如慢性病性贫血、红细胞沉降率增快、低白蛋白血症、多克隆免疫球蛋白升高等。免疫调节异常是 CD 的始发因素。HIV、CD 和卡波西肉瘤可同时发生，少数 CD 也可转变为卡波西肉瘤。有学者认为 CD 是癌前病变，因为 CD 病变组织中浆细胞的免疫组化染色呈单克隆性，部分患者的血液中出现个体免疫球蛋白，少数多中心患者可转化为恶性淋巴瘤。

CD 的主要发病机制是特异性 B 细胞克隆能够产生特异性抗体，可以识别人表皮和细支气管组织中的包斑蛋白（Envoplakin）和周斑蛋白（Periplakin）两个抗原，从而导致副肿瘤性天疱疮（Paraneoplastic Pemphigus，PNP）和闭塞性细支气管炎（BO）的发生。

（三）病理学表现

CD 根据组织病理学分为透明血管型（Hyaline Vascular，HV）、浆细胞型（Plasma Cell，PC）及混合型（Mixed/HV-PC）三种类型。

1. 透明血管型：占 80%~90%。淋巴结直径 3~7cm。特点是淋巴滤泡增生与大量管壁透明样病变的毛细血管存在，分布广泛。在异常发育的滤泡可见外套层淋巴细胞呈同心圆样围绕生发中心排列，呈洋葱皮样外观。有各种嗜酸或透明物质围绕血管。

2. 浆细胞型：占 10%~20%。患者多伴有发热、疲倦、体重下降、贫血、红细胞沉降率增快、血丙种球蛋白升高及低白蛋白血症等全身性症状。淋巴结切除后症状消失。镜检可见淋巴结滤泡增生，但滤泡周围小血管浸润，淋巴细胞增生远不及透明血管明显，可见洋葱皮样结构改变。少部分患者累及淋巴结，淋巴结外多器官侵犯。

3. 混合型：少数患者同时出现上述两种病理学特征，可表现为淋巴结基本结构保持完整，淋巴滤泡增生、血管增生（浆细胞型除外）明显。

（四）临床表现

临床表现为无症状或伴全身性症状如发热、盗汗、消瘦、贫血、肝脾大、红细胞沉降率增快，有白细胞计数持续增高、多部位淋巴结肿大、胸水、腹水、肾脏损害等的肺内肿块患者要考虑 CD 的可能。临床上分为局灶型（Localize Castleman's Disease，LCD）与多中心型（Multicentric Castleman's Disease，MCD）。前者局限于单部位的淋巴结，很少有全身性症状；后者是一种累及全身的淋巴结病，常伴多系统、多器官的异常改变，临床表现复杂。肺 CD 多累及纵隔、肺门。本病肺内受累时，易与肺癌混淆。

1. LCD：好发于青年人，发病的中位年龄为 20 岁。90％病理分型为透明血管型。单个淋巴结无痛性肿大，生长缓慢形成巨大肿块，直径自数厘米至 20cm。可发生于任何部位的淋巴组织，但以纵隔淋巴结最为多见，其次为颈、腋及腹部淋巴结。大部分无全身性症状，呈良性病程，肿块切除后可长期存活。10％病理分型为浆细胞型，多见腹腔淋巴结受累，常伴全身性症状，如长期低热或高热、乏力、消瘦、贫血等，手术切除后症状可全部消退，且不复发。

2. MCD：较 LCD 少见，发病年龄较大，发病的中位年龄为 57 岁。有多部位淋巴结大，易波及浅表淋巴结，伴全身性症状（如发热）及肝脾大，常累及多系统，可表现出肾病综合征、淀粉样变、重症肌无力、周围神经病变、颞动脉炎、干燥综合征、血栓性血小板减少性紫癜及口腔、角膜炎性反应等，病程中 20％～30％的患者可并发卡波西肉瘤或 B 细胞淋巴瘤。少数患者可出现 POEMS 综合征的临床征象，同时出现多发性神经病变、肝脾大、内分泌病变、血清单克隆免疫球蛋白和皮肤病变等。此外，MCD 临床上常表现为侵袭性病程，且易伴发感染。

（五）影像学表现

1. LCD。

1）胸部 X 线表现：可显示肿块的部位和形态，但对明确诊断缺乏特异性，常表现为单发边缘清楚的球形或分叶状肿块，类似于胸腺瘤、淋巴瘤和神经源性肿瘤表现。

2）胸部 CT 表现：CT 平扫表现为肺门或纵隔旁圆形、类圆形或分叶状软组织肿块密度影，边界多清楚锐利，呈中等密度，多密度均匀；增强扫描病变强化明显，强化程度几乎与胸主动脉同步，延迟扫描呈持续中度强化。增强 CT 可显示病灶内或者周围粗大的滋养血管影，多来自支气管动脉、内乳动脉和肋间动脉的分支。

2. MCD。

1）胸部 X 表现：表现为纵隔增宽和双侧肺门淋巴结肿大，双肺可见边缘模糊的网织结节状影以及胸水等。

2）胸部 CT 表现：纵隔或者肺门多组淋巴结肿大，直径小于 LCD，为 1～6cm。

透明血管型 MCD，CT 增强强化效果明显，强化程度与纵隔内大血管相近，具备特征性，可作为 MCD 的重要提示诊断；浆细胞型 MCD，CT 仅呈轻度或中度强化，缺乏特征性，此时与纵隔内淋巴瘤、结节病及淋巴结结核鉴别诊断困难，确诊需通过穿刺活检或者手术病理学检查。

（六）诊断与鉴别诊断

CD应与恶性淋巴瘤、各种淋巴结反应性增生（大多由病毒感染所致）、浆细胞瘤、艾滋病及风湿性疾病等鉴别。它们有相似的临床表现和（或）病理学改变，详细的病理学检查包括免疫组化检查，某些原发病的检出是其鉴别要点。本病的淋巴结肿大必须与下列疾病鉴别。

1. 淋巴瘤：与CD一样有淋巴结肿大，但临床表现各异。淋巴瘤可有持续或周期性发热、全身瘙痒、脾大、消瘦等表现；而CD临床症状较轻，仅表现出乏力或器官受压后产生症状。淋巴滤泡、血管及浆细胞的增生是CD最显著的病理学特点。

2. 血管免疫母细胞淋巴结病：是一种异常的非肿瘤性免疫增生性疾病，好发于女性，临床上可表现出发热、全身淋巴结肿大等症状，可伴有皮疹及皮肤瘙痒。实验室检查示白细胞计数增高、红细胞沉降率增快，抗生素治疗无效，激素可改善症状。淋巴结病理学表现为淋巴结破坏，毛细血管壁增生，为免疫母细胞。血管内皮细胞间PAS呈阳性，无定形物质沉积，细胞间有嗜伊红无结构物质沉积。肺活检可鉴别。

3. 原发性巨球蛋白血症：主要表现为淋巴样浆细胞增生分泌大量单克隆巨球蛋白，并广泛浸润骨髓及髓外器官。血清中可见大量单克隆IgM，临床上有肝、脾、淋巴结肿大，无骨骼破坏、损伤等表现，约半数患者伴有高黏血症。

4. 多发性骨髓瘤：是浆细胞疾病的常见类型。因骨髓内增生的浆细胞（或称骨髓瘤细胞）浸润骨骼和软组织而引起一系列器官功能障碍，有骨痛、贫血、肾功能损害及免疫功能异常、高钙血症等。骨髓瘤细胞多浸润肝脾、淋巴结及肾，而CD主要表现为淋巴结明显肿大，淋巴结活检可鉴别。

五、原发性肺淋巴瘤

（一）概述

原发性肺淋巴瘤（Primary Pulmonary Lymphoma，PPL）是指肺部单克隆淋巴细胞增生性疾病，且在其初诊后至少3个月内，没有检测到胸外淋巴瘤。PPL通常分为霍奇金淋巴瘤（Hodogkin's Lymphoma，HL）和非霍奇金淋巴瘤（Non－Hodgkin's Lymphoma，NHL）两大类。淋巴瘤样肉芽肿（Lymphomatoid Granulomatosis，LYG）也属于PPL的疾病谱，但由于其罕见，且具有独特的放射学特征和病理学特征，有必要将其视为独立的淋巴增生性疾病。PPL的影像学表现复杂多样，实际诊断工作中易误诊为肺癌、大叶性肺炎或肺结核等疾病。

PPL的诊断除组织病理学符合外，还需要符合以下条件：影像学显示肺、支气管受累，但纵隔淋巴结无肿大；既往病史中没有胸外淋巴瘤诊断；无肺及支气管外其他部位的淋巴瘤或淋巴细胞性白血病的证据；3个月的随访无胸外淋巴瘤的迹象。在实际临床工作中，原发于肺的恶性淋巴瘤明显少于淋巴瘤累及肺。

（二）发病机制

1. B 细胞非霍奇金淋巴瘤（B-NHL）。

B-NHL 是原发性肺淋巴瘤最常见的类型，约占 80%。大多数是 MALT 淋巴瘤，常与自身免疫性疾病相关，这类属于低级别的 B 细胞淋巴瘤。其次是弥漫性大 B 细胞淋巴瘤（DLBCL），占 5%～20%，以及淋巴瘤样肉芽肿（LYG），这两类属于高级别淋巴瘤。

2. 其他因素。

1）遗传因素：PPL 存在一定的遗传倾向，如患者的近亲中有 PPL 患者，则患病风险会增加。

2）免疫因素：PPL 主要发生于青年人，以及免疫功能低下者，如 HIV 感染者、长期服用免疫抑制剂者。由于免疫功能低下，患者可能易感染病毒，激发细胞增殖出现肺部淋巴瘤。

3）EB 病毒感染：EB 病毒是一种传染性比较强的病毒，可通过唾液传播，如果患者体内含有大量 EB 病毒，并长时间未得到治疗，可能会引发肺部淋巴瘤。

4）长期吸烟：如果患者长期吸烟，香烟中的尼古丁等有害物质会损伤患者的身体健康，导致免疫功能抑制；同时还会引起肺部炎症，易导致肺部淋巴瘤的发生。

（三）病理学表现

淋巴瘤是起源于淋巴造血组织的恶性肿瘤。HL 以瘤巨细胞（Reed-Sternberg Cells，R-S 细胞）为特征，占所有淋巴瘤的 10%～15%；NHL 可继续分成 B 细胞 NHL、T 细胞 NHL 等亚型，占所有淋巴瘤的 85%～90%。淋巴结是恶性淋巴瘤最常累及的部位，结外淋巴瘤占所有 HL 的 5%、所有 NHL 的 33%。

MALT 淋巴瘤：病理学检查见肺组织结构被异型淋巴瘤细胞替代，主要位于支气管血管束、小叶间隔及脏层胸膜。淋巴瘤细胞形态上类似正常的边缘区淋巴细胞，可表现小圆形细胞、中心细胞样细胞、单核样细胞，其特点是核小和不规则或卵圆形，细胞质丰富。瘤样的淋巴细胞聚集在原有的非肿瘤滤泡周围，在边缘区周围形成边界不清的条带区，向肺实质延伸，破坏肺组织结构。常可见淋巴瘤细胞浸润支气管上皮，破坏上皮细胞，形成特征性淋巴上皮病变。

DLBCL 淋巴瘤：病理学特征为肿瘤细胞几乎均位于血管（小动脉、小静脉和毛细血管）腔内，患者的外周血和骨髓中一般查不到肿瘤细胞，也不伴有淋巴结肿大。

肺病理学表现为肺小血管和扩张的毛细血管腔内见中等大小、核卵圆、核染深色的肿瘤细胞浸润，血管壁未见增厚和细胞浸润。与非肿瘤淋巴细胞相比，大的恶性淋巴细胞表面糖蛋白 CD18 表达阴性或仅弱表达。

（四）临床表现

1. MALT 淋巴瘤。

临床上原发性 MALT 淋巴瘤患者半数以上无症状，肺部病变多由胸部 X 线片偶然发现，有症状者表现为非特异性呼吸系统症状，咳嗽最为多见，其次是发热、咳痰、不同程度的呼吸困难和气促，少数患者可出现胸痛、胸闷、咯血等。淋巴瘤 B 症状（指全身性症状，包括发热、体重减轻和盗汗，可出现局部症状，如进行性、无痛性淋巴结肿大）很少出现。肿瘤惰性生长，可长期局限于局部。与原发于肺部的其他疾病，如肺炎、支气管肺癌的临床表现无明显差异，容易造成误诊。

2. DLBCL 淋巴瘤。

DLBCL 淋巴瘤与 LYG 属于高级别淋巴瘤，多数有呼吸系统症状，约 1/3 的患者出现淋巴瘤 B 症状。病情常快速进展。

肺原发性 HL 与全身系统性 HL 一样，发病年龄呈双峰分布，即小于 35 岁和大于 60 岁，女性略多。肺原发性 HL 的常见症状为频发干咳，也可不伴有呼吸系统症状，淋巴瘤 B 症状常见。

淋巴瘤支气管内病变少见，支气管镜检查常常阴性，但支气管镜检查可排除感染性病变和中央型肺癌等肿瘤性病变。穿刺活检对高级别的淋巴瘤诊断率相对较高，而对低级别的淋巴瘤细针穿刺诊断率低，仅 20% 左右，空心针活检可提高诊断率，胸腔镜活检或开胸手术，加上免疫组化可准确诊断并分型。

（五）影像学表现

1. MALT 淋巴瘤。

1）胸部 X 线表现：最常见的表现为肺内边界不清的单发或多发的结节或肿块影、实变影、斑片影或弥漫性的网格状影，无明显肺门纵隔淋巴结肿大，无肺及支气管外其他部位淋巴瘤的证据。

2）胸部 CT 表现：双侧或单侧肺内单发或多发结节影、肿块影或斑片状实变影，边缘模糊或清楚，密度较低且不均匀，内常见有空气支气管征（图 8-32、图 8-33）。空气支气管征的形成由淋巴细胞浸润肺间质使之增厚压迫邻近肺泡所致，被认为是肺原发性恶性淋巴瘤的较具特征性的表现；同时也可出现磨玻璃影，类似晕轮征。病灶内空洞或支气管扩张、胸水或局部胸壁侵犯少见，肺门和纵隔淋巴结肿大罕见。影像学表现类似于细支气管肺泡癌、慢性肺炎等。

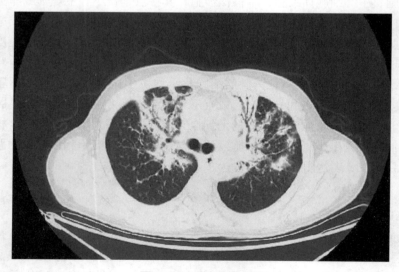

图 8-32 胸部平扫 CT

注：男性，52 岁，双肺多发斑片影、实变影，实变影内可见空气支气管征。

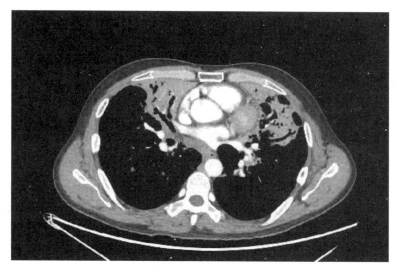

图 8-33　胸部增强 CT

注：男性，52 岁，双肺多发斑片影、实变影，实变影内可见空气支气管征，增强扫描强化较均匀。

2. DLBCL 淋巴瘤。

胸部 X 线和胸部 CT 检查均表现为单个或多个肺结节影或肿块影。也可表现为有空气支气管征的弥漫性肺炎样浸润。在 HIV 或免疫功能低下的患者可出现多发性空洞影。

（六）诊断与鉴别诊断

1. 细支气管肺泡癌（Bronchioloalveolar Carcinoma，BAC）。

细支气管肺泡癌与淋巴瘤表现相似，鉴别诊断困难。临床表现为咳泡沫痰，肺内出现大片实变或磨玻璃影或多发磨玻璃密度结节或实性结节应考虑细支气管肺泡癌。典型病例若同时出现前述多种 CT 征象，抗感染治疗又无效，应首先考虑淋巴瘤。空气支气管征和血管造影征在细支气管肺泡癌、肺淋巴瘤中都可出现，对鉴别诊断帮助不大。两者的鉴别常常需要穿刺活检。

2. 韦格纳肉芽肿。

韦格纳肉芽肿是一种少见的坏死性脉管炎，可并发副鼻窦和肾损害，影像学表现多种多样。

1）结节：可有空洞形成，可呈游走性，而淋巴瘤呈进行性增大。

2）肺部出血呈磨玻璃影，经过治疗可以吸收。

3）气道狭窄和口腔溃疡形成。

4）与淋巴瘤样肉芽肿类似，韦格纳肉芽肿病理上可同时发生肺血管炎和肉芽组织形成，故两者无论从临床表现上还是影像学表现上都需要仔细鉴别。此外，其他一些良性肉芽肿性病变，如坏死性结节病、淋巴脉管炎等，都可以形成多发结节及间质病变，在鉴别诊断时均要考虑。

3. 淋巴细胞间质性肺炎。

这是一种良性淋巴增生性疾病，病理上有时候与淋巴瘤非常相似，需要特殊染色才能鉴别。临床上常伴随系统性疾病，如干燥综合征、HIV 感染和多中心型巨大淋巴结增生症。淋巴细胞间质性肺炎为弥漫性肺部病变，应用皮质类固醇治疗后肺部病变可消退。其 CT 表现多种多样，包括双肺广泛的磨玻璃影、局限性实变、多发边缘模糊的结节、薄壁囊肿等，多种征象可同时出现。

六、淋巴瘤样肉芽肿

（一）概述

淋巴瘤样肉芽肿（LYG）是一种罕见的原因不明的淋巴增生性疾病，表现为坏死性肉芽肿和血管炎，绝大多数（超过 90%）患者有肺受累，其次为皮肤和神经系统受累，死亡率较高，可达 60%，通常在出现症状后 14 个月内死于泛发性肺部疾病和继发性感染。其由 Liebow 等于 1972 年首先描述，开始因其兼有韦格纳肉芽肿和淋巴瘤的临床和病理学特征，难以确定是变异性韦格纳肉芽肿还是淋巴瘤，故称其为 LYG。目前研究者认为 LYG 是由 EB 病毒阳性的 B 细胞混合数量不等的反应性 T 细胞组成的血管中心和血管破坏性淋巴组织增生性疾病。无论其组织病理学形态、侵袭性还是疗效预后都具有良恶渐变的特点，部分已经归为 B 细胞淋巴瘤。在 2008 年版 WHO 淋巴造血组织肿瘤分类中，LYG 被归属为 B 细胞淋巴瘤。

（二）发病机制

此病病因不明确，其发病可能与免疫功能抑制、先天性或后天性免疫功能不全有关。器官移植、HIV 感染、X－淋巴增殖综合征、原发性免疫功能缺陷者患此病的风险大于正常人。绝大多数 LYG 中肿瘤性 B 细胞与 EB 病毒相关。机体感染 EB 病毒后，首先导致 B 细胞多克隆性过度增生，当患者有缺陷时，机体不能借助 T 细胞的免疫杀伤机制消灭病毒而导致感染的 B 细胞单克隆性肿瘤性增生。

（三）病理学表现

LYG 镜下表现为以血管为中心的多形性单核细胞浸润，由大量小淋巴细胞、浆细胞、组织细胞和不典型的 EB 病毒阳性的大 B 细胞（类似免疫母细胞）组成。小淋巴细胞主要是 T 细胞，EB 病毒阴性。非典型淋巴细胞倾向于在血管内及其周围聚集，常阻塞血管腔，可致凝固性坏死。血管壁纤维素样坏死也可发生。尽管病名为"肉芽肿"，但巨细胞或真正的肉芽肿不是其组织病理学特征。

LYG 组织形态具有以下特点：血管中心性淋巴细胞浸润，细胞成分具有多样性，不同程度坏死。病变有显著的血管中心性和血管破坏性的分布特点。主要累及肌性动脉、静脉，血管壁全层有较多淋巴细胞浸润，内膜显著增厚，管壁狭窄，甚至闭塞。除大片坏死区外，还有无灶状管壁的坏死和肌层的断裂。在早期或较小的病灶，病变主要局限于血管壁，随着病变扩大，可累及血管周围的肺组织。LYG 浸润细胞呈现多样性，有较多小淋巴细胞，少许组织细胞、浆细胞和数量不等、体积较大的不典型淋巴细胞。但一般无中性粒细胞和嗜酸性粒细胞。

LYG 的预后与其病变中的不典型淋巴细胞的数量有关，数量越多，预后越差。研究者据此提出根据不典型淋巴细胞数量而定的 3 级分级系统。近来 WHO 分类对 LYG 组织分级提供了特殊标准，主要根据原位 EB 病毒阳性细胞数量和大 B 淋巴细胞的比例。

1 级：细胞成分多样，主要为小淋巴细胞、组织细胞、浆细胞，不典型大淋巴细胞稀少，小于 1%，可见 EB 病毒 RNA 阳性细胞（<5 个/HPF），无坏死或局灶性坏死，呈良性病程。

2 级：不典型大淋巴细胞数量增多，但呈散在分布，常见 EB 病毒 RNA 阳性细胞（5~20 个/HPF），为交界病程。

3 级：病变体积明显增大，不典型大淋巴细胞数量明显增多呈片状分布，常有广泛的组织坏死，许多细胞可见 EB 病毒 RNA 阳性（大于 50 个/HPF）。

组织病理学分级越高，预后越差。

这种疾病中发生的细胞浸润在组织病理学上以活跃的增生为标志，这给出了恶变的病变特征。但与淋巴瘤不同的是，细胞浸润变化多样，成熟与未成熟淋巴细胞常混杂，可伴有广泛坏死性严重血管炎，甚至在远离血管炎浸润灶的部位也可观察到坏死，而浸润灶邻近的淋巴组织则不受侵犯，这一点与淋巴瘤显著不同。但部分患者也可发展为免疫母细胞肉瘤或非典型淋巴肉瘤，提示本病与淋巴瘤可能存在一定关系。

（四）临床表现

LYG 的临床表现与其他类型的肺淋巴瘤有很大重叠，主要涉及的器官有肺、皮肤、中枢神经系统、肝（25%）、肾、消化道、骨髓和眼睛。全身性症状包括发热、不适、疲劳、体重减轻、关节疼痛和皮肤病变。死亡通常发生在全身肺部病变和继发感染症状出现后 14 个月内。由于它主要影响肺部，因此最常见的问题是下呼吸道症状，如咳嗽、咯血、胸痛和气促。30% 存在神经系统损害，表现为精神障碍、共济失调、癫痫发作和脑神经功能障碍。尸检显示肝、脾、淋巴结、肾、心脏和胃肠道受累。肺外表现主要为皮肤损害，40%~45% 的患者可见。皮肤损害主要为浸润性红色斑块，也可出现皮下或真皮结节、溃疡、斑丘疹或红斑皮损，对称发生于下肢和臀部，也可波及全身。皮肤损害可能先于肺部病变或与肺部病变同时发生，并常伴有全身性症状，如发热、疲劳、体重减轻、肌痛和关节痛。

因受累部位不同而有相应的临床表现。

1. 呼吸系统症状。

呼吸系统症状往往是主诉，大多数患者表现为咳嗽、咳痰、呼吸困难或喘息以及胸痛。肺部受累是该病最常见的早期表现，常伴有不同程度的发热和体重减轻。少数患者可能仅有肺部 X 线片异常，而无临床症状。有的患者在发病时就有肺部受累，呈进行性发展，有的患者在病程中也可能出现进行性肺部受累。病变主要位于双肺下野，特别是双肺外带，很少累及肺顶部。病变几乎总是双侧分布且广泛，但也可能是不对称的。虽然肺部病变具有淋巴瘤的特征，但双侧肺门淋巴结肿大很少见，淋巴结肿大仅发生在其他器官系统，且表现不典型。约 1/3 的淋巴瘤样临床症状患者可能出现肺空洞，并可能死于大咯血。由肺实质广泛破坏而导致的呼吸衰竭也是这种疾病导致死亡的主要原因。本病气道受累范围一般不大，但有时气道病变可能是主要临床表现，表现为阻塞性细支气管炎。由于坏死组织和炎性细胞广泛侵入支气管内膜，也可能发生部分叶支气管阻塞，可出现肺实质坏死、高度浸润结节、大面积肺部病变、广泛肺实变、不典型间质性肺浸润等。非典型淋巴组织细胞浸润侵犯肺动脉和静脉，偶尔引起这些血管闭塞和广泛的实质坏死，可引起严重咳嗽和呼吸困难。

2. 神经系统症状。

神经系统受累表现为周围神经病变、脑神经麻痹及各种中枢神经系统症状和体征。当神经系统受累时，可出现失语、头痛、感觉异常、偏瘫、共济失调、精神错乱和癫痫发作。这可以发生在肺部病变的病程期间。周围神经病变通常是不对称的。中枢神经系统病变可影响大脑和脊髓的任何部位，可出现贝尔氏麻痹、暂时性失明、复视、突眼、视力下降或眩晕，常见症状包括失语、偏瘫、失明、共济失调、截瘫、眼球运动神经麻痹、颅神经麻痹、头痛、感觉异常、意识模糊、昏迷、抽搐、四肢瘫痪、视神经水肿、耳聋、面瘫、感觉迟钝、脑水肿、脑膜脑炎等。周围神经受累导致下肢感觉异常。它可发生在其他全身病变出现之前，甚至当肺部病变逐渐消退时，中枢神经系统病变仍可能进展。患者常出现上述一种或多种症状。神经系统病变的发生与预后直接相关。如果神经系统受到影响，死亡率高达80%。

3. 皮肤损害。

皮肤是除肺部外最常受累的部位，包括大面积红斑浸润、结节、溃疡等，发生率高达40%～50%。10%～25%的患者首先出现皮肤损害。皮肤损害可能在肺部受累前2～9年出现。由于皮肤损害发生率高、活检容易且皮肤损害组织病理学表现具有特征性，当怀疑LYG时应进行仔细的皮肤科检查。最常见和特征性的皮肤损害是坚硬的、隆起的红紫色斑疹、丘疹或皮下结节（有时伴有溃疡），大小1～4cm，直径2～3cm，多位于腿部。病变可发生在任何地方，但常见于臀部、腹部、大腿。修复过程通常伴随着瘢痕和色素沉着过度。其他皮肤损害为非特异性改变，如水疱、广泛性鱼鳞病、斑片状脱发、局部无汗和环状斑块。皮下结节有时很大，有时可能是主要临床表现，原发性皮肤损害也可初呈红色，最终转变为硬币色、硬结的皮下病变。皮肤损害的有无与预后无关。

4. 肾受累。

约一半的患者有肾组织病理学改变，但没有临床症状。临床上肾脏受累很少见，但尸检时可能会发现淋巴瘤样肉芽肿性改变。

5. 其他病变。

10%的患者可出现肝大和肝功能衰竭。少数患者有淋巴结肿大、脾大、腹水等。肝大也可能是这种疾病的早期表现。由于该疾病广泛浸润肝脏，可导致进行性肝功能衰竭和死亡。大多数患者会出现淋巴结肿大。在某些情况下，可能会出现巨大的脾，并伴有LYG浸润，这可能导致白细胞减少。

除临床表现外，还有特征性病理学表现，主要通过肺活检和皮肤活检证实。皮肤损害的病理学改变与肺部相似，表现为淋巴细胞、浆细胞不典型浸润，主要位于真皮附属器周围，部分皮肤活检标本无血管炎或难以看到特征性血管改变。

（五）影像学表现

1. 胸部 X 线表现。

胸部 X 线是发现 LYG 的主要手段，但缺乏特异性，表现因病程而异。典型者表现为双侧肺中、下野周边多发性结节影、片状影和肿块影，大小不一，沿支气管血管束和小叶间隔分布，直径自数毫米至 10cm 不等，三分之一伴有厚壁空洞形成。少数表现为肺大片浸润性阴影，三分之一可见胸水，肺门淋巴结无肿大。

2. 胸部 CT 表现。

1）肺炎型：表现为双肺下叶大片密度增高影，边缘模糊，病灶内可见支气管征象。

2）肿块型：表现为双肺多发大小不等的不规则肿块，边缘不光滑，欠锐利，分叶状，无毛刺，可合并坏死、空洞。

3）结节型：表现为双肺中、下叶分布的多发大小不等的结节影，结节边缘欠锐利。

4）混合型：表现为双肺大片密度增高影、不规则肿块和（或）大小不等结节影同时存在。

（六）诊断与鉴别诊断

本病诊断困难，需要活检才能确诊。需与下列疾病相鉴别。

1. 淋巴瘤。

血管浸润和广泛坏死常见，LYG 患者主要表现为纵隔、肺门淋巴结肿大，肝、脾、浅表淋巴结肿大，需与恶性淋巴瘤相鉴别。浸润性淋巴瘤细胞较为均匀，免疫组化染色呈单克隆性。LYG 主要表现为血管坏死性肉芽肿，伴有各种类型的细胞浸润。免疫组化显示淋巴细胞以 CD4＋T 细胞为主，T 细胞（抗原）受体（T cell receptor，TCR）基因克隆重排呈阴性。两者截然不同。以下特征可与 LYG 区分：

1）常伴有浅表、肺门、纵隔淋巴结肿大及肝脾大。

2）浸润细胞通常是单一细胞类型。

3）以单克隆免疫球蛋白形式检查免疫过氧化物酶，而以多克隆免疫球蛋白形式检查 LYG。但如果 LYG 中发现单灶性非典型淋巴细胞浸润，应警惕其发展为恶性淋巴瘤的可能性。

2. 韦格纳肉芽肿。

与 LYG 类似，最为常见是肺部受累。但本病临床较少见，无性别差异，多见于 40～50 岁。除发热、关节痛、肌痛、贫血、白细胞增多、红细胞沉降率增快外，患者早期还出现鼻、中耳、鼻窦的炎症，以及咽喉、支气管溃疡性损害。中晚期常因尿毒症或全身衰竭而出现局灶性肾小球肾炎、皮肤黏膜大面积出血性皮疹、低热甚至死亡。病程平均 6 个月左右，多在 3 个月以内，非常危险。虽然本病与 LYG 具有血管坏死性肉芽肿的病理学特征，但韦格纳肉芽肿以多核巨细胞为特征，且肉芽肿内常有较多的中性粒细胞和细胞残迹，而淋巴样细胞较疏松，凝固性坏死罕见。此外，血清中抗中性粒细胞抗体（ANCA）阳性是诊断韦格纳肉芽肿的重要依据，特异度为 86%，灵敏度为 78%。病理上，浸润细胞主要由中性粒细胞、组织细胞和少量嗜酸性粒细胞组成，散布有稀疏的淋巴细胞和浆细胞。无非典型淋巴网状细胞浸润和 LYG 活动性增生的特征。

韦格纳肉芽肿浸润灶处或附近可见嗜酸性粒细胞，但浸润性 LYG 病灶处未见嗜酸性粒细胞。此外，上皮样细胞和巨细胞是韦格纳肉芽肿常见的组织病理学特征，但在 LYG 中很少见。其他肺血管炎和 LYG 与韦格纳肉芽肿很难区分。韦格纳肉芽肿浸润细胞无非典型淋巴细胞。仍需排除分枝杆菌、真菌等感染引起的肉芽肿，才能确诊 LYG。

3. 阻塞性支气管炎。

管腔狭窄或闭塞是因肉芽肿病变破坏支气管壁及纤维增生造成，可误诊为阻塞性支气管炎。必须进行肺活检以排除阻塞性支气管炎。

4. 肺转移性肿瘤。

肺转移性肿瘤也经常表现为多发性肺结节，在没有原发性肿瘤的情况下，必须与 LYG 相鉴别。转移性肿瘤结节多呈圆形，边缘清晰、光滑，密度均匀，无空洞，一般无大的浸润影。相反，LYG 通常表现为伴有空洞的结节形成，可在肺部看到大的浸润影。从病理上来说，两者有很大不同。大多数肺转移可见原发灶，如肝、前列腺、乳腺等。原发病变所伴随的症状可用于识别。

第十五节　肺朗格汉斯细胞组织细胞增生症

一、概述

肺朗格汉斯细胞组织细胞增生症（PLCH）是一种罕见的以朗格汉斯细胞增生浸润为特点，形成双肺多发的细支气管旁间质结节和囊腔的慢性进行性肺疾病，可发生于任何年龄，通常在中青年人群中发病，与吸烟密切相关。

二、分类

按照受累器官的多少，PLCH 可以分为两大类：单系统朗格汉斯细胞组织细胞增生症（Single-system Langerhans Cell Histiocytosis，SS-LCH）和多系统朗格汉斯细胞组织细胞增生症（Multi-system Langerhans Cell Histiocytosis，MS-LCH）。MS-LCH 累及肺多见于婴儿或新生儿；SS-LCH 累及肺多见于 20～40 岁的成年男性，与吸烟关系密切，被认为是一种吸烟相关性肺疾病，其发展经过和预后与 MS-LCH 有所不同。SS-LCH 通常仅伴有单个器官的受累（如肺、骨、皮肤），常见于成人，预后较好；MS-LCH 大多累及多个系统，预后较差。

三、流行病学

LCH 可以原发于肺，也可以是全身系统性病变的一部分。LCH 可发生于任何年龄，MS-LCH 通常发生于婴儿和儿童，15 岁以下儿童的年发病率为 2/100 万～9/100

万，男性略多，1~3岁为发病高峰，5%~10%的患者在出生时或出生后不久即发病。LCH的好发部位依次是骨（80%）、皮肤（33%）、垂体（25%）、肝（15%）、脾（15%）、造血系统（15%）、肺（15%）、淋巴结（5%~10%）以及不包括垂体的中枢神经系统（2%~4%）。肺部受累通常不是主要临床表现。

PLCH是一种好发于年轻成人的少见肺间质性疾病，与吸烟密切相关（占90%~100%）。戒烟后PLCH患者的胸部影像学表现会好转，终末期接受肺移植的PLCH患者，如果持续吸烟，PLCH复发的可能性随之增大。此病发病男性多于女性，近年来女性发病率逐渐上升，这可能与女性吸烟者的增加有关。

四、发病机制

目前为止，PLCH的病因及发病机制尚未明确，与细菌或病毒感染、基因突变、肿瘤微环境的影响等都有关系，尚未显示有明显的遗传关系。

相关研究显示，90%以上的PLCH患者有长期吸烟史，提示吸烟可能在PLCH的发病过程中发挥重要作用。尽管PLCH与吸烟密切相关，但它仍然是一种罕见病，发病率和患病率的准确数据仍然不明确。有学者认为，烟草烟雾可以刺激朗格汉斯细胞分泌大量细胞因子，如肿瘤坏死因子-α、转化生长因子-β等，使这些细胞在肺部增殖和积累，产生气道炎症和组织重塑，最终导致结节性、囊性改变，也可能通过抑制细胞凋亡促进朗格汉斯细胞的存活。此外，烟草中的烟草糖蛋白是淋巴细胞和淋巴因子分化的诱导剂，产生的免疫刺激剂可以激活巨噬细胞并产生细胞因子，这些细胞因子在朗格汉斯细胞中发挥趋化作用，从而在发病机制中发挥作用。

相关研究发现，其他与吸烟相关的疾病（如COPD、特发性间质性肺炎、肺癌等）也可使朗格汉斯细胞数量增加，进一步提示烟草烟雾可促进朗格汉斯细胞增多，是肺部汉斯细胞聚集的重要因素，但由于已有部分不吸烟且有吸烟史的PLCH患者的报道，因此认为烟草烟雾以外的因素也与PLCH的发病有关。

五、临床表现

1. 10%~25%的患者不会出现呼吸道症状，因此很容易漏诊，如果出现症状，最常见的症状是干咳和运动后气促。

2. 15%~30%的患者出现全身性症状，如体重减轻、乏力、发热、盗汗、食欲不振等。当患者出现全身性症状时，应注意检查肿瘤疾病的可能性。

3. 10%~15%的患者因胸膜下囊肿破裂而出现自发性气胸，这可能是该病的首发症状。

4. 10%~15%的患者会出现胸痛，这种情况并不常见，在病程中，即使累及肋骨，也可能会出现胸痛。咯血很少见，仅见于5%的PLCH患者，大多数不是由PLCH引起的，提示可能涉及真菌性肺病或肺癌。

5. 除了呼吸道症状外，5%~15%的患者因朗格汉斯细胞累及其他器官或系统而出现相应症状。例如，如果肝或脾受到影响，可能会出现腹部不适；如果浅表淋巴结受累，相关淋巴结肿大；骨骼受累引起疼痛，关节受累引起跛行；甲状腺肿大和甲状腺受累引起功能障碍；累及下丘脑，可出现多饮、多尿和尿崩症。

6. 体检未发现肺部异常，杵状指罕见。晚期患者可能会出现肺动脉高压和肺心病的症状。

六、病理学表现

PLCH 的病理学特点是朗格汉斯细胞呈特征性簇状出现，数量明显增多，主要分布在小气道周围，形态与正常组织相似，有界限清楚的沟纹核膜。在福尔马林固定、石蜡包埋的组织切片中，Langerhans S−100 细胞质和细胞表面 CD1a 呈阳性。在电子显微镜下，朗格汉斯细胞中可以看到五层特殊的棒状结构，称为伯贝克晶粒。

PLCH 肺大体标本显示双肺散在结节，有不同程度的囊性改变。支气管内肿块也可见，单结节性病变罕见。双肺上叶严重受累，肺基底部通常不受累。结节形状不规则，边缘呈星形。晚期显示致密纤维化和囊性改变，提示蜂窝肺。疾病进展过程中，病理学表现有结节、囊性结节、厚壁囊肿、薄壁囊肿。

低倍镜下，相对正常肺组织以细支气管为中心的散在星状间质结节是 PLCH 的主要组织病理学表现，病灶的期相不均匀，纤维瘢痕、囊肿和结节同时存在。结节和囊肿也可能沿着胸膜和小叶间隔散在。大多数情况下，可以看到直径 1~5mm 的结节。结节含有混合细胞群，其中有不同数量的朗格汉斯细胞、嗜酸性粒细胞、淋巴细胞、浆细胞、成纤维细胞和巨噬细胞，并具有胞质烟灰颗粒。

病情进展表现出结节逐渐减少、囊肿逐渐增大的特点，到晚期朗格汉斯细胞减少或消失，可见间质纤维化和小囊肿，病变延伸至肺实质并包围支气管血管结构。星形病变是该疾病的标志性改变。肺部结节和囊肿周围可见吸烟引起的 RBILD 和 DIP，这是吸烟者肺泡腔内肺泡巨噬细胞聚集的表现。肺气肿较为常见。胸部影像上可见的星状间质结节是与结节状影相关的组织病理学变化，囊性影是扩张的细支气管。

发生气胸时，可出现反应性嗜酸性胸膜炎，表现为间皮细胞增生、慢性炎症和嗜酸性粒细胞浸润等，都是非特异性表现。终末期病变可累及肺小动脉和肺小静脉，出现肺动脉高压。血管壁可见中层增厚和内膜增生。肺朗格汉斯细胞可以通过细胞因子产生和生长因子重建参与肺血管系统。

七、实验室检查

实验室检查是非特异性的，无助于疾病诊断。外周血嗜酸性粒细胞、免疫球蛋白、自身抗体、血清血管紧张素转换酶均在正常范围内。仅少数患者红细胞沉降率略有增快。

支气管镜检查气管、支气管未见异常。由于 PLCH 病灶呈局灶性分布，经支气管镜肺活检（TBLB）的诊断率较低（10%~40%）。此外，PLCH 是一种囊性病变，增加了并发气胸的风险。

BALF 有助于诊断。BALF 中，免疫化学 CD1a 阳性细胞比例超过 5％（通常小于 1％），这对于 PLCH 的诊断很有用。大约 50％的患者 CD1a 阳性细胞比例增加，CD1a 阳性细胞比例正常并不能排除 PLCH。

八、影像学表现

（一）胸部 X 线表现

1. PLCH 早期，胸部 X 线片表现为双肺边界不清的微结节或网格结节样渗出性病变，主要分布在中、上肺，肋膈角通常不受累，囊性改变是此病特征性改变，亦可以与结节同时存在。

2. PLCH 终末期，小结节影数量减少，囊性改变增多，可见多个直径在 2cm 以上相邻的囊腔，不易与肺气肿或 PLAM 相鉴别。

3. 胸部 X 线片可见直径在 5~10mm 的多发环形影，表现为蜂窝肺。

4. 胸部 X 线片示肺间质改变，但肺容积正常或扩大。

5. 胸部 X 线片可见气胸，极少数患者可见肋骨的溶骨性损害。

6. 胸水和肺门淋巴结肿大罕见。极少数胸部 X 线片显示孤立性肺结节。

7. 合并肺动脉高压时，胸部 X 线片示右下肺动脉干增宽，肺动脉段膨隆，以及右心室扩大。

8. 极少数早期患者（小于 10％）胸部 X 线片正常。

（二）胸部 CT 表现

胸部 HRCT 具有特征性表现和分布特点，是 PLCH 临床诊断的重要依据。

1. 早期病变以小叶中心型结节为主，多数是直径为 1~5mm 的微结节，也可以见到直径大于 10mm 较大的结节，伴少量囊腔样改变。随着疾病进展，囊腔样改变增多，接着出现纤维化和蜂窝肺。

2. 囊腔样改变是相对较晚的病变，这些囊腔可独立存在，亦可融合存在，囊壁厚薄不规则，直径大小不一，呈弥漫性分布，主要分布在双肺中、上叶，不累及肋膈角。

3. 晚期可以出现均匀遍布全肺的囊腔影（图 8-34）。

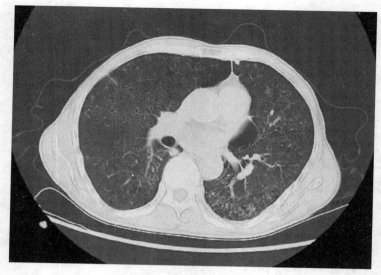

图8-34　PLCH的CT表现

注：男性，55岁，双肺弥漫性多发囊性空洞伴小结节影，直径0.2~1.0cm。

4. 偶见胸水和肺门淋巴结肿大，可见磨玻璃样渗出影、线状影。

5. 此病经动态观察可发现，一定时间内小结节影可逐渐出现空洞，向囊性病变发展。也可能部分患者在积极戒烟后，囊性病变和结节影都吸收好转。

PLCH患者肺部病变呈现从结节到囊性结节、厚壁囊腔，再到薄壁囊腔的变化规律。当结节和囊肿结合时，薄层螺旋CT采用HRCT对PLCH具有较高的诊断准确性。

PLCH早期，肺内显示小结节影，好发于上叶。在晚期，肺内小囊性病变和星形瘢痕可见。然而，由于PLCH有无数可能的CT表现，如果没有肺活检，诊断可能具有挑战性。

九、鉴别诊断

（一）肺气肿

1. PLCH与肺气肿同是吸烟相关的疾病。

2. 肺气肿早期，胸部HRCT表现为多发圆形低密度影，无壁，称为多发的密度减低区，周边组织相对正常。病理学上证实这种低密度区为肺小叶中心的破坏区。

3. 当病变发展为重度肺气肿时，破坏区融合，肺血管纹理变稀疏。一定要注意的是PLCH与肺气肿的征象通常合并存在。

（二）LAM

1. LAM常出现在育龄女性，是异常平滑肌瘤细胞增生性疾病。

2. 主要累及肺部、淋巴结和肾等器官和系统。

3. 胸部HRCT表现为均匀弥漫性分布的薄壁囊腔影，绝大多数患者囊腔影分布无上、中、下肺野的差别，也无内带与外带的差异，肺底和肋膈角也可以受累。

4. 囊腔的大小较为均匀一致。

（三）支气管扩张

1. 胸部 HRCT 呈多发囊状影，有明显的壁，囊壁较厚，囊状影延支气管数分布，少量分布于肺外周。

2. 胸部 X 线表现：支气管呈双轨征。

3. 支气管扩张合并感染时可见囊腔内有气液平面，可与 PLCH 鉴别。

（四）结节病

1. 极少数结节病患者的胸部 HRCT 表现为多囊状影。

2. 约三分之一的 PLCH 患者可见纵隔或支气管旁淋巴结轻度肿大。

中青年吸烟者的胸部 HRCT 显示双肺弥漫性结节及囊状影，主要分布于双肺上、中叶，未累及肋膈角，合并 BALF 中 CD1a 阳性细胞占比超过 5%，PLCH 临床即可诊断。由于 TBLB 获得的组织块较小，诊断阳性率较低，对于临床无法诊断的患者通常需要进行外科肺活检。肺组织病理学上的星形间质结节和以细支气管为中心的囊性空间，以及肺朗格汉斯细胞 CD1a 和 S－100 染色阳性，可以进行适当的诊断。诊断为 PLCH 的患者还需要检查肺外器官是否受累，如髋关节、皮肤、垂体、淋巴结、甲状腺、肝和脾。对于没有烟草接触史的患者，通常不会诊断 PLCH。

第十六节　结缔组织病

一、概述

结缔组织病（CTD）是一组全身性、异质性的自身免疫性疾病，也称为胶原血管病（Collagen Vascular Disease，CVD），以多器官损害为其特点。呼吸系统损害发病率高，且部分患者呼吸道表现为首发症状。目前认为 CTD 发病主要与细胞溶解反应和免疫复合体的形成关系最大，近年来认为细胞免疫或迟发性过敏反应参与其发病，CTD 也是风湿性疾病的一种。

二、分类

（一）类风湿性关节炎

类风湿性关节炎（Rheumatoid Arthritis，RA）是以多发性关节疼痛、变形及周围软组织肿胀等关节的慢性炎症和毁损为主的慢性全身性自身免疫性疾病，常伴有关节以外的其他器官病变，如胸膜、肺病变。本病可见于任何年龄，以 20~50 岁青壮年居多，女性发病率较高，为男性的 2~3 倍，但是关节外病变却常见于男性患者。

（二）系统性红斑狼疮

系统性红斑狼疮（Systemic Lupus Erythematous，SLE）是自身免疫介导的、以免疫性炎症为突出表现的CTD。其发病原因及机制不明，以血清中出现抗核抗体为代表，多种自身抗体和免疫复合物沉积并导致多器官损伤。

（三）系统性硬化症

系统性硬化症（Systemic Sclerosis）是一种原因不明的、临床上以局限性或弥漫性皮肤增厚和纤维化为特征的炎症－纤维性病变，特点是皮肤和某些内脏器官的细胞外基质过多沉积。以侵犯皮肤为主，其次是呼吸道和消化道，具有多系统、多器官性损害。系统性硬化症预后不良，死亡病例常与肾、心血管、肺部受累有关。经尸检证实，70%~100%的病例累及肺部。累及肺部造成的并发症是导致系统性硬化症患者死亡的主要原因。

（四）多发性肌炎和皮肌炎

多发性肌炎（Polymyositis，PM）和皮肌炎（Dermatomyositis，DM）由于免疫性炎症反应主要表现在外分泌腺体的上皮细胞，故又名自身免疫性外分泌腺体上皮细胞炎或自身免疫性外分泌病（Autoimmune Exocrinopathy）。其临床特点是肢体近端肌、颈肌及咽肌等出现炎症变性改变，导致对称性肌无力和肌萎缩，并可累及多个系统和器官，亦可伴发肿瘤。伴皮疹的肌炎称为DM，无皮肤损害的肌炎称为PM。

（五）干燥综合征

干燥综合征（Sjögren's Syndrome，SS）是以眼干、口干为主要临床特征，累及外分泌腺体（以唾液腺和泪腺为主）的慢性炎症性自身免疫性疾病。SS可同时累及多个器官，临床表现多样，在受累的器官中可见到淋巴细胞增生和腺体/非腺体组织大量淋巴细胞浸润，血清中也可出现多种自身抗体，出现高免疫球蛋白血症，95%的患者类风湿因子（Rheumatoid Factor，RF）阳性，斑点型抗核抗体（Antinuclear Antibody，ANA）阳性率80%，可溶性抗原（Extractable Nuclear Antigen，ENA）（抗－SSA、抗－SSB）阳性。

三、病因与发病机制

CTD的病因尚不十分清楚，一般认为与遗传因素、免疫异常及病毒感染等有关，是多因性疾病。随着免疫学的进展，研究者发现多数CTD均伴有免疫学异常，如抑制性T细胞功能低下、体液免疫功能亢进，多数CTD有自身抗体存在，故也将这组疾病归入自身免疫性疾病。

1. 遗传因素：很多系统性疾病都有遗传因素，如系统性红斑狼疮、强直性脊柱炎、类风湿性关节炎等。

2. 免疫学异常：细胞免疫异常、体液免疫异常。在CTD患者血清里可以查到很多自身抗体。

3. 感染因素：病毒感染、细菌感染以及立克次体、支原感染等。很多病毒感染都会导致人体结缔组织出现损伤，从而诱发 CTD。

4．基因缺陷：先天基因缺陷，以及后天恶劣的环境都可以诱发 CTD。

四、病理学表现

针对自身抗原的自身抗体是包括系统性红斑狼疮、系统性硬化症、干燥综合征、原发性胆汁性肝硬化、某些肿瘤及副肿瘤综合征等在内的许多疾病的特征。

一些自身抗体是疾病的特异性标志物，抗原有核小体、核仁、小核核糖核蛋白（snRNPs）、着丝点抗原、线粒体和异质核糖核蛋白（hn-RNP）等细胞内大分子复合物或颗粒。B 细胞过度活跃、T 细胞功能异常和人类白细胞抗原（Human Leukocyte Antigen，HLA）易感性等多种因素都可能诱发自身抗体。RF 常为阳性，滴度常增高，红细胞沉降率常增快，部分患者有弥漫的高丙种球蛋白血症。部分患者血清补体有轻度到中度减少。有活动性肌炎时血清肌酸激酶和醛缩酶通常增高。部分患者有中度贫血与白细胞计数减少。有临床意义的 Coombs 试验阳性的溶血性贫血与血小板减少常见于系统性红斑狼疮。肾小球肾炎患者尿常规可查到血尿、管型和蛋白尿。

血液中丙种球蛋白增高并出现各种自身抗体，可有一种以上的 CTD 同时存在，或可能互相转化，可累及多个系统，其主要病理学表现为疏松结缔组织发生黏液性水肿、类纤维蛋白变性、小血管坏死和组织损伤。由于支气管、肺血管和肺间质及胸膜含有丰富的结缔组织，因此是 CTD 的重要靶器官。

五、临床表现

CTD 在临床表现、病理学表现及免疫学方面有一些共同点，如多系统受累，病程长，病情复杂，可伴发热、关节痛、血管炎、红细胞沉降率增快、γ 球蛋白增高等，但又具有特征性表现。

CTD 以呼吸系统受累为首发症状，呼吸系统受累症状也可以在病程中出现。各种不同的 CTD 并发肺和胸膜病变类型很多，概括起来大致包括以下几种：①间质性肺疾病；②肺血管疾病；③弥漫性肺泡出血；④气道疾病；⑤肺实质结节；⑥胸膜疾病；⑦其他，如呼吸肌无力、吸入性肺炎等。常见的 CTD 累及呼吸系统并发症的发生率不一样。

六、影像学表现

（一）类风湿性关节炎

1．胸膜炎病变。

1）胸部 X 线表现：单侧和（或）双侧胸水，可伴心包积液，极少为大量胸水，亦有表现为轻度胸膜粘连、增厚者，还可与肺部实变影同时存在。

2）胸部 CT 表现：主要表现为胸水，可以是单侧或者双侧的少量胸水，偶尔是大量的胸水。一般少量胸水患者没有症状。

2. 间质性肺炎。

1）胸部 X 线表现：双肺大小不等的网状结节影，晚期病变发展成蜂窝肺。

2）胸部 CT 线表现：网格状影和蜂窝肺是最常见的 CT 表现，常位于双肺下叶、胸膜下和肺部周边。其他常见表现包括磨玻璃影、牵拉性支气管扩张和肺结构扭曲。肺结构扭曲包括叶间裂、支气管和血管移位。

3. 类风湿肺结节（Pulmonary Rheumatoidnodules，PRN）。

1）胸部 X 线表现：胸部 X 线片结节影上、中肺野偏多，大小不一，可在胸膜下肺实质内有单发或多发性结节影。单发为圆形，直径 1～2cm；多发者可融合成块状，直径 3～7cm。由于病变中有大量蛋白溶解酶，近 50％出现空洞，但胸膜下结节形成的空洞很少导致气胸。结节影多呈圆形，密度均匀，边缘光滑、锐利，或可见光滑、厚壁的空洞，结节影及空洞的消长常与 RA 的活动性和皮下结节的消长相平行。

2）胸部 CT 表现：单发或多发圆形或不规则环形结节，以多发常见，直径 0.5～7.0cm 不等；结节边缘毛糙或光整，边界清晰或模糊，常位于肺周围胸膜下区或小叶间隔旁，高达 50％的结节表现为空洞病灶，多为厚壁空洞，可导致胸水、咯血、气胸和胸膜瘘等并发症。结节钙化罕见。部分可伴有纵隔、肺门淋巴结肿大。

4. 类风湿尘肺（Rheumatoid Pneumoconiosis，RP）（Caplan 综合征）。

1）胸部 X 线表现：肺周边有单个或多个边缘清楚的圆形结节影，主要分布在上肺野，直径为 0.5～5.0cm，结节坏死，可呈空洞，也可成液气胸，偶尔有支气管胸膜瘘。尘肺结节可以在短期内成批出现，迅速扩大；也可长期不变或钙化；也可完全消失、复发或形成大块纤维化。

2）胸部 CT 表现：与胸部 X 线片表现相似，在尘肺病变的基础上，肺上叶周边出现单发或多发结节，直径 0.5～5.0cm，结节影可非常突然迅速发生，可出现在关节炎之前、同时或其后。

（二）系统性红斑狼疮

1. 胸膜病变：胸部 X 线和胸部 CT 均表现为单侧或者双侧胸水，通常与心脏增大、心包积液同时存在，积液多为少量或者中量，少数患者呈大量胸水表现。

2. 急性狼疮性肺炎（Acute Lupus Pneumonitis，ALP）。

1）胸部 X 线表现：双侧或单侧以肺底为主的斑片状实变影，主要分布于下肺野，局灶性肺不张，膈肌抬高。多数伴胸水，可见心影增大。

2）胸部 CT 表现：主要表现为单侧或双侧肺弥漫性肺泡浸润影，好发于肺下叶，可呈节段分布，或表现为不规则、密度不同、界限不清和大小不等的片状气腔实变影，以外周或基底部分布为主，伴或不伴胸膜炎和胸水，有时可见心包积液。

3. 弥漫性肺泡出血（Diffuse Alveolar Hemorrhage，DAH）。

1）胸部 X 线表现：双侧弥漫性肺泡小结节影，或者边界不清的模糊斑片影，主要分布在下肺野。阴影通常为双侧对称，也可为不对称甚至单侧。出血停止后肺部阴影可以迅速好转，通常在 2～4 天内即可恢复正常。

2）胸部 CT 表现：早期表现为散在结节影，结节大小均匀，直径为 1～3mm。随着病情进展，表现为急性肺泡出血时，CT可见玻璃样模糊影，掩盖原结节影，有时可见含支气管气相的实变影。慢性期改变主要是小叶间隔增厚，可能是肺部早期间质纤维化的表现。

4. 间质性肺炎。

1）胸部X线表现：

（1）可见弥漫性网状结节影，以两下肺野及胸膜下明显；同时可见浸润性阴影和盘状肺不张，严重者表现为蜂窝肺和膈肌升高。

（2）早期可呈磨玻璃样改变，小叶间隔增厚，以中、下肺及外带明显。

（3）晚期呈蜂窝肺。

（4）胸部X线检查无异常者进行胸部HRCT，发现异常者可达38%～45%。

2）胸部CT表现：HRCT表现为肺内网格状影，小叶间隔增厚，病情进展呈蜂窝肺。

（三）系统性硬化症

1. 间质性肺炎。

1）胸部X线表现：两肺弥漫性磨玻璃阴影、纤维条索影、网格状影、网状结节影，尤以中、下肺野明显，晚期出现蜂窝肺及肺动脉高压（图8-35）。

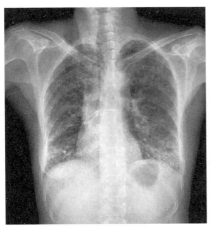 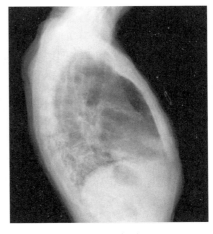

A. 胸部后前位　　　　　　　　　　B. 胸部侧位

图8-35　间质性肺炎X线表现

注：女性，59岁，双肺纹理增强紊乱，双下肺野呈网格状影。

2）胸部CT表现：

（1）HRCT可更好地显示肺纤维化。突出的改变是在肺的基底部和胸膜下，主要病变是网格状影、磨玻璃影、牵拉性支气管扩张和牵拉性细支气管扩张及蜂窝肺。磨玻璃影和不规则的网格状影混合出现，而少量或无蜂窝肺提示为非特异性间质性肺炎（NSIP）。蜂窝肺往往提示病理学类型为普通型间质性肺炎（UIP）。

（2）HRCT检查发现，有80%的系统性硬化症伴有间质性肺炎的患者存在食管扩张。

2. 吸入性肺炎：系统性硬化症患者常伴食管扩张及食管蠕动减弱，导致食管严重反流和吞咽困难，从而引起严重、复发性吸入性肺炎。胸部 X 线和胸部 CT 表现均显示小片状或大片状炎性阴影。

（四）多发性肌炎和皮肌炎

PM/DM 相关性 LID 发生率为 35%～40%。最多的病理学表现为 NSIP，其他 65%～80% 可为纤维化型或混合型。

1. 胸部 X 线表现：

1）弥漫性肺间质纤维化，肺部常见条索状网格状影和网状结节影，以中、下肺野为主，早期为间质性浸润，后期为肺纤维化。

2）可出现少量渗出，偶可见大量积液。

3）心影呈进行性普遍增大。

2. 胸部 CT 表现：HRCT 主要表现为肺内实变影伴或不伴磨玻璃影，病变主要集中于双肺下叶和外周，实变影呈斑片状、小叶状、长条索状。

（五）干燥综合征

继发性间质性肺炎是干燥综合征患者最常见的弥漫性肺实质疾病，可以是首发症状。

1. 胸部 X 线表现：

1）轻者常为正常表现。

2）中度病变可表现为肺纹理增多。

3）继发性间质性肺炎表现为小片状或大片状阴影，反复感染可以引起支气管扩张、肺不张，严重者并发肺间质纤维化，其主要表现为双侧中、下肺野弥漫性网格状影、结节影。

2. 胸部 CT 表现：HRCT 表现为肺内磨玻璃影、实变影、囊状影及小叶中心型结节影，小叶间隔增厚，支气管血管束增厚和胸膜下结节影等。UIP 型的 HRCT 表现与特发性纤维化类似，以蜂窝肺、牵拉性支气管扩张、网格状影等为特征。病变多见于双肺下叶及双肺胸膜下区域。

七、鉴别诊断

1. 对确诊为全身 CTD 者，出现各种呼吸道症状如咳嗽、咯痰、胸痛、呼吸困难等和胸部 X 线（包括胸部 CT）异常时，应考虑肺 CTD 的可能，但应严格排除细菌和（或）其他病原体所致肺、胸膜感染。呼吸系统症状为首发表现者，早期诊断较困难，应注意检查和发现其他器官病变表现。

2. 常见临床表现：

1）系统性红斑狼疮、胸膜炎、急性狼疮性肺炎、肺出血、弥漫性肺间质纤维化、肺血管炎和肺动脉高压、阻塞性细支气管炎、呼吸肌病。

2）类风湿性关节炎、胸膜炎、间质性肺炎和弥漫性肺纤维化、坏死样结节、类风湿样尘肺、阻塞性细支气管炎、环状软骨关节炎和喉炎、肺血管炎和肺动脉高压、肋软骨和胸肋关节炎。

3）混合 CTD 弥漫性肺纤维化、肺动脉高压、肺出血。

4）进行性系统性硬化症、弥漫性肺纤维化、肺动脉高压。

5）结节性多动脉炎、哮喘样症状、间质性肺炎和纤维化、血嗜酸性粒细胞增多。

6）多发性肌炎或皮肌炎性间质性肺炎、弥漫性肺纤维化、呼吸肌麻痹。

7）干燥综合征性间质性肺炎、气管支气管黏膜干燥、口腔与鼻干燥。

8）复发性多软骨炎，气管、支气管软骨炎以及严重上呼吸道阻塞。

9）强直性脊柱炎，肺纤维囊性改变及脊柱、胸廓、关节病变，环状软骨关节炎。

10）口、眼、外生殖器溃疡。

3. 临床常用 Sharp 标准。

1）主要标准：

（1）重度肌炎。

（2）肺部受累（CO_2 弥散功能小于 70%、肺动脉高压、肺活检示增殖性血管损伤）。

（3）雷诺现象/食管蠕动功能降低。

（4）关节肿胀、压痛或手指硬化。

（5）抗 ENA 阳性，滴度大于 1∶10000，抗 U1RNP 阳性及抗 Sm 阴性。

2）次要标准：

（1）脱发。

（2）白细胞计数减少。

（3）贫血。

（4）胸膜炎。

（5）心包炎。

（6）关节炎。

（7）三叉神经炎症。

（8）颊部红斑。

（9）血小板减少。

（10）轻度肌炎。

3）确诊：

（1）临床上符合 4 个主要标准。

（2）血清学抗核抗体阳性，滴度大于 1∶10000，需排除感染性疾病或肿瘤性疾病。

4）可能诊断：

（1）临床上符合 3 个主要标准或 2 个主要标准及 2 个次要标准。

（2）血清学抗核抗体阳性，滴度大于 1∶10000。

第十七节　药物性间质性肺疾病

药物性间质性肺疾病（Drug-induced Interstitial Lung Diseases，DILD）是由不同种类药物引起的肺部弥漫性疾病，以肺部小血管、肺间质及肺泡纤维化和炎症改变为主。DILD并不少见，在美国占所有 ILD 的 1.9%～3.5%，我国的发病率常被低估。目前，已知有几百种药物可以引起 DILD。DILD 的临床表现多样且无特异性，缺乏特异性的血清标志物，并且肺部组织病理学类型与其他 ILD 相似，鉴别诊断困难，易误诊。

一、发病机制

DILD 以药物为主要病因，诱发炎症和间质纤维化从而引起一系列病理和生理改变，病变部位以肺泡壁为主，可波及细支气管、肺泡腔、肺小血管。目前认为 DILD 主要有两种发病机制，且两种机制相互作用、相互依赖。①直接肺细胞损伤：这是一种直接的、剂量依赖的毒性损伤，可能是一种或者多种细胞毒性机制起作用导致的肺细胞或肺功能膜内皮的直接损伤。②免疫调节的肺损伤：患者在服用特定药物时出现的由免疫介导的肺损伤，药物可以引起不同类型的变态反应，多数变态反应是由 T 细胞介导的。在临床上，DILD 可由多种药物引起，其发病时间不一定，可能在用药后 1 天内，也可能在用药几年后才出现。

引起 DILD 的药物有以下几类：

1. 细胞毒药如甲氨蝶呤常引起肺损伤，表现为亚急性发病，伴过敏反应。

2. 心血管药物，如胺碘酮、他汀类等。胺碘酮是最常见的引起肺损害的药物，发生率为 6%，病死率为 10%～20%。

3. 抗炎药，如阿司匹林、青霉胺等。阿司匹林可引起 ARDS。另外青霉胺、硫唑嘌呤和非甾体类抗炎药（NSAIDs）也是有潜在肺损害作用的药物。NSAIDs 可导致急性过敏反应，引起两肺间质性浸润和嗜酸性粒细胞性肺炎。

4. 抗菌药物，如两性霉素 B、呋喃妥因等。

5. 生物制剂，如利妥昔单抗、吉非替尼等。

6. 其他药物，如丙硫氧嘧啶、滑石粉等。

7. 化疗药物都可以对肺产生不利影响，常见的有博来霉素、卡莫司汀、白消安和环磷酰胺。博来霉素是最常见的引起 DILD 的药物，在治疗 4～10 周后，8%～10% 会引起肺损伤。环磷酰胺引起早发 DILD 的概率较低，但可引起晚发的肺损害。

二、临床表现

DILD 的临床表现是非特异性的，可出现 ILD 共同的临床表现，如发热、干咳、进行性或活动性呼吸困难、低氧血症等，查体可闻及肺部爆裂音，出现杵状指，少部分患者可没有肺部阳性体征。晚期患者可出现发绀、乏力、体重下降，未经治疗者常因呼吸衰竭死亡。

有研究报道，DILD 发病时的严重程度是患者病死率最可靠的预测因子，DILD 的危险因素包括性别、年龄、吸烟、药物剂量及肺部基础疾病等。

DILD 的常见临床表现分为以下几类：①发生在用药后即刻至数月不等；大部分患者在停药后或加用糖皮质激素后可以自行缓解，少部分患者发生不可逆性肺纤维化。②大部分发生在正常剂量时（如甲氨蝶呤），少部分发生在剂量过量时（如抗凝药物引起的肺泡出血），还有部分与累积剂量有关（如博来霉素）。③患者常有发热、皮疹、咳嗽、呼吸困难等表现；部分患者伴有外周血嗜酸粒性细胞计数升高；胸部 CT 可以有多种表现，如弥漫性磨玻璃影、肺内斑片/实变影、纤维化等。④以慢性病程为主，仅少部分表现为急性病程。

三、临床诊断

一般需要医生进行详细的病史询问和体格检查，以尽可能发现引起 ILD 的继发因素，比如药物（尤其需要详细询问用药的种类、剂量、用法，以及用药与 ILD 的关系），结合患者的临床表现、胸部影像学表现等，排除其他引起 ILD 的因素后可以考虑诊断 DILD。尤其是出现停药后或停药并且服用糖皮质激素治疗后症状可以减轻、缓解，再次用药后肺部病变加重的情况，更能肯定疾病与药物的关系。

DILD 的诊断要点：①用药与呼吸道症状和体征出现有明确的时间关联，并且此种药物是曾经出现并报道过的 DILD 致病药物。②重点是排除其他原发性或继发性肺疾病，如感染、肺水肿、辐射引起的肺部损伤，基础疾病进展等，但肺癌并发 DILD 则很难鉴别是肺癌进展还是药物性肺损伤。③症状是否随药物停用而消退。④同时使用多种药物者，需证实其中某种药物导致患者肺部病变，且同时还应排除其他药物不会引起 DILD。⑤特定的血清学标志物、胸部影像学、组织病理学和临床特征通常不能明确诊断 DILD。

综上，临床诊断 DILD 需综合临床特点、用药史、组织病理学及胸部影像学表现，再根据上述结果总体分析评价药物与肺部损伤的关系，划分为明确因果关系、可能性很大、可能三个等级。

四、影像学表现

胸部 CT 是一种至关重要的成像方法。相比之下，胸部 X 线的灵敏度和特异度较低。此外，胸部 CT 可以揭示呼吸道症状或肺部浸润的其他原因，并能定量评估 DILD 患者的肺部浸润程度。以下介绍在胸部 CT 中可能会遇到的五种影像学表现。

（一）机化性肺炎（OP）

机化性肺炎（OP）是急性肺损伤的一种形式，是 DILD 最常见的形式。组织病理学表现为肺泡内、支气管内肉芽组织和间质炎症。双肺周围和支气管血管周围多灶性磨玻璃影（图8-36）和（或）以中、下肺野为主的实变区是其常见的影像学表现。可发现磨玻璃影周围有实变区域，但无特异性。混浊区域可以随时间迁移并且改变形态。尽管嗜酸性粒细胞性肺炎（EP）可有与OP相似的影像学表现，但EP的特征为周围带状混浊，并以肺上叶为主。

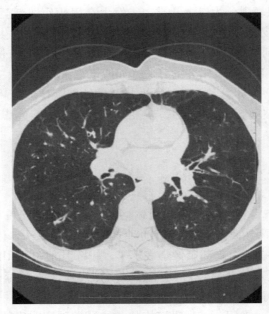

图8-36　双肺支气管血管周围多灶性磨玻璃影

（二）非特异性间质性肺炎（NSIP）

非特异性间质性肺炎（NSIP）是DILD的第二常见形式。在组织病理学上，其特征是由炎症细胞浸润（细胞性NSIP）和（或）纤维化（纤维化NSIP）引起的肺间质增厚。NSIP的常见影像学表现为双侧、斑片状或弥漫性磨玻璃影伴或不伴网格状影，以周围和基底为主。在NSIP患者中也可见胸膜下保留，实性混浊不常见。肺纤维化表现在时间和空间具有均匀性，肺部异常通常是双侧和对称的。

（三）过敏性肺炎（HP）

过敏性肺炎（HP）是一种罕见的DILD，临床症状轻微。组织病理学上，HP表现为细胞性细支气管炎、肉芽肿、多核巨细胞和间质炎症。常见CT表现为磨玻璃影区伴或不伴空气潴留征和小叶中心型结节（图8-37），可呈弥漫性或主要分布于肺上叶。牵拉性支气管扩张、蜂窝样影和肺上叶纤维化等实质异常在DILD中不常见。

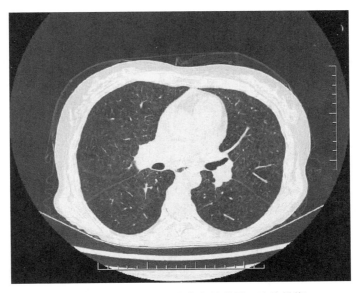

图 8-37　双肺弥漫性分布小结节影，边缘模糊

（四）弥漫性肺泡损伤（DAD）

弥漫性肺泡损伤（DAD）或 AIP 是罕见的 DILD 模式，通常与急性临床症状和影像学上弥漫性肺部浸润相关。组织病理学上以Ⅱ型肺泡上皮细胞增生、肺泡水肿和肺泡内皮细胞坏死为特征。DAD 的影像学特点为磨玻璃影或相关实变通常累及肺大部分甚至全部区域。在 DAD 中，常可见以小叶间隔和小叶内线增厚为特征的"铺路石征"（图 8-38）。此外，如果不及早治疗，其他模式（如 OP）可能会进展为 DAD。DAD-AIP 也可见于肺外原因，如 ARDS、败血症和输血相关的急性肺损伤。

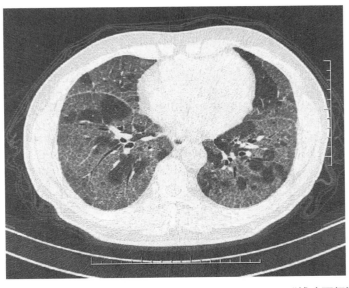

图 8-38　双肺多发片状磨玻璃影，小叶间隔增厚，呈"铺路石征"

（五）单纯性肺嗜酸性粒细胞浸润症

虽然通常在免疫检查点抑制剂（Immune Checkpoint Inhibitors，ICIs）治疗中报告单纯性肺嗜酸性粒细胞浸润症（尤其是奥希替尼治疗），但尚未完全了解其发病机制。出现单纯性肺嗜酸性粒细胞浸润症的患者通常无明显临床症状，其影像学特征为单侧或双侧非节段性斑片影、磨玻璃影或实变影。这些异常通常会在几周内自行消退。

五、诊断与鉴别诊断

无论是影像学检查、血清学检查还是病理学检查，对 DILD 的诊断均无特异性。影像学表现反映了 DILD 的炎症/免疫性质，常见的影像学类型包括非特异性间质性肺炎、机化性肺炎、弥漫性肺泡损伤、过敏性肺炎和单纯肺嗜酸性粒细胞浸润症。CT 检查在 DILD 的诊断中起到了重要作用。

近期 Fleischner 协会提出了 DILD 的三个关键诊断标准：①薄层 CT 显示新发肺实质阴影，通常为双侧非节段性分布；②表现与全身性治疗药物给药存在时间关联；③排除 ILD 的其他原因。

疑似 DILD 的患者应该做支气管镜检查，结合临床表现和影像学表现，有助于 DILD 的诊断和鉴别诊断。DILD 最常见的特征是 BALF 中淋巴细胞计数增高，尤其是 CD8＋淋巴细胞增多，伴或不伴中性粒细胞和（或）嗜酸性粒细胞计数增高。甲氨蝶呤、氨苄青霉素、呋喃妥因或西罗莫司引起的 DILD，BALF 中也可见 CD4＋淋巴细胞计数增高。

其他实验室检查包括血液学检查、血气分析、肺功能检查等，在支气管镜检查的诊断与鉴别诊断以及患者整体疾病状况的评估中可起到一定的辅助作用。

DILD 的影像学表现及鉴别诊断见表 8-7。

表 8-7　DILD 的影像学表现及鉴别诊断

疾病	影像学表现	鉴别诊断
机化性肺炎	肺周围或支气管血管周围多灶性磨玻璃影或实变区；以中、下肺为主；空气支气管征和反晕征（环礁征）；混浊可能为迁移性，并随着时间的推移而改变形态	·恶性肿瘤进展（身体其他部位疾病同时恶化） ·感染性肺炎，尤其是新型冠状病毒感染所致的肺炎（临床和实验室检查结果与感染相符） ·慢性嗜酸性粒细胞性肺炎（嗜酸性粒细胞增多，外周带状混浊，以肺上叶为主） ·电子烟相关性肺损伤（电子烟及相关产品使用史）
非特异性间质性肺炎	双侧斑片状或弥漫性磨玻璃影伴或不伴网格状影；以周围和基底为主；可见胸膜下保留阴影；肺纤维化的时间和空间分布具有均匀性	·感染性肺炎（临床和实验室检查结果与感染相符，对适当治疗有反应） ·普通型间质性肺炎（胸膜下未见保留，肺纤维化暂时不均匀） ·CTD 相关非特异性间质性肺炎（评估病史和疾病特异性实验室标志物，其表现与药物无时间关系）

疾病	影像学表现	鉴别诊断
过敏性肺炎	弥漫性或以肺上叶为主的磨玻璃影，伴或不伴小叶中心型结节；空气潴留征	·非典型感染（临床和实验室检查结果与感染相符，对适当治疗有反应） ·呼吸性细支气管炎（有吸烟史，CT示肺气肿和支气管壁增厚） ·滤泡性细支气管炎（有潜在CTD或AIDS病史，CT示支气管周围肺囊肿） ·电子烟相关性肺损伤（电子烟及相关产品使用史） ·暴露相关的HP（相关职业和暴露史，与药物使用无时间关系）
弥漫性肺泡损伤	磨玻璃影或实变区（可累及大部分甚至整个肺），"铺路石征"	·传染性肺炎（临床和实验室检查结果与感染相符，对适当治疗有反应） ·肺水肿（心脏肥大、胸水、肺血管重新分布、支气管袖套征、克氏线） ·肺泡出血（潜在的凝血病或毛细血管炎、咯血、贫血）
单纯性肺嗜酸性粒细胞浸润症	单侧或双侧非节段性、斑片状磨玻璃影或实变区；阴影具有迁移性，可在几周内自行消失	·传染性肺炎（临床和实验室检查结果与感染相符，对适当治疗有反应） ·肺泡出血（潜在的凝血病或毛细血管炎、咯血、贫血）

六、治疗

尽早停用可疑的相关药物是治疗这类疾病的关键，部分患者在停药后可以自行缓解而不需要进一步的治疗。

大部分DILD是需要积极治疗的，糖皮质激素就是治疗这类疾病的主要药物。可能很多患者一听"激素"就紧张，认为糖皮质激素有很多不良反应，比如肥胖、糖尿病、骨质疏松等。但是，在必要的时候，糖皮质激素是很有效的药物。因此，要掌握这种药物的适应证，恰当使用。对于大部分DILD，停用可能致病的药物并加用糖皮质激素治疗，可以缓解症状、治愈疾病。但少部分患者即便在停药后予以积极的糖皮质激素治疗，病情仍有进展。

要尽量避免再次使用引起DILD的同类药物。在平时去医院看病时主动告诉医生自己的相关病史，供医生参考，避免再次出现类似或更严重的情况。

发病期间要加强吸氧、休息等对症支持治疗。

根据ATS/ERS的分类，DILD是公认的弥漫性肺病亚型，但其临床表现、病理学表现和影像学表现是无特异性的，很难与其他间质性肺炎相鉴别。另外，DILD的临床表现、影像学表现和病理学表现在不同药物之间及同种药物的不同患者之间差异很大。因此，DILD是一种排除诊断，这给临床医生带来了严峻的挑战。

第九章　医学影像护理技术要点分析

　　医学影像主要由影像技术与影像学诊断两部分组成。在早期影像科中，护士所从事的工作内容较为简单，主要包括患者信息的登记、检查准备、发放报告。随着社会经济的发展、人们生活水平的提高、影像设备与医疗技术的发展，患者数量的增多，医学影像学对护理工作的要求越来越高。影像护士既要适应影像学检查的特殊性，又要配合医生的工作，以保障患者安全，达到检查目的。影像护理工作发挥了越来越重要的作用。影像护士与受检患者具有更直接、更全面的接触，能够及时发现与了解对于影像学检查医生而言至关重要的临床资料，帮助影像学检查医生更准确地制订检查方案，同时也能够帮助受检者更详细地了解影像学检查的内容与流程，更好地完成检查。

　　目前 HRCT 已经成为弥漫性肺疾病检查评估的重要工具之一。服务范围较大，不但有门诊、急诊、体检、住院患者，还有社区、家庭病房的患者，工作中会涉及更多的学科，需要各种护理新技术与之相适应，以推进影像护理向更广、更深层次发展。

　　影像护士认识并掌握影像学新动态，把临床护理与影像护理的理论、技术和管理有机结合，真正实现临床整体护理的无缝连接。影像护士需要具备全面的医学基础知识、影像学诊断常识、熟练的影像操作技术、急救能力等。

第十章　影像护理范畴与目的

在科学技术不断发展的当今时代，护理学科日臻成熟。护理学科是研究有关预防保健与疾病防治过程中的护理理论与技术的学科。影像护理是近些年来逐渐发展起来的新兴专科护理领域，成为护理学科的一个重要分支。影像护士需结合影像学技术基础知识与护理学基本知识，在不断规范与完善的流程管理中，为患者提供个性化的护理服务，以确保患者安全顺利地完成影像学检查。

第一节　影像护理的发展现状

在较早时期，当患者在接受影像学检查需要护理时，通常从患者就诊的科室临时召集护士配合影像学检查护理。20 世纪 40 年代，美国波士顿达纳法伯癌症研究所出现了专门的影像护士。为了进一步探索影像护士工作的实践标准，放射与影像护理协会（ARIN）与放射护理认证委员会（RNCB）开展了系列工作，制定了放射护理实践指导，确定了放射护理主要执业领域，并列出了每项实践活动以及实践活动中所需的知识、技能。美国护士教育考试中心（CNET）和 RNCB 在 2010 年初步拟定了影像护士认证考试的框架，对影像护士执业时的实践活动内容及其所需的知识技能和其他能力提出了详细的要求，并于 2013 年正式出台了《放射护理认证与再认证指南》，以进一步规范影像护士队伍的发展。我国在 20 世纪七八十年代开始发展影像护理，当时多由影像技师兼任，或者由临床科室临时派出护士担任。直到 20 世纪 90 年代，我国介入放射学得到快速发展，在该大背景下，影像科开始聘用专职护士。到 21 世纪，我国的影像科开始独立并不断精细化分支，影像护士的队伍随之逐渐壮大，影像护理事业的蓬勃发展，使得影像护理工作逐渐规范、标准、高效，出现了护理与影像技术的一体化管理。

一、与临床护理工作的区别

与临床护理工作相比，影像护理在工作模式、工作范畴、岗位职责、考核标准、专科理论与操作、人力分配等方面存在明显不同。影像护理工作具有独立性较强、涉及知识面广等特点。大部分影像护士具有丰富的临床经验，在应急能力与处理患者突发疾病能力方面更具优势。

二、工作范畴

影像护理的工作范畴：咨询、接待患者；健康宣教、心理护理；检查前的准备、检查中的护理配合、检查后的观察；急危重症患者绿色通道建立；急救物品与药品器械的准备和管理；环境管理、感染控制管理、设备管理；探索与总结影像护理工作，不断提高理论与实践水平，积极开展新业务与新技术等。

三、素质要求

1. 需要具备专业知识：护理学知识与相关操作技能，如静脉穿刺、使用监护仪、使用高压注射器、管道护理等，以及影像学知识、解剖学知识、心理学知识、健康教育学知识等。

2. 需要具备较强的服务意识与沟通能力：影像护士应当举止言谈大方得体，坚持"以人为本"的服务理念。由于每天需要接待大量的患者，良好的沟通能力是提高向患者传达信息效率以及获得患者信赖的关键，有助于促进患者积极、良好地配合完成检查。

3. 需要具备良好的管理意识：由于影像科各个检查室是相对独立的，因此，护士应当做好多个方面的管理工作，比如秩序维持、环境管理、感染防控、物资管理、信息管理、设备管理等。严格执行各项规章制度与标准、流程，确保检查安全顺利完成。

4. 需要具备较强的风险识别能力：在影像学检查中，部分特殊患者存在不良事件风险，比如老年患者、躁动患者、多发伤患者等。影像护士需要积极识别这些特殊患者的不良事件风险，及早采取预防性措施，避免不良事件发生。

5. 需要具备较强的急救意识与技能：影像学检查在病变的定位、定量、定性等方面起到了关键性作用，对临床疾病的诊断提供了强有力的证据支持。影像学检查的患者数量大、病种多，常常有急危重症患者前往检查。因此，影像护士需要具备较强的突发事件应急处理能力、突发疾病处理能力，能够正确应对各种突发紧急情况，及时有效地挽救患者生命，保护患者。

第二节　常用的理论

我国的医疗水平在近年来持续提升，随着生物医学模式的转变，人们对自身整体身心健康的关注程度越来越高，促使现代护理学科逐渐向"以人为本"的方向发展，将患者作为护理中心，全方位关注患者的健康状况，满足患者的护理需求。对于进行影像学检查的患者而言，由于检查室环境陌生，以及对疾病、检查流程等未知，充满不安情绪。护士需要采用科学有效的护理理念来解决这些问题，确保检查能够安全顺利完成。

一、马斯洛需求层次理论

马斯洛需求层次理论由马斯洛在 1943 年提出。该理论将人类的需求划分为五级模型，从层次结构的最底层开始向上，依次为生理需求、安全需求、社交需求、尊重需求与自我实现需求。这五个级别的需求中，虽然可多种需求同时存在，但是在不同时期总有其中一种需求占主导地位，并且处于动态变化的状态中。马斯洛需求层次理论被行为科学吸取，成为行为科学的一个重要理论。因此，运用马斯洛需求层次理论能够对患者的负面情绪以及相应的行为进行改善。目前，将马斯洛需求层次理论用于护理工作中主要体现于临床护理工作，在影像护理中的运用和相关研究相对少见。

一些患者因为担心 X 线辐射而存在焦虑，但是又希望通过有效的检查方式尽早确诊后开始治疗，这导致患者犹豫不决、烦躁不安，在检查过程中无法良好配合完成检查，导致检查时间延长。对于这类患者，生理需求与安全需求占主导，因此，护士可根据患者的具体需求实施针对性的护理措施。

二、赋能理论

赋能理论起源于 1960 年的社会意识形态及 1970 年的自主、自立概念，强调个人的权力和能力。该理论最早运用于糖尿病患者的健康教育中，之后在许多慢性病患者的健康教育、自我管理指导、心理治疗等方面得到了重用，并发挥了显著作用。

在影像学检查中，运用赋能理论主要体现在个人防护和体位保持方面。在个人防护方面，护士要客观、正确地讲解影像学检查中 X 线的副作用和防护方法，以确保患者做好个人防护并主动检查个人防护是否规范。在体位保持方面，护士要正确讲解检查过程中何为体位保持、哪种程度判断为体位移动、保持体位的作用和必要性，促进患者自我约束，在检查过程中主动保持体位不变。但同时也要告知患者如果在检查过程中出现任何不适，均可立即通过呼叫器告知护士，避免患者产生随意行动和过激行为。

三、罗伊的适应模式

适应模式由美国护理理论家罗伊提出，是罗伊在贝塔朗菲的一般系统论、约翰逊的行为系统模式、赫尔森的适应理论、席尔的压力与应激理论、拉扎勒斯的压力与应对模式以及马斯洛的需求层次理论的基础上，创造性地发展形成。该理论认为人是一个整体适应系统，人的生命过程是对内外环境各种刺激不断适应的一个过程，产生对信息的输入、输出、调节反馈以及对物质和能量的交换等环节。但是个体的适应范围是有限的，当刺激落在这个范围内时，个体会产生适应性反应，反之则会产生非适应性反应，使得个体产生不适感。从适应模式出发，护理的主要目的就是促进个体的适应性反应，提高其适应性，改善身心健康。

在影像学检查中，患者产生非适应性反应的主要原因为患者对检查技术的相关知识了解不够，过度放大 X 线的副作用；另外，一些患者对影像学检查方式、流程不了解，因为未知而产生紧张情绪，进而表现出明显的恐惧、不安等心理，这会造成患者不能良好地配合完成影像学检查。可采用罗伊的适应模式对患者实施护理，控制刺激，改善患者的适应方式，减轻患者的心理负担。

四、压力理论

压力理论由汉斯·塞利提出，该理论认为压力对于人体而言属于一种应对环境刺激产生的非特异性反应，并认为压力的生理反应包括全身症候群和局部症候群。全身症候群是指机体面临长期不断的压力而产生的一些共同症状，如体重下降、乏力、倦怠、疼痛、失眠、胃肠功能紊乱等，这些症状主要通过神经内分泌途径产生。局部症候群是机体应对局部压力源而产生的局部反应，如身体局部炎症导致红、肿、热、痛与功能障碍。在护理中运用压力理论，能够提高患者的健康素养，减轻压力，改善患者自我护理行为。

在影像学检查中，由于检查患者数量大，并且部分患者同时患有多种疾病，以及检查等候时间过长、护患沟通不足、影像护士态度不好、患者担心辐射副作用等问题，患者有一定程度的心理压力。与此同时，影像护士在面对高强度工作时，嘈杂的环境、患者的不理解、患者的不配合等，也会造成较大的心理压力。基于压力理论对护理工作模式、流程进行改进，能够让影像护士和患者的心理压力减小。

五、奥伦自理理论

奥伦自理理论由奥伦在 1971 年提出。该理论解释了何为自理以及人们有哪些自理需要，认为自理活动是个体为了满足自身的需要而采取的有目的行动，在正常情况下，人有能力满足自己的各种需要，即人有自理能力。影响人体自理活动与能力的因素除了年龄、发展状态与健康状况以外，还包括文化、生活方式等。奥伦认为，当个体有特定的自理能力及治疗性自理需要大于自理能力时，即产生自理缺陷，就需要护理照顾。

在影像学检查中，一些患者因为缺乏相关疾病和检查的知识，对检查室环境感到陌生，对仪器产生的声音感到紧张等，不能良好地配合；一些患者因为留置引流管等需要有人协助才能完成检查；还有一些患者因为患有急危重症等而不能自主完成检查。这些患者存在自理缺陷。从奥伦自理理论出发，根据患者的自理需要与自理能力的实际情况，选择支持教育系统、部分补偿系统或者全补偿系统。支持教育系统是指患者需要学习并且能够学会如何自我护理的教育系统，护士为患者提供心理上的支持、技术上的指导，比如心理干预与健康教育。部分补偿系统是指患者具有部分自理能力，但需要在护士的帮助下满足其自理能力不能实现的那部分自理需要。全补偿系统是指患者完全没有满足自理需要的自理能力，需要护士的全面帮助才能实现自理需要的满足。

第三节　常规护理

一、检查前

（一）登记

阅读医生为患者开具检查申请单。根据其中的信息在系统中调取患者的登记信息，进行核对，核对是否出现 ID 相同的患者信息。若出现，及时做好记录，并联系信息科工程师，对患者的信息进行更改。在确认无误后，根据患者的检查申请单填写登记项目。如果患者需要进行多个部位的检查，在检查单上注明不同部位的登记编号，最后做好已登记标识。

（二）预约

由放射科综合服务站负责接待患者，并进行分检、咨询、预约和排号，预约量按照实际检查人数的 80％确定，留下 20％的空余量用于急诊患者或者特殊患者。叮嘱预约后的患者在检查前携带相关的病史资料，各种能提供的资料与照片均可，以备检查医生参考。在预约时应当重视患者的病情，按轻重缓急决定检查顺序，有序安排急危重症患者。向患者发放附有"检查须知"的预约单。如遇精神行为异常或者烦躁不合作的患者，告知其家属在检查前需要使用镇静剂及用药后须知。告知患者检查前需要去除扫描部位附近的金属物品，包括佩戴的金属饰品与衣服上的金属物。

（三）接诊与核对信息

预约检查当天将申请单预先交给检查医生，以供医生熟悉患者的病情，了解检查部位与要求。患者报到后，影像护士仔细阅读患者的检查申请单，核对患者信息，询问疾病史，核对检查部位和检查方式，对检查目的要求不明确的检查申请单，及时与临床医生联系、核对、确认。通常肺部影像学检查不需要注射对比剂，仅怀疑为血管疾病的患者需要注射对比剂，针对这类患者，需要患者本人或者其家属在《接受静脉注射碘对比剂志愿书》上签字。

（四）健康教育

对患者进行健康教育，让患者对肺部影像学检查有清楚的认知，进而能够良好配合，尽快完成肺部影像学检查。健康教育的内容包括肺部影像学检查的各环节、肺部影像学检查所需要的大致时间、注意事项、需要患者配合的事宜。健康教育方式可选择口头教育、发放健康手册或者播放宣教视频等。

（五）心理护理

患者的良好心理状态是确保患者配合、顺利完成肺部影像学检查的重要前提。提前告知患者在检查过程中可能出现的反应，让患者有一定的心理准备，避免这些反应的出现让患者感到紧张。告知患者需要屏气的原因和屏气的时间，详细解答患者提出的疑问，消除不必要的疑虑。

（六）检查准备

阅读检查申请单，对患者的信息与检查部位进行核对，询问其病史，进行健康宣教，预先让患者了解肺部影像学检查的全过程，获得患者的良好配合。指导患者去除金属异物，以避免在检查中产生伪影而影响检查结果。对患者进行检查前的呼吸训练，指导患者先吸一口气，再屏住气，保持胸部不动，告知患者其目的是防止运动伪影的产生。为患者穿戴放射防护用品，需要家属陪同才能配合检查者，为其家属也穿戴好放射防护用品。

（七）药物准备

对存在神志不清、躁动、精神行为异常的患者，准备镇静药物。针对需要进行增强扫描检查的患者，准备好对比剂。非离子型对比剂价格高，一般患者因经济因素多选用离子型，但具有高危因素的患者还是应选非离子型，比如：①肾功能减退，特别是中、重度肾衰竭者；②哮喘、花粉症、荨麻疹、湿疹及其他过敏性疾病；③糖尿病、多发性骨髓瘤和脱水状态；④心脏病，尤其是充血性心力衰竭、严重的心律失常、肺动脉高压、冠心病、发绀型先天性心脏病等；⑤有对比剂过敏史；⑥65岁以上高龄及1岁以下婴儿；⑦某些特殊患者，如镰状细胞贫血患者等。认真审查检查申请单以及明确扫描部位，对具有高风险但仍需进行增强扫描检查的患者做好再次沟通并签写再次沟通知情同意书。要详细询问患者当前的症状，如脑瘤患者本身会有头痛、头晕、恶心的症状，并非增强扫描检查所造成，因此建议密切观察检查过程中的细微变化及适当延长检查结束后的观察时间。同时做好应用对比剂的解释工作，使患者配合。在冬季对比剂可加温至37℃，以提高临床耐受性和降低黏稠度。使用碘对比剂无过敏史的患者，运用对比剂前需要患者家属签字。用药前做好查对工作，变质的、过期的、有杂质的药物绝对不能使用，及时更换药物，严格执行无菌操作技术。

二、检查中

（一）再次核对信息

再次核对患者的信息，确定患者身份信息正确、检查部位正确。

（二）心理护理

积极与患者进行沟通，通过语言暗示提高患者的检查信心，通过肢体语言、微小的表情、温和的语言，缓解患者的紧张情绪，使患者能够较好地配合完成肺部影像学检查。

（三）体位护理

在检查床上铺上一次性无纺布床单，指导患者采取仰卧体位，使其卧于床单上，使身体中线与检查床的中线重合，正中线定位灯线在身体中线上，横线定位灯线在下颌骨上，测线定位灯线在腋中线上。再次确认患者穿戴的放射防护用品是否有松落、移位，及时调整。

（四）检查配合护理

1. 站立位置：尽量站立于非投射位置处，及时向检查医生传递相应的用具。

2. 避免引起放射性损伤：在检查过程中，确保检查室的大门紧闭，并禁止无关人员进入。在检查过程中，实时观测患者所受的辐射量与辐射时间，避免引起放射性损伤。

3. 护理操作：若患者疑为伴有血管病变，需要进行增强扫描，认真评估患者的血管，采用 18～20G 静脉留置针，将对比剂加温备用。选择粗、直、富有弹性的血管，穿刺点以靠近心脏为宜。为了方便扫描，常选用患者上臂桡静脉或肘静脉为穿刺部位，酌情在注射前 5～10 分钟，缓慢静脉推注地塞米松 10mg 防止过敏反应，再接数控注射器推注 20mL 生理盐水，观察穿刺部位有无渗漏、溢漏现象，如果无异常再按常规注射对比剂进行增强扫描。胸部检查注射对比剂时间通常为 25 秒，对于年老、体弱的患者应放慢注射速度。

三、检查后

（一）设备用品管理

检查结束后，立即关闭释放 X 线的开关，并将脚踏射线开关放置于安全区域，避免误踩到开关。清洁放射防护用品，悬挂保存。丢弃使用过的一次性无纺布床单。

（二）检查患者

检查患者的皮肤情况，在检查结束后，询问患者的感受，是否出现身体不适，观察皮肤是否出现发红、灼烧感等，以及时发现、处理急性放射性损伤。对患者检查过程中的 X 线辐射累积剂量进行登记。若患者因为被怀疑伴有血管疾病而注射对比剂，指导其多饮用温水，2000～2500mL，以促进对比剂排出。检查患者是否出现对比剂过敏反应，有些轻度过敏的患者可能会出现面色潮红、打喷嚏、恶心、头晕、全身发热、少量散在荨麻疹等症状。患者可能会感到紧张和害怕。影像护士应指导患者做深呼吸练习，并继续给予详细的解释。恶心症状会很快消失，而且这种单一症状一般不需要特殊治疗，如果有荨麻疹，可以口服马来酸氯苯那敏，一般 30 分钟左右荨麻疹就会消失。中度过敏患者除恶心、呕吐外，还可能出现心悸、结膜充血、眼睑水肿、支气管痉挛、发声困难、咳嗽等症状，出现体温、脉搏、呼吸和血压变化，应对症治疗，口服马来酸氯苯那敏等抗过敏药，肌内注射 0.1% 盐酸肾上腺素 0.3～0.5mg，静脉注射地塞米松 5～10mg。给患者做好心理疏导，缓解紧张、焦虑情绪，一般治疗后 1 小时左右症状就会消失。影像护士应再观察 2 小时，待患者完全康复后再离开。

（三）报告发放

检查结束后，指导患者在休息区等待取检查结果。凭患者的姓名或者 ID 号取得检查结果。报告自主打印机会对患者基本信息、检查部位、检查时间与胶片数量进行核验。若获取报告过程中发现问题，及时与相关岗位人员沟通处理，做好相应记录。确认无误后，指导患者签字发放报告。若为住院患者，在检查结束后，报告通过系统及时传送至相关科室，由主治医生确认并打印。

第四节　信息管理

随着影像技术的发展，以及我国医院影像科患者数量的快速增长，影像护理工作量与工作难度大大增加。近年来，信息化技术在我国得到快速发展。影像护理工作引入信息化管理技术，有效提升了影像护理工作的效率与护理质量，实现了工作环境的有序化，很大程度上增强了放射科的服务质量，提升了医院的服务形象。因此，影像护士应当做好患者信息管理与护理信息管理。影像科患者信息管理涉及门诊管理系统、住院管理系统与影像智能呼叫系统。结合肺部影像学检查的实际情况，下文重点介绍影像智能呼叫系统的运用。

一、候诊队列

患者到达检查候诊室后，影像护士主动帮助患者报道，通过系统登记患者的信息后，患者的信息传送至排队呼叫系统。排队呼叫系统接收登记患者的信息后，影像护士根据各检查室排队情况，将患者安排至合适的检查室。系统会按照登记、报道时间的先后对患者信息进行排队并显示至大屏幕上，大屏幕上将患者的排队信息滚动显示，患者可随时查看自己的排队情况，避免错号。

二、系统叫号

登记人员在分检管理系统上按照患者报道的先后顺序输入患者流水号或住院号，患者资料随即显示出来，登记人员需打印条码 ID 号并传送到放射科信息系统（Radiology Information System，RIS）。确认后，将患者的检查号输入排队呼叫系统，然后大屏幕上就会显示出该患者的姓名、就诊的检查室、排队的序号等信息。患者根据语音排队呼叫进入检查室检查。影像护士应当密切关注患者是否按照语音排队呼叫进入正确的检查室，避免患者错号或者走错检查室。设置语音排队呼叫 2 次后显示已准备状态，检查间的语音排队呼叫系统同步显示患者状态。同时利用系统设置温馨提示，如广播告知患者此时候诊的患者数、大概需要候诊的时间等，使患者知情，让等候时间较长的患者先完成其他检查项目。

三、同步功能

检查室外采用一体机显示本室待检队列，医生排队呼叫后，同步显示呼叫信息。拍片或扫描确认后，系统可立即更新患者状态到排队呼叫系统，帮助患者了解目前候诊情况，有效避免各检查间分检不均及患者等候时间过长的情况。

四、管理功能

实现综合服务窗口灵活安排，根据病情需要设置排队叫号规则，可按病情分类定制排队管理。

五、工作流程

1. 分诊登记：在现有系统登记患者并确认患者候检的检查室，患者持申请单在候检区听系统语音排队呼叫。

2. 技师叫号：医生在工作站的候诊队列中呼叫患者，系统将呼叫状态写到排队系统数据库中，状态为"请呼叫"。

3. 系统呼叫：排队系统在候诊队列与一体机显示屏上同步显示正在呼叫的患者信息，并同时语音呼叫此患者，状态为"已呼叫几次"。

4. 扫描确认：被呼叫的患者来到检查室，状态为"已确认"，医生为患者拍完片后，系统将患者信息自动导入完成检查的队列中。

5. 过诊：候诊队列的已呼叫列表显示已呼叫但未扫描确认的患者。

第五节　放射防护

X线对人体具有一定程度的危害。因此，在肺部影像学检查过程中要对患者做好放射防护，同时护士自身也要做好放射防护。

一、患者评估

（一）是否妊娠

评估女性患者是否妊娠，妊娠早期、中期阶段进行肺部影像学检查，容易引起胎儿畸形，应当限制在妊娠晚期或者分娩后。

（二）既往病史

了解患者是否进行过金属物植入手术，患者是否进行过X线放射相关检查项目与增强扫描检查，既往检查中的照射次数、检查方式与检查时间，不可短时间内反复进行X线相关检查项目。

（三）衣着

评估患者的衣着是否合理。患者应当取下身上的金属物品，比如饰品、带有钢圈的文胸等。

二、影像护士评估

需要进入检查室的影像护士，必须穿戴 0.25~0.50mm 铅当量的屏蔽防护用品，包括防护衣、防护围脖、防护帽、防护眼镜等。佩戴个人剂量计，以及时了解受照射剂量。

三、仪器设备评估

检查仪器的防护性能，避免因为仪器的防护性能减弱而造成人体受辐射损伤。确认患者使用的放射防护设备、用物完好。

四、环境评估

保持检查室内的亮度、温湿度适宜，环境舒适，避免环境刺激造成患者心理紧张。确保检查室外的辐射警示标志与女性患者自诉妊娠的告示清晰、醒目。指导患者家属在休息区等候，避免停留在检查室门口。

五、准备放射防护用品

检查前准备好放射防护用品，进行肺部影像学检查的患者受检部位为肺部，为患者提供能够覆盖其他部位的放射防护用品，包括铅裙、铅围脖、铅护目镜、铅帽。通常不支持家属陪同，若必须要家属陪同，必须让家属穿戴铅帽与铅衣。影像护士穿戴好铅帽与铅衣，并佩戴个人剂量计。

第六节　碘对比剂不良反应预防

当患者被怀疑存在血管病变时，为了进一步检查是否伴有血管病变，需要注射碘对比剂进行增强扫描。增强扫描注射碘对比剂流程见图 10-1。

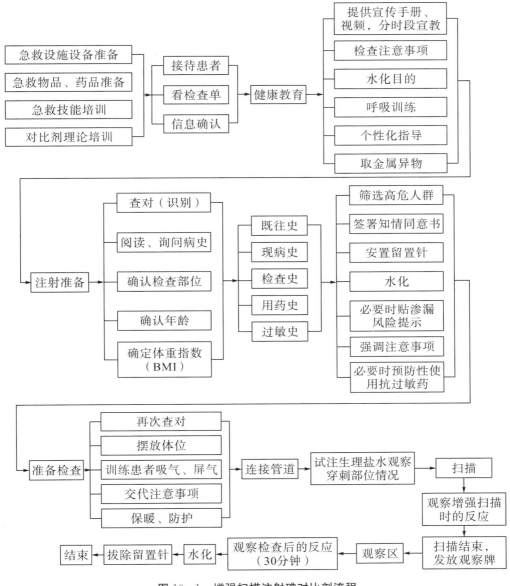

图 10－1　增强扫描注射碘对比剂流程

一、使用碘对比剂前的准备

（一）急救环境准备

完善各急救设施设备、急救药品、急救物品。影像护士掌握对比剂的理化性质、规范用量、禁忌证以及对比剂相关不良反应的处理方法，具备急救意识、急救技能、急救经验，以确保能够在发生严重不良反应时积极采取正确的救治措施。

（二）健康教育

1. 碘对比剂适应证及禁忌证。

提前告知患者或者家属使用碘对比剂的适应证、禁忌证，使用碘对比剂的目的与作用，以及可能引起的碘对比剂相关正常反应与不良反应，详细讲解相关的注意事项，客观告知患者或者家属使用碘对比剂存在的风险。认真阅读患者的检查单，询问患者的既往病史，判断是否存在碘对比剂不良反应的既往史，对存在碘对比剂高危因素的患者，及时报告医生，调整检查方法。

2. 准备碘对比剂。

合理选择碘对比剂，选择低渗性碘对比剂或者等渗性碘对比剂，在注射前将碘对比剂加温至 37℃，以降低碘对比剂的黏稠度，降低其对血管的刺激性，提高患者机体对碘对比剂的耐受程度。

3. 心理干预。

加强与患者的沟通与交流，对具有焦虑、紧张、恐惧的患者给予心理安慰和适度的精神鼓励，让患者顺利地完成检查。

二、使用碘对比剂中的观察

协助患者摆放合适体位，再次告知患者在注射碘对比剂过程中出现的正常反应，避免患者产生不必要的疑虑。先采用高压注射器注入生理盐水以判断患者的静脉通道是否通畅，询问患者有无疼痛、肿胀。在注射碘对比剂的过程中，密切观察患者是否出现不良反应，一旦发现异常，立即停止。保留留置针，便于急救用药，防止病情恶性发展。

三、使用碘对比剂后的观察

注射碘对比剂后发生轻微的不良反应也需要引起重视，其有可能发展为严重不良反应。在检查完成后，需要患者留观 30 分钟，观察患者是否出现不良反应，并做好记录。当患者出现不适症状时，加强对其生命体征的监测，并采取相应的处理措施。叮嘱患者多饮水，促进碘对比剂的排出。留观 30 分钟后无不良反应产生，将留置针拔除，患者可离开。

第七节　预防坠床

根据患者的实际情况将检查床调整到方便患者上下床的高度。影像护士与检查医生分别站在检查床的两边。在患者下检查床时，其中一人扶住患者的头部、肩部协助患者坐起后，另一人将患者的双腿轻轻抬起，让患者慢慢下检查床。如果患者使用平车，将检查床与平车平行靠拢，在固定平车车轮确保其不会移动后，将患者平行移动到检查床上。如果患者躁动、神志不清或者不合作，遵医嘱对患者注射镇静剂，并使用固定装置将患者妥善固定，避免检查过程中发生移动、坠床。在患者上下检查床时询问患者是否存在不适感，防止因为低血糖、直立性低血压等导致患者突然变换体位时跌倒。行动不便的患者进行检查时，应搀扶其进出检查室。

第八节　医院感染防控

影像科的患者数量多，病情复杂，患者可能患有传染病或者携带传染病病原体。检查室患者进出频繁，并且人流量多，又只有一个进出口，容易成为各种病原体会合的场所，可能引起院内交叉感染（外源性感染）。许多影像护士对医院感染的重视程度不够。在肺部影像学检查过程中，如果影像护士未做好防护措施就接触患者的血液、体液、分泌物、排泄物、破损皮肤与黏膜等，可能引起自身感染以及交叉感染。另外，如果一些检查器具比如铅衣、铅围脖等未进行严格消毒，一旦这些器具被微生物污染，可能会引起交叉感染。因此，肺部影像学检查过程中存在一定的医院感染风险，应当做好医院感染防控工作。

一、加强手卫生

为了避免交叉感染，影像护士应当严格执行防护措施。患者的血液、体液、分泌物、排泄物、破损皮肤与黏膜均具有传染性，医务人员的手最容易被污染，也是造成医院感染的最主要媒介。因此，严格执行手卫生是肺部影像学检查中预防医院感染最有效且最经济的方法。手卫生的具体执行措施如下。

（一）手部有可见污物时，采用流动水洗手

1. 用流动水冲淋双手。
2. 取洗手液均匀涂抹至整个手掌、手背、手指、指缝。
3. 掌心相对，手指并拢，相互揉搓。
4. 手心对手背，沿指缝相互揉搓，交换进行。
5. 掌心相对，双手交叉，指缝相互揉搓。
6. 弯曲手指使关节在另一手掌心旋转揉搓。
7. 右手握住左手拇指旋转揉搓，交换进行。
8. 将五个手指尖并拢放在另一手掌心旋转揉搓，交换进行。
9. 腕关节相互揉搓。
10. 在流动水下彻底冲洗干净双手，使用一次性擦手纸擦干双手。

（二）手部无可见污物时，采用乙醇快速手消毒液消毒

取乙醇快速手消毒液于掌心，按照洗手法进行手部揉搓，确保手部消毒液完全覆盖双手的皮肤表面，直到彻底干燥。在每一次操作前后均严格执行洗手、手消毒措施。

二、加强检查室环境清洁与消毒

（一）常规环境清洁与消毒

保持检查室的内部环境洁净，同时做好终末消毒处理。每天定时进行检查室的通风处理、地面清扫，并使用500mg/L含氯消毒液浸泡拖把清洁消毒检查室地板。使用消毒液浸泡抹布后擦拭检查室内的物品表面、工作台面。每天工作结束后使用人机共存空气消毒机或紫外线灯进行检查室内空气消毒，空气消毒机消毒大于或等于2小时，紫外线照射时间至少30分钟。每周使用乙醇纱布擦拭空气消毒机表面及紫外线灯管。

（二）特殊环境清洁与消毒

在患者病情允许的情况下，尽量将具有烈性传染病患者的检查安排在最后，并在这类患者检查后采取化学消毒法或者熏蒸法达到彻底消毒的目的。化学消毒法是指使用5000mg/L浓度的过氧乙酸，按照20~30mL/m³的用量，装入电动超低容量喷雾器中，进行喷雾消毒。熏蒸法是指使用浓度0.5%~1.0%的过氧乙酸水溶液，按照1g/m³的用量，加热蒸发。在化学消毒法或者熏蒸法前，关闭门窗，在消毒完毕后进行彻底通风。

（三）使用消毒机器人

医疗环境情况复杂，针对每天检查量较大的影像检查室，传统的空气消毒与物表消毒难以达到满意的消毒效果。可采用脉冲强光消毒灭菌机器人，实现一人一检一消毒，切断感染源，降低风险和感染率。脉冲强光消毒灭菌机器人通过控制高压惰性气体灯发射脉冲强光来快速摧毁病原体，采用环保的高压氙气灯来产生脉冲强光，照射房间里的空气及表面，尤其是人经常接触的表面以及难以触及的空间角落、缝隙等死角，更全面和更高效地清除病原体。要实现一人一检一消毒效果，可在检查床前设置1个脉冲强光消毒灭菌机器人。要实现患者检查轮转期间或终末消毒，可在在病床的两侧设置脉冲强光消毒灭菌机器人，快速消毒5~10分钟，实现全方位、无死角消毒。较大影像检查室的终末消毒，按照房间的布局设置3个以上的消杀点，方便地实现终末消毒。

三、加强器械物品的清洁与消毒

当器械物品表面有可视污物时，先去除污物，再进行清洁与消毒。若器械物品表面无可视污物，直接进行清洁与消毒。使用浓度为1000~2000mg/L的季铵盐类消毒液擦拭或者使用75%乙醇溶液擦拭。铅衣、铅裙、铅围脖每天使用后使用清水擦拭清洁，再使用500mg/L的含氯消毒液擦拭，作用15分钟后再用清水擦拭，晾干备用。

四、检查过程中的预防性护理措施

影像护士接触的患者较多，接触到患者的血液、体液、分泌物、排泄物、破损皮肤与黏膜及各种医疗锐器等并不是罕见的现象。在检查过程中应当积极采取预防性护理措施，减少职业暴露以及交叉感染。

（一）护理评估

评估患者的病情，是否患传染病，是否有过传染病患者接触史，是否有引流液、排泄物污染检查床的可能。若有，应当在患者的病历中注明。

（二）检查前医院感染健康教育

对患者进行多元化形式的健康教育，比如发放手册、播放视频、口头告知等。告知等候检查的患者和家属医院感染的危害、危险因素，预防医院感染的重要性和主要的措施，比如使用一次性床单、佩戴口罩，以获得患者和家属的理解与积极配合。做好患者的痰液管理，教育患者不可随地乱吐痰，在检查室外候诊的地方及检查室内放置有盖垃圾桶，让患者将痰或唾液吐入桶内。

（三）检查前预防护理

传染病患者以及病原体携带者的检查尽量采用一次性材料，在患者病情允许的情况下，尽量将传染病患者的检查时间安排在一天的最后。影像护士需要佩戴口罩、护目镜、无菌手套，手套一旦破损，应立即进行手消毒并更换手套。

（四）检查后预防护理

在患者检查结束后，进行检查室消毒、放射防护用具消毒以及影像护士手消毒。

第九节　急救准备和护理

虽然肺部影像学检查具有较高的安全性，但是部分接受检查的患者仍然可能突发疾病或者注射对比剂后出现严重不良反应等，因此，需要做好急救准备。

一、急救药品的准备

将不同急救药品分类摆放，在相应药品架上做好醒目的标识，使药品一目了然，随手可取。急救药品包括强心药、抗心律失常药、拟肾上腺素药、升压药、呼吸兴奋药、H_1受体阻滞药、血管扩张药、抗胆碱药、抗惊厥药、利尿药、激素类药物、止血药，以及其他药品，20%甘露醇注射液、10%葡萄糖酸钙注射液、50%葡萄糖注射液、5%碳酸氢钠注射液、生理盐水等。

二、急救物品的准备

准备好体温表、血压计、听诊器、开口器、压舌板、氧气面罩、吸氧管、吸痰管、简易呼吸器、注射器、输液器、输血器、连接管、留置针、头皮针、止血带、肝素帽、安尔碘、棉签、胶布、手套、应急灯、插线板等。

三、急救设施设备的准备

准备好急救车、氧气筒、便携式氧气瓶、心电监护仪、除颤仪、呼吸机等。

四、急救管理

在检查室配备完善的急救药品、物品和设施设备，并做到定位、定数与定人管理，定期对这些药品、物品、设施设备进行检查与消毒。做好急救车的检查登记与补充记录。熟悉急救药品、物品与设施设备的种类、名称、作用以及使用方法，确保其随时处于完好备用状态。定期检查无菌包的有效期、包装是否完好，及时丢弃、处理包装破损、受到污染的无菌包。确保急救药品的标签清晰、正确，定期检查有效期、是否变质。急救药品不可任意挪用。对急危重症患者实行"绿色通道"服务，为其诊断、救治争取更早的时机，并在完成检查后，及时转运至急诊科或者病房。

五、急救护理流程

当发生不良事件时，影像护士首先迅速观察患者的病情，包括意识、面色、呼吸、脉搏等。如果患者发生不良事件时正在注射对比剂，应快速停止高压注射，同时保留患者的留置针，与其他医护人员一起将患者安全转移到抢救室实施急救。根据患者的不同症状进行对症处理。当患者发生严重的呕吐时，指导并协助患者采取平卧位，并将患者的头部偏向一侧，确保患者的呼吸道通畅，指导患者深呼吸，以便于缓解患者的恶心、呕吐症状。必要时，给予患者吸氧支持治疗，遵医嘱对患者使用相关药物治疗。积极安抚患者，缓解患者的紧张情绪。当患者存在支气管痉挛、喉头水肿以及过敏性休克时，遵医嘱注射肾上腺素、使用抗过敏药、补充血容量、使用血管活性药；同时给予患者面罩吸氧支持治疗，正确使用简易呼吸器、呼吸机。如果患者出现呼吸、心搏骤停，协助医生迅速进行人工呼吸、人工循环，观察心肺复苏的有效指征；同时遵医嘱纠正酸中毒，采取快速脱水、头戴冰帽、冬眠亚低温疗法等保护大脑细胞。

第十节 特殊患者护理

一、老年患者

老年患者在生理与心理上均表现出与年轻患者的不同，具体包括反应迟钝、行动迟缓、思维能力衰弱、容易产生消极情绪、对检查相关知识的理解较差等，并且存在多种基础疾病，可能出现突发疾病的情况。WHO对老年人的年龄划分标准有两个，发展中国家将 60 周岁及以上的人群称为老年人，发达国家将 65 周岁及以上的人群称为老年人。以下是老年患者进行肺部影像学检查的护理重点。

（一）护理评估

1. 评估患者的日常生活活动能力：了解老年患者是否具有平稳步行的能力以及步行的距离，是否需要使用轮椅、平车等步行辅助器。如果患者具有糖尿病病史，还需要评估其降糖药物的使用情况以及进食情况。

2. 评估患者的视力与听力：了解老年患者是否需要佩戴老花眼镜，是否需要佩戴助听器，是否能够以正常语速进行沟通，能否听懂普通话。

3. 评估心理状态与配合度：了解老年患者是否存在消极情绪，情绪状态是否稳定，配合检查的意愿，家属是否提供正向支持以及对老年患者的关心程度。

4. 评估老年患者的检查风险意识：了解老年患者是否知晓肺部影像学检查的风险。

（二）检查前护理

1. 尊重、关爱、理解老年患者：影像护士积极与门诊护士或者病房护士沟通，确认老年患者的检查时间，减少老年患者检查等候时间，以确保患者的身心舒适。如果老年患者无法自主配合完成检查，可由家属陪同完成，为老年患者提供帮助。

2. 加强对糖尿病老年患者的血糖监测：确保老年患者血糖稳定，避免突发低血糖。尤其是需要禁食进行增强检查的老年患者，应当合理安排检查时间，尽量安排在中午之前，防止老年患者由于空腹发生低血糖。低血糖的主要表现有出汗、颤抖、心悸（心率加快）、饥饿、焦虑、紧张、软弱无力、面色苍白、肢凉、血压轻度升高等。详细询问老年患者及查阅病历，仔细观察有无低血糖反应。

3. 宣教：根据老年患者的情况，用适当的语速和音量，向其讲解肺部影像学检查的相关内容与注意事项，并且在每讲解一项内容后确认其掌握；交流具有困难的老年患者由家属协助。在具有相关条件的情况下，组织老年患者观看肺部影像学检查的宣教视频。

4. 检查模拟：在具备相关条件的情况下，可安排老年患者提前熟悉肺部影像学检查的检查室环境，进行检查模拟训练，以便正式肺部影像学检查能够顺利完成。

5. 心理干预：如果老年患者焦虑、紧张，且存在抵抗表现，由家属协助安抚情绪，如果缓解无效或者不显著，则应当向医生报告并共同评估是否对其使用镇静剂。

6. 体温护理：由于老年患者可能存在体温调节功能降低的情况，容易着凉，应当注意调节检查室的温度。

7. 安全管理：由于老年患者可能存在排尿、排便频繁的情况，提醒其在检查前 15~20 分钟内排尿、排便，以确保检查不受该情况影响而中断。对于具有心血管病史的老年患者，提醒其携带硝酸甘油等急救药物，或者影像护士提前做好急救药品的准备。由于老年患者的血管弹性减弱，针对需要进行增强检查的老年患者，应当选择穿刺技术更好的影像护士进行穿刺，避免重复穿刺和对比剂渗漏。

（三）检查中护理

1. 血压护理：密切观察老年患者的血压变化，避免老年患者出现情绪性高血压。

老年患者高血压、动脉硬化可导致肾组织缺血，可在做增强扫描检查前测量血压。若血压过高，要及时与医生沟通，确认是否可以使用对比剂。

2. 体位护理：协助老年患者摆放合适的体位，首先指导老年患者放松肌肉，避免因为在一开始保持紧张状态下的体位而造成检查过程中出现肌肉放松、体位改变的情况。其次在转变体位、调整体位过程中，遵循缓慢变化体位的原则，避免因突然改变体位而造成老年患者出现不适或者发生坠床、跌倒。

3. 体征观察：密切观察老年患者的体征是否出现异常，若出现呼吸急促、面色苍白等，及时处理。

（四）检查后护理

1. 体位护理：在下检查床时，注意遵循缓慢变化体位的原则。让老年患者静卧在检查床2～3分钟后，确认无异常再离开检查床。起床的动作尽量缓慢，预防一过性低血压发生。

2. 宣教：用适当的语速和音量，向老年患者讲解肺部影像学检查后的注意事项，并向患者确认其已经掌握；如果与患者沟通困难，则向患者家属确认其已经掌握检查后的相关注意事项。针对进行了增强扫描检查的患者，需要注意观察对比剂相关不良反应，并及时处理。

二、气管切开患者

气管切开是指切开颈段气管，然后置入金属气管套管或硅胶套管。气管切开的目的是解除患者的喉源性呼吸困难、呼吸功能失常、呼吸道分泌物潴留引起的呼吸困难。一些间质性肺炎病情严重的患者，其肺功能急剧下降，出现严重的呼吸衰竭，需要进行气管切开来改善呼吸状态。以下是气管切开患者进行肺部影像学检查的护理重点。

（一）护理评估

评估患者的生命体征是否稳定、神志是否清楚、进行肺部影像学检查的可行性。

（二）检查前护理

1. 痰液清除：与病房护士沟通，在检查前完成痰液清除，并准备相应型号的备用气管套管，以方便在检查中出现突发状况时抢救、复苏使用。

2. 心理护理：对清醒的患者做好宣教与心理护理，详细讲解肺部影像学检查的环节、检查时间和注意事项，告知肺部影像学检查的安全性，对患者进行情绪安抚，缓解其紧张情绪。

3. 沟通干预：为清醒患者准备笔与写字板等，患者通过该方式在写字板上写下自己的想法、需求等，方便患者与影像护士的沟通。

4. 急救准备：准备好急救用物，包括复苏球囊、氧气包、便携式吸痰设备等。

（三）检查中护理

1. 体温护理：注意调节检查室的环境温度，避免患者因为受凉诱发咳嗽、打喷嚏而造成检查中体位变动。

2. 气管套管管理：妥善固定患者的气管套管，避免在上下检查床搬动患者过程中造成其脱落；如果患者咳嗽剧烈，影像护士在做好防护的情况下用手临时帮助患者固定，以避免气管套管脱出。

3. 体征观察：密切关注患者的生命体征变化，注意是否出现呼吸困难，及时处理。

4. 心理护理：在检查过程中，通过温和的语言安抚患者，缓解其紧张情绪。

（四）检查后护理

评估患者的生命体征，对于清醒的患者，完成肺部影像学检查后给予肯定和表扬。如患者在检查中出现特殊情况，与病房护士进行交接告知，由病房护士将患者送回病房。

三、机械通气患者

机械通气是指借助呼吸机建立气道口与肺泡之间的压力差，进而给呼吸功能不全的患者予以呼吸支持。间质性肺炎患者通常会出现限制性通气功能障碍，部分病情严重的患者需要通过机械通气改善、维持血氧饱和度。以下是机械通气患者进行肺部影像学检查的护理重点。

（一）护理评估

1. 血氧饱和度维持：评估患者的生命体征是否稳定，包括心率、呼吸、血压、血氧饱和度等。如果患者存在未经处理与控制的心律失常、气促、血压过高或者过低、血氧饱和度下降等情况，应当及时联系主管医生评估患者的情况，评估患者进行肺部影像学检查的可行性与安全性。针对氧合指数不佳的患者，应当适当提高氧浓度，需要保证患者的血氧饱和度上升至95％以上，以利于提高患者的耐受性。

2. 仪器检查：评估患者的神志是否清楚。对于清醒者应充分沟通以取得配合；对于镇静者应运用镇静评分表准确评估其镇静深度；对躁动者需进行适当的约束，以确保安全顺利地完成检查。检查心电监护仪、便携式血氧饱和度指夹、吸痰装置等监护设备是否处于完好状态。检查抢救盒、复苏球囊、氧气袋等急救用物是否处于完好状态。检查需要特殊治疗的患者携带的微量泵电池电量是否充足。评估呼吸机、临时监护设备是否能够正常运行。检查转运呼吸机的氧气量、电池电量是否充足，呼吸回路接口与患者的人工气道接口是否良好匹配。

（二）检查前护理

1. 急救用物准备：与病房护士沟通，在检查前完成痰液清除，并准备相应型号的备用气管套管，以方便在检查中出现突发状况时抢救、复苏使用。

2. 心理护理：对清醒的患者做好宣教与心理护理，详细讲解肺部影像学检查的环节、检查时间和注意事项，告知肺部影像学检查的安全性，安抚患者情绪，缓解其紧张情绪。为清醒患者准备笔与写字板等，方便患者与影像护士的沟通。

（三）检查中护理

1. 体温护理和体征观察：注意调节检查室的环境温度，避免因为受凉诱发患者咳嗽、打喷嚏，造成检查中体位变动。密切关注患者的生命体征变化，注意是否出现呼吸困难，及时处理。

2. 管道及气道护理：妥善固定管道与仪器，避免出现意外拔管或者仪器坠落的情况。转运途中及影像诊疗过程中导管固定不良容易引起意外脱管，应随时检查人工气道固定情况。在检查过程中，注意对患者的机械通气护理。检查人工气道固定情况，必要时进行人工气道加固处理。如果患者的气道分泌物较多，将其头部偏向一侧，准备好便携式吸痰设备，随时准备进行呼吸道清理，以保持呼吸道通畅。在搬动患者过程中，尽量保持其体位平稳，以避免剧烈震动或者不必要的翻转，造成痰液涌入患者的呼吸道或者造成人工气道脱出。

3. 通气设备调整：在检查过程中注意查看呼吸机的参数，包括潮气量和气道压力等，频繁出现潮气量太低的情况要检查管路有无漏气、连接是否紧密。根据患者病情及时调整呼吸机参数，减少人机对抗的发生，必要时追加镇静药物。呼吸机出现意外故障停止工作时，应立即断开呼吸机连接复苏球囊保证患者通气。在检查过程中，通过温和的语言安抚患者，缓解其紧张情绪。

（四）检查后护理

评估患者的生命体征，对患者配合完成肺部影像学检查给予肯定和表扬。若患者在检查中出现特殊情况，与病房护士进行交接告知，由病房护士将患者送回病房。

四、多发伤患者

这类患者虽然并不多见，但是由于情况特殊、病情危急、休克风险高等特点，其肺部影像学检查的护理工作比较特殊。以下是多发伤患者进行肺部影像学检查的护理重点。

（一）护理评估

1. 生命体征评估：评估患者的生命体征是否稳定，包括血压、心率、呼吸频率、体温、血氧饱和度等。

2. 骨折评估：评估患者是否存在骨折以及骨折的部位，以便在上下检查床搬动患者过程中进行重点保护。

3. 意识管理：评估患者的意识与躁动情况，尤其是发生颅脑损伤的患者容易出现躁动不配合检查的情况。这类患者无法通过固定约束满足肺部影像学检查的体位固定要求，需要遵医嘱给予镇静剂。

4. 设备管理：评估患者的监护设备是否正常运行，急救用物是否完好可用。由于多发伤患者在检查过程中可能出现血液、呕吐物、排泄物等污染检查室环境、设备的情况，应做好相应的防护。

（二）检查前护理

1. 静脉通道建立：与病房护士联系，告知其做好患者的有效静脉通道建立，尤其是具有较高失血性休克风险的患者，以便进行紧急补液扩充血容量。处于抢救期的多发伤患者常有休克血压、血氧不升、心动过速等生命体征极不稳定的现象，而进行必要的影像学检查是明确病因指导救治的重要条件。针对这类患者，需要权衡利弊，做好紧急插管、心肺复苏等的人力物力准备。建立静脉通路时优先选择颈内静脉、锁骨下静脉、上肢静脉等较大静脉，以便提高输液速度，便于及时补充足量血容量，确保输液用药通畅。

2. 固定与包扎：协助医生对存在骨折的患者进行骨折部位的初步固定，对于采用止血带或者加压包扎的患者，应当注意观察其末端血运情况，进行间断松解。

3. 呼吸支持：保持患者呼吸道通畅，给予患者正确通气与充分供氧。

（三）检查中护理

1. 搬运护理：注意在搬动患者过程中做好患者的安全护理，在上下检查床搬动患者的过程中，保护好骨折部位，避免发生拖拉、牵拽等造成二次伤害。骨盆损伤的患者避免下肢内旋。有椎体骨折者，应采用轴线翻身，防止因搬运不当造成脊髓损伤，影响患者呼吸或造成肢体瘫痪。轴线翻身指保持患者头肩部和腰、腿在一条线上，同时同向翻动，不能有扭动。具体操作：一名护士将患者的头部固定，沿着纵轴向上的方向略施力进行牵引，使患者的头部、颈部随躯干一起缓慢移动；另一名护士将双手分别置于患者肩部、腰部；第三名护士将双手分别置于患者腰部、臀部，使患者头、颈、肩、腰、髋保持在同一水平线上，翻转至侧卧位。如果患者无颈椎损伤，可减少一名固定头部的护士。

2. 体温护理：多发伤患者输入大量的液体容易造成低体温综合征，应注意调节检查室的环境温度。密切关注患者的病情变化，关注患者的生命体征变化。

3. 心理护理：在检查过程中，通过温和的语言安抚患者，缓解其紧张情绪。影像护士与陪同家属做好个人防护，避免造成直接接触。

（四）检查后护理

评估患者的生命体征，对患者配合完成肺部影像学检查给予肯定和表扬。将患者的检查报告通过系统传送至临床主治医生处。

五、躁动患者

躁动是颅脑功能区域受损或者病变后出现的精神与运动兴奋的一种暂时状态，肢体不规则运动是躁动患者的主要表现。躁动患者通常存在一定程度的意识障碍，出现不停地扭动肢体、大喊大叫等症状。以下是躁动患者进行肺部影像学检查的护理重点。

（一）护理评估

1. 评估患者的既往史：是否存在颅脑外伤、术后疼痛、颅内压增高、缺氧、肝性脑病等。

2. 评估患者的心理状况：是否存在焦虑、恐惧、紧张等负面情绪。

3. 评估患者的神志状态：是否能够良好配合进行肺部影像学检查。部分患者在影像护士或者家属的安抚下能够配合进行肺部影像学检查。但是部分患者仍然无法完全配合，需要进行适当约束，与患者的临床主治医生沟通，遵医嘱使用镇静剂或者镇痛剂。

4. 评估检查室环境：评估检查室环境是否会对患者造成不良刺激，包括声、光、冷、热等。检查室应当采取柔和的光线，指示灯光不晃眼睛，调节检查室内温度在22~24℃。评估检查室内环境的安全性，将尖锐的用品尽量放置到患者不可取的位置，避免患者因为躁动发生失控行为而伤到自身或者影像护士等。

（二）检查前护理

1. 镇静镇痛：适当的镇静镇痛措施可以缓解患者的紧张、焦虑情绪，减轻痛苦，降低患者在应激状态下的全身氧耗和机体代谢，尤其在患者无法配合治疗的情况下，可以为某些治疗和操作创造条件。针对使用镇静镇痛药物的患者，应进行镇静镇痛量表评分，判断药物使用效果。在肺部影像学检查过程中，设备发出的声音、患者自身产生的疼痛等都有可能对患者造成刺激，如果镇静镇痛效果不足，导致其出现躁动。镇静起效后，方可送患者进入检查室。可采用 Ramsay 评分（表 10-1）、ICU 谵妄诊断的意识状态评估法（表 10-2）进行镇静镇痛效果评估。

表 10-1　Ramsay 评分

分值	状态描述
1	患者焦虑、躁动不安
2	患者配合，有定向力、安静
3	患者对指令有反应
4	嗜睡，对轻叩眉间或听觉刺激反应敏捷
5	嗜睡，对轻叩眉间或听觉刺激反应迟钝
6	嗜睡，无任何反应

表 10-2　ICU 谵妄诊断的意识状态评估法

分值	状态描述	定义
7	危险躁动	无外界刺激就有活动，不配合，拉扯气管插管及各种导管，在床上翻来覆去，攻击医护人员，试图翻越床栏，不能按要求安静下来
6	躁动	无外界刺激就有活动，试图坐起或将肢体伸出床沿；不能始终服从指令（如能按要求躺下，但很快又坐起来或将肢体伸出床沿）
5	烦躁但能配合	无外界刺激就有活动，摆弄床单或插管，不能盖好被子，能服从指令
4	安静、配合	无外界刺激就有活动，有目的地整理床单或衣服，能服从指令
3	触摸、叫姓名有反应	可睁眼，抬眉，向刺激方向转头，触摸或大声叫名字时有肢体运动
2	仅对恶性刺激有反应	可睁眼，抬眉，向刺激方向转头，恶性刺激时有肢体运动
1	无反应	恶性刺激时无运动

2. 心理护理：对意识清醒的患者进行情绪安抚，分散患者的注意力，缓解其紧张、

焦虑的情绪，使患者尽量平静，以良好配合完成肺部影像学检查。积极与患者的病房护士沟通，确认患者的到达时间，减量缩短患者的等待时间，尤其是使用镇静镇痛药物的患者，确保其在药效发挥期间进行检查。

（三）检查中护理

1. 转移护理：针对不能听从指导上检查床的患者，由影像护士与其他人员共同将患者安全转移到检查床上，在转移过程中注意动作轻柔，尽量确保患者舒适，避免对患者造成不良刺激。

2. 神志与体征观察：密切观察患者的神志与生命体征的变化情况，尤其是使用镇静剂的患者，密切观察其呼吸状况，及时发现呼吸抑制并处理。

3. 安全管理：影像护士全程陪护，防止患者发生坠床、意外拔管等事件，必要时采取合理的保护性约束措施。

（四）检查后护理

评估患者的生命体征，对患者配合完成肺部影像学检查给予肯定和表扬。

六、危重症患者

危重症患者特指病情危重，需要特级护理的患者。危重症患者通常同时存在多类系统与组织器官的功能受损，或者病情处于急性期，生命体征波动较大，出现突发病情变化的可能性较大。危重症患者通常自主活动能力较弱或者丧失自主活动能力，在影像诊疗中需要陪检人员协助过床、转换体位等。由于肺部影像学检查是制订治疗方案的重要依据，因此，应当做好危重症患者肺部影像学检查中的风险评估与控制工作。以下是危重症患者进行肺部影像学检查的护理重点。

（一）护理评估

1. 患者评估：评估患者的生命体征是否稳定，包括心率、呼吸、血压、血氧饱和度等。如果患者存在未经处理与控制的心律失常、气促、血压过高或者过低、血氧饱和度下降等情况，应当及时联系患者的主治医生评估患者的情况，评估患者进行肺部影像学检查的可行性与安全性。

2. 药物评估：评估患者目前是否使用微量泵泵入药物，比如通过微量泵持续泵入胺碘酮抗心律失常、泵入咪达唑仑镇静、泵入多巴胺维持血压、泵入垂体后叶素抑制出血等。应当向患者的主治医生确认患者是否携带了所需的静脉治疗药物，同时做好相关的急救药物准备。

3. 配合度评估：评估患者的神志状态。对于清醒者应充分沟通以取得配合；对于镇静者应运用镇静评分表准确评估其镇静深度；对于躁动者需进行适当的约束，以确保安全顺利地完成检查。

4. 基本设备评估：评估基本设备是否正常运行，比如心电监护仪、便携式血氧饱和度指夹、吸痰装置等设备是否处于完好状态，抢救盒、复苏球囊、氧气袋等急救用物是否处于完好状态，需要特殊治疗的患者携带的微量泵电池电量是否充足。

（二）检查前护理

1. 管道与检查用物管理：对患者留置的各类管道做好检查、妥善固定。向清醒患者及家属详细解释检查过程、时长、注意事项等，以缓解其紧张情绪，取得配合。妥善安置监护仪、微量注射泵等仪器，防止管道及线路拉扯，保证转运及影像诊疗通畅。对检查时间进行合理安排，与病房护士密切联系，获得患者到达的准确时间，减少患者的等待时间。

2. 医用过床器使用：危重症患者大多存在肢体活动受限、意识障碍等特殊情况，同时全身留置的管路较多，大大增加了过床的工作量和风险。使用医用过床器能够大幅度降低护士的劳动强度，同时也能够有效降低搬移患者的风险。具体的使用方法如下：

将患者的病床与平车平齐放置，两名护士分别站立于病床与平车两侧，需要注意将有滚轮的病床刹住，避免发生移位导致患者发生坠床。病床与平车两床面之间的缝隙不得超过过床器宽度的五分之一。

两名护士分别站立于患者左右两侧，由其中一名护士用双手分别扶住患者距自己较远的肩膀与髋部，轻轻地将患者向护士站立方向侧翻大于30°。此时由站在对侧的另一名护士将过床器滑入患者的身体下方，占患者身体宽度的三分之一左右。存在脊椎损伤的患者在翻身过程中注意采取轴线翻身。

将患者的身体放平，并将其双手交叉放置于胸前。将距护士较近的患者肩膀与髋部向上侧翻45°，用力缓缓地将患者推向对侧，同时站在对侧的另一名护士也托住患者的肩膀与髋部，注意缓慢滑动，避免滑动速度太快而发生意外。在滑动患者的过程中注意避免患者身体上留置的管道被压在身体下方，同时注意避免管道在滑动时被牵拉拽出。

在患者完全通过过床器到平车上时，站立于对侧的护士将距自己较远的患者肩膀与髋部缓慢地向自身方向侧翻，直到能够轻易地将过床器从患者的身体下方取出。

（三）检查中护理

1. 搬移护理：在搬移患者的过程中，确保患者搬移的安全性，妥善固定管道与仪器，对患者的肢体畸形妥善约束，避免发生意外拔管或者仪器连接脱落等现象，同时注意保护好患者的隐私。护士在搬移患者的过程中，注意动作轻柔，以确保患者在舒适的体位下完成检查。

2. 病情观察：由于危重症患者的病情较为复杂、变化突然，在患者检查过程中，需要有护士全程陪同，密切关注患者的生命体征，以便及时发现异常情况，及时采取有效处理措施，减少不良事件的发生。

3. 心理护理：针对存在明显紧张与恐惧情绪的患者，给予有效的心理干预。在扫描开始前，通过语言暗示、肢体语言等，增加患者的安全感；同时对患者进行语言鼓励，提高患者完成检查的信心。

（四）检查后护理

评估患者的生命体征，对患者配合完成肺部影像学检查给予肯定和表扬。

七、留置引流管患者

在肺部影像学检查患者中，部分患者因为伴有其他疾病需要留置导管，影像护士应当做好管道护理，避免发生不良事件或者意外。

（一）头部引流患者的管道护理

影像护士应当掌握头部引流患者的引流种类，评估患者的引流管高度是否恰当。头部引流包括脑室引流、血肿腔引流和脓腔引流。以下是不同头部引流患者进行肺部影像学检查的管道护理重点。

1. 脑室引流患者的管道护理：搬动留置脑室引流管的患者时，脑室引流管口应该高出脑室平面 10~15cm。如果引流袋的位置过高会造成脑室引流困难或者发生反流现象，导致患者的颅内压增高。而引流袋的位置过低又会造成引流速度过快。伴有脑积水的患者会因脑室引流过快而造成大量的脑脊液在较短的时间内被引出，导致患者的脑室坍塌，进而在硬脑膜与脑或者与颅骨内板之间产生明显的负压吸附力，使患者的脑膜下或者硬脑膜外发生血肿。如果是脑室系统存在肿瘤的患者，在引流过快的情况下，会造成一侧脑室的压力突然降低，发生脑室系统压力不平衡的现象，造成肿瘤内出血。因此，针对留置脑室引流管的患者，要确保其脑室流管口在合理的高度范围内，不可过高也不可过低。适当限制患者的头部活动范围，以防止患者的引流管受压、弯折、牵拉、脱落等。只有患者的临床主治医生批准后，才能够在检查期间关闭引流管，在检查完毕后恢复引流。

2. 血肿腔引流患者的管道护理：对这类患者留置引流管的主要目的是排空残留的血性液体或者血凝块。其引流袋应当低于血肿腔 10~15cm。若引流袋过高会造成引流困难或者引流液倒流，而引流袋过低又会造成注入血肿的尿激酶与生理盐水在短时间内被大量引流出，增加血肿再形成的风险。在搬动患者时，注意保护引流管，避免受压、弯折、牵拉、脱落等。

3. 脓腔引流患者的管道护理：留置脓腔引流通常是为了术后继续引流脓液，并进行腔内注药冲洗。这类患者的引流袋需要至少低于脓腔 30cm，如果引流不充分或者引流管位置过高，会加重感染。除了要注意在搬动患者过程中保护好引流管以外，还需要注意用于腔内注药冲洗夹闭的引流管不能随意开放。

（二）胸腔闭式引流患者的管道护理

当患者发生肺部感染、创伤等时，容易造成胸膜腔内液体增多，即发生胸水，需要通过胸腔闭式引流清除胸水。这类患者在进行肺部影像学检查前要评估引流管情况，查看引流装置是否密闭、引流管是否脱落，水封瓶长玻璃管没入水中 3~4cm，并始终保持直立，观察引流管水柱波动（4~6cm）情况，引流瓶应低于引流口 60~100cm。对患者进行呼吸训练，指导患者吸气、屏气，以不引起胸部疼痛为宜。在搬动患者时需要双重夹闭引流管，避免空气进入，检查后恢复引流。头下垫一软枕，尽量抬高，妥善放置引流瓶，防止引流管扭曲、受压、牵拉、脱落。

（三）T管引流患者的管道护理

T管引流是用于肝外胆道探查手术的常用引流方式。这类患者在进行肺部影像学检查前要重点评估T管的引流情况，查看引流装置是否密闭、引流管是否脱落。指导患者吸气、屏气，以不引起胸部疼痛为宜。在搬动患者时，引流管应当低于腋中线，不可高于引流口平面，避免造成引流液反流。

（四）留置尿管患者的管道护理

通常尿路梗阻患者、昏迷患者需要留置尿管，以引流辅助患者排出膀胱内的尿液。这类患者在进行肺部影像学检查前要重点评估其尿管的引流情况，查看引流是否通畅。在搬动患者时，确保引流袋位置低于患者膀胱位置平面。

（五）胃肠减压患者的管道护理

胃肠减压患者的管道护理胃肠减压是利用负压吸引和虹吸的原理，将胃管自口腔、鼻腔插入，通过胃管将积聚于胃肠的液体、气体吸出。其主要目的是解除或者缓解肠梗阻所导致的症状，或者用于胃肠道手术前减少胃肠道胀气，或者用于胃肠道手术后减轻胃肠道压力、促进胃肠功能恢复等。这类患者在进行肺部影像学检查前要重点查看所留置的胃管情况，如是否通畅、受压、弯折、扭曲、松脱等。保持引流袋的位置低于切口30cm，在搬动患者过程中保护好引流管。

第十一节　应急预案

在进行肺部影像学检查时可能出现多种突发情况，如碘对比剂不良反应、坠床、突发癫痫、突发躁动、引流管脱落等。应当充分掌握这些突发事件的应急预案，在发生后立即启动应急预案。

一、碘对比剂不良反应的应急预案

对于某些怀疑存在血管病变的患者，需要通过注射碘对比剂进行增强扫描。部分患者在注射碘对比剂后可能发生碘对比剂不良反应。

碘对比剂不良反应的发生机制比较复杂，可由物理－化学反应引起，也可由机体的特异性反应引起。前者与碘对比剂的注射剂量、注入方式、注入速度有关，后者主要与抗原抗体反应、补体系统、凝血系统、纤维溶解系统等有关。当患者出现疑似碘对比剂不良反应后，首先注意对碘对比剂不良反应进行鉴别诊断：患者在使用碘对比剂前无任何不适症状，在使用碘对比剂后的1小时内出现局部、全身急性反应；存在碘对比剂不良反应史患者或者具有过敏史患者在使用碘对比剂后出现局部或者全身不良反应；在注射碘对比剂前所存在的胸闷、心悸、头晕等基础疾病症状，在注射碘对比剂后明显加重。由检查医生进行鉴别诊断，判断是否为碘对比剂不良反应。若为轻度不良反应，在停止给药后一般无需处理能够自行缓解；若为中度不良反应，给予患者药物治疗，1%

肾上腺素 0.3～0.5mg 肌内注射，或 9 倍生理盐水稀释静脉注射，同时氢化可的松 200mg 静脉注射，也可加入抗组胺药物，如异丙嗪 25mg 肌内注射或静脉注射，或 10% 葡萄糖酸钙缓慢静脉推注。增加血容量，输入代血浆制剂，如右旋糖苷、706 代血浆等。对于呼吸困难、喉头水肿者：吸氧，气管插管，必要时气管切开。维持血压的药物：多巴胺、可拉明加入液体内（100：1）静脉滴注。若为重度不良反应，影像护士立即启动抢救应急预案，由医生、影像护士组织现场抢救。影像护士做好对碘对比剂不良反应事件的记录，并及时上报不良事件平台，以便后续对碘对比剂不良反应发生原因进行分析和制定改进措施。

二、患者坠床的应急预案

若患者在进行肺部影像学检查时突然发生坠床，应当立即停止检查，关闭 X 线放射开关，立即到检查床边就地观察、询问患者的情况。与医生共同评估患者的伤情，判断患者受伤情况，采取正确的搬动措施将患者转移至观察室进行观察，对患者进行生命体征与意识的监测，必要时对患者进行心电监护。若为门诊患者，及时通知急诊科医生会诊；若为住院患者，及时通知主治医生会诊。如果患者无异常，在观察 30 分钟后可离开检查室；如果患者出现异常体征，严重者就地开展抢救工作，待生命体征平稳后转入相关科室进行治疗。若患者所进行的肺部影像学检查在坠床前还未完成或者检查结果受到影响，影像护士为患者重新预约、安排肺部影像学检查时间。影像护士做好对坠床事件的记录，并及时上报不良事件平台，以便后续对坠床原因进行分析和制定改进措施。

三、突发癫痫的应急预案

癫痫的病情复杂，发病因素较多，癫痫大多是突然发生。若患者在进行肺部影像学检查时突然发生癫痫，应当立即停止检查，关闭 X 线放射开关。立即调整检查床至方便实施救治的位置。保护患者避免其发生坠床，同时帮助患者解开衣领与腰带，保持其呼吸通畅。在患者的关节部位垫上软垫或者衣物等，避免擦伤。由于患者发作时躯体和肢体僵硬、强直，并有肢体抽搐，需要将患者置于平坦和周围没有障碍的平面，尽量减少发作时肢体抽动导致骨折等意外出现。注意使患者保持侧卧位，这样有助于防止发作时口腔分泌物或者呕吐物阻塞呼吸道而引发窒息。注意不要强制压住患者的身体，以避免发生骨折或者脱臼。注意保护患者的舌头，防止舌咬伤，可使用开口器、舌钳。若为门诊患者，及时通知急诊科医生会诊；若为住院患者，及时通知主治医生会诊，遵医嘱对患者注射相关药物。必要时行心电监护，观察意识、瞳孔、生命体征；必要时开放静脉通路，遵医嘱给予镇静、解痉、脱水剂等药物治疗，如苯巴比妥、地西泮。待患者病情稳定后，将其转移至观察室进行观察，并建议患者到相关科室做进一步检查和治疗。若患者所进行的肺部影像学检查在坠床前还未完成或者检查结果受到影响，影像护士为患者重新预约、安排肺部影像学检查。影像护士做好对突发癫痫事件的记录，并及时上报突发事件平台，以便后续对突发事件应急预案进行改进。

四、突发躁动的应急预案

若患者在进行肺部影像学检查时突然发生躁动，不仅会影响检查结果，还有可能导致患者发生意外伤害。检查过程中若患者突发躁动，立即停止检查，保护患者的安全。若为门诊患者，及时通知急诊科医生会诊；若为住院患者，及时通知主治医生会诊，遵医嘱对患者注射镇静药物，并密切观察患者的呼吸情况，当患者恢复平静后继续检查。在检查完成后，将患者转移至观察室进行观察。护士做好对突发躁动事件的记录，并及时上报突发事件平台，以便后续对突发事件应急预案进行改进。

五、引流管脱落的应急预案

在进行肺部影像学检查过程中，在搬动留置引流管的患者时，容易因为搬动不当造成引流管脱落。若不慎造成引流管脱落，应当立即夹闭引流管，进行消毒处理后快速完成扫描，检查完成后报告陪同的病房护士进行管道再接。影像护士做好对引流管脱落事件的记录，并及时上报不良事件平台，以便后续对引流管脱落原因进行分析和制定改进措施。

六、生物感染后的应急预案

生物感染指由细菌、病毒、寄生虫、原虫引起的感染。影像护士存在接触到患者的血液、体液、分泌物及各种医疗锐器等的可能，容易发生生物感染。一旦发生职业暴露，立即挤压伤口旁端，用流动水、肥皂水冲洗伤口，再用0.5％碘伏或75％乙醇消毒伤口，对感染源患者立即进行可靠的 HBV、HIV、HCV 检测，并立即报告有关部门，便于处理、备案、评估并跟踪监测，使暴露者得到恰当的治疗，把生物感染的危险降到最低。

主要参考文献

［1］Gulati M. Diagnostic assessment of patients with interstitial lung disease ［J］. Prim Care Respir J，2011，20（2）：120-127.

［2］American Thoracic Society，European Respiratory Society. American Thoracic Society/European Respiratory Society International Multidisciplinary Consensus Classification of the Idiopathic Interstitial Pneumonias. This joint statement of the American Thoracic Society（ATS），and the European Respiratory Society（ERS）was adopted by the ATS board of directors，June 2001 and by the ERS Executive Committee，June 2001 ［J］. Am J Respir Crit Care Med，2002，165（2）：277-304.

［3］Ward J，McDonald C. Interstitial lung disease-an approach to diagnosis and management ［J］. Aust Fam Physician，2010，39（3）：106-110.

［4］陶仲为. 肺血管炎的诊断和鉴别诊断 ［J］. 中国医师进修杂志，2006（7）：4-7.

［5］时国朝，邓伟吾. 间质性肺疾病的诊断思路 ［J］. 诊断学理论与实践，2013，12（2）：123-127.

［6］Gotway M B，Freemer M M，King T E Jr. Challenges in pulmonary fibrosis 1：Use of high resolution CT scanning of the lung for the evaluation of patients with idiopathic interstitial pneumonias ［J］. Thorax，2007，62（6）：546-553.

［7］徐作军. 弥漫性间质性肺疾病的诊断思路 ［J］. 老年医学与保健，2007，13（4）：194-198.

［8］Margaritopoulos G A，Romagnoli M，Poletti V，et al. Recent advances in the pathogenesis and clinical evaluation of pulmonary fibrosis ［J］. Eur Respir Rev，2012，21（123）：48-56.

［9］康健. 弥漫性间质性肺疾病的临床诊断思路 ［J］. 中华内科杂志，2003，42（2）：135-136.

［10］金鑫，张勇. PET/CT 设备的成像原理及技术发展方向 ［J］. 中国医疗器械信息，2016，2（4）：21-24.

［11］张春谦，刘白鹭. 间质性肺疾病的影像学研究进展 ［J］. 放射学实践，2012，27（2）：218-219.

［12］邹庆华，路跃武，周京国，等. 结缔组织病相关间质性肺疾病诊疗规范 ［J］. 中华内科杂志，2022，61（11）：1217-1223.

[13] 杨丹榕，任涛. 间质性肺疾病概述 [J]. 临床内科杂志，2022，39（10）：649－652.

[14] 白人驹，张雪林. 医学影像诊断学 [M]. 3 版. 北京：人民卫生出版社，2011.

[15] 余建明，曾勇明. 医学影像检查技术学 [M]. 北京：人民卫生出版社，2016.

[16] 钟南山，刘又宁. 呼吸病学 [M]. 2 版. 北京：人民卫生出版社，2019.

[17] 石明国. 医用影像设备（CT/MR/DAS）成像原理与临床应用 [M]. 北京：人民卫生出版社，2020.

[18] 郭启勇. 实用放射学 [M]. 3 版. 北京：人民卫生出版社，2007.

[19] 石明国，韩非谈. 医学影像设备学 [M]. 北京：人民卫生出版社，2020.

[20] 中华医学会放射学分会. 碘对比剂使用指南 [J]. 中华放射学杂志，2013，47（10）：869－827.

[21] 蔡昌平，张潜. 系统解剖学 [M]. 2 版. 北京：科学出版社，2019.

[22] 王振宇，徐文坚. 人体断层影像解剖学 [M]. 4 版. 北京：人民卫生出版社，2019.

[23] 史景云，费苛，孙鹏飞. 胸部影像学 [M]. 上海：上海科学技术出版社，2019.

[24] 张伟宏，文斌，齐冰，等. CT 肺功能成像正常参数研究 [J]. 临床放射学杂志，2005，24（10）：874－878.

[25] 王辰，迟春花. 呼吸与危重症医学 [M]. 北京：人民卫生出版社，2017.

[26] 张卫萍，樊先茂. CT 检查技术 [M]. 北京：人民卫生出版社，2020.

[27] 国家卫生健康委员会. 放射诊断放射防护要求（GBZ 130—2020）[S]. 2020.

[28] 彭裕文. 局部解剖学 [M]. 7 版. 北京：人民卫生出版社，2012.

[29] 赵云，任伯绪. 医学影像解剖学 [M]. 2 版. 北京：科学出版社，2017.

[30] 夏瑞明，刘林祥. 医学影像诊断学 [M]. 3 版. 北京：人民卫生出版社，2014.

[31] 蔡后荣，李惠萍. 实用间质性肺疾病 [M]. 北京：人民卫生出版社，2010.

[32] 李阳，熊焰，李挺. 17 例特发性间质性肺炎临床病理分析及纤维化程度评估 [J]. 北京大学学报：医学版，2010，24（5）：520－524.

[33] 张晓莹，唐震. 间质性肺疾病的 HRCT 表现及相关病理 [J]. 医学影像学杂志，2007，17（7）：683－686.

[34] 刘芳，陈华文，路光明. 临床呼吸病学 [M]. 武汉：湖北科学技术出版社，2016.

[35] 孟凡青，章宜芬，王景美. 间质性肺病的病理诊断 [J]. 诊断病理学杂志，2012，1（19）：62－64.

[36] 温杰冉，唐雪玲，谢永平，等. 间质性肺疾病的临床特点影像学特征及病理

类型分析 ［J］. 基础医学论坛，2013，17（22）：2927－2928.

［37］ Coxson H O，Rogers R M. Quantitative computed tomography of chronic obstructive pulmonary disease ［J］. Acad Radiol，2005，12（11）：1457－1463.

［38］ Makita H，Nasuhara Y，Nagai K，et al. Characterisation of phenotypes based on severity of emphysema in chronic obstructive pulmonary disease ［J］. Thorax，2007，62（11）：932－937.

［39］ Tillman W，Cordua A，Schröter W. Organization of enzymes of glycolysis and of glutathione metabolism in human red cell membranes ［J］. Biochim Biophys Acta，1975，382（2）：157－171.

［40］ Hogg J C，Chu F，Utokaparch S，et al. The nature of small-airway obstruction in chronic obstructive pulmonary disease ［J］. NEJM，2004，350（26）：2645－2653.

［41］ James A L，Wenzel S. Clinical relevance of airway remodelling in airway diseases ［J］. Eur Respir J，2007，30（1）：134－155.

［42］ Zaporozhan J，Ley S，Eberhardt R，et al. Paired inspiratory/expiratory volumetric thin-slice CT scan for emphysema analysis：comparison of different quantitative evaluations and pulmonary function test ［J］. Chest，2005，128（5）：3212－3220.

［43］ Camiciottoli G，Bartolucci M，Maluccio N M，et al. Spirometrically gated high-resolution CT findings in COPD：lung attenuation vs lung function and dyspnea severity ［J］. Chest，2006，129（3）：558－564.

［44］ Matsuoka S，Kurihara Y，Yagihashi K，et al. Airway dimensions at inspiratory and expiratory multisection CT in chronic obstructive pulmonary disease：correlation with airflow limitation ［J］. Radiology，2008，248（3）：1042－1049.

［45］ Akira M，Toyokawa K，Inoue Y，et al. Quantitative CT in chronic obstructive pulmonary disease：inspiratory and expiratory assessment ［J］. Am J Roentgenol，2009，192（1）：267－272.

［46］ Matsuoka S，Kurihara Y，Yagihashi K，et al. Quantitative assessment of peripheral airway obstruction on paired expiratory/inspiratory thin-section computed tomography in chronic obstructive pulmonary disease with emphysema ［J］. J Comput Assist Tomogr，2007，31（3）：384－389.

［47］ Fujimoto K，Kitaguchi Y，Kubo K，et al. Clinical analysis of chronic obstructive pulmonary disease phenotypes classified using high-resolution computed tomography ［J］. Respirology，2006，11（6）：71－740.

［48］ 嗜酸性肉芽肿性多血管炎诊治规范多学科专家共识编写组. 嗜酸性肉芽肿性多血管炎诊治规范多学科专家共识 ［J］. 中华结核和呼吸杂志，2018，41（7）：514－521.

［49］ Ueda K，Tanaka T，Li T S，et al. Quantitative computed tomography for the prediction of pulmonary function after lung cancer surgery：a simple method using simulation software [J]. Eur J Cardio-Thorac, 2009, 35 (3)：414－418.

[50] Markos J, Mullan B P, Hillman D R, et al. Preoperative assessment as a predictor of mortality and morbidity after lung resection [J]. Am Rev Respir Dis, 1989, 139 (4)：902－910.

[51] Carretta A, Ciriaco P, Melloni G, et al. Correlation of computed tomography densitometry and pathological grading of emphysema with the variation of respiratory function after lobectomy for lung cancer [J]. Interact Cardiov Th, 2010, 10 (6)：914－918.

[52] McMahon C J, Dodd J D, Hill C, et al. Hyperpolarized 3helium magnetic resonance ventilation imaging of the lung in cystic fibrosis：comparison with high resolution CT and spirometry [J]. Eur Radiol, 2006, 16 (11)：2483－2490.

[53] Collins J. Imaging of the chest after lung transplantation [J]. J Thorac Imag, 2002, 17 (2)：102－112.

[54] Zaporozhan J, Ley S, Gast K K, et al. Functional analysis in single-lung transplant recipients：a comparative study of high-resolution CT, ^{3}He-MRI, and pulmonary function tests [J]. Chest, 2004, 125 (1)：173－181.

[55] Marksteller K, Kauczor H U, Puderbach M, et al. ^{3}He-MRI-based vs. conventional determination of lung volumes in patients after unilateral lung transplantation：a new approach to regional spirometry [J]. Acta Anaesthesiologica Scandinavica, 2002, 46 (7)：845－852.

[56] 刘富光. 急性嗜酸粒细胞肺炎 [J]. 中国实用内科杂志, 2002, 22 (6)：321－322.

[57] 张国桢. 实用胸部 CT 诊断学 [M]. 北京：科学技术文献出版社, 1994.

[58] 李铁一, 冀景玲. 79 例胸部疾病 CT 诊断误诊病例分析 [J]. 中华放射学杂志, 1992, 26 (4)：2233.

[59] Marincek B, Ros P R, Reiser M, et al. Multislice CT：A Practical Guide [M]. Berlin：Sorineer, 2001.

[60] 张伟宏, 刘玉清, 牟文斌, 等. CT 肺功能成像技术研究 [J]. 中华放射学杂志, 2001, 35 (11)：832－836.

[61] Stern E J, Frank M S. CT of the lung in patients with pulmonary emphysena：diagnosis, quantificationg, and correlation with pathologic and physiologic findings [J]. Am J Roentgenol, 1994, 162：791－798.

[62] Best A C, Lynch A M, Bozic C M, et al. Quantitative CT indexes in idiopathic pulmonary fibrosis：relationship with physiologic impairment [J]. Radiology, 2003, 228：407－414.

[63] Bae K T, Slone R M, Gierada D S, et al. Patients with emphysema：quantitative CT analysis before and after lung volume reduction surgery [J].

Radiology，1997，203：705－714.

［64］葛虓俊，张国桢，朱砚萍，等. 多层螺旋 CT 评价肺气肿患者肺功能的可行性［J］. 中华放射学杂志，2007（3）：243－247.

［65］韩晓雨，葛莹，李智勇. CT 肺功能成像与其临床应用［J］. 中国组织工程研究与临床康复，2011，15（4）：753－756.

［66］陈淮，曾庆思，关玉宝，等. 多层螺旋 CT 定量成像技术在 COPD 中的应用研究［J］. 中国临床医学影像杂志，2011，22（3）：157－161.

［67］夏露花，吕富荣. CT 肺功能定量技术概况［J］. 中国职业学，2013，40（1）：80－81.

［68］蔡后荣，张湘燕，李慧萍. 实用间质性肺部疾病［M］. 2 版. 北京：人民卫生出版社，2018.

［69］蔡后荣，戴令娟，曹敏，等. 非特异性间质性肺炎患者的高分辨率 CT 表现及其病理学特点［J］. 中华结核和呼吸杂志，2008（1）：32－36.

［70］中国医师协会呼吸医师分会病理工作委员会. 非特异性间质性肺炎病理诊断中国专家共识（草案）［J］. 中华结核和呼吸杂志，2018，41（11）：833－837.

［71］Travis W D，Hunninghake G，King T E Jr，et al. Idiopathic nonspecific interstitial pneumonia：report of an American Thoracic Society project［J］. Am J Resp Crit Care，2008，177：1338－1347.

［72］Raghu G，Nicholson A G，Lynch D. The classification，natural history and radiological/histological appearance of idiopathic pulmonary fibrosis and the other idiopathic interstitial pneumonias［J］. Eur Respir Rev，2008，17：108－115.

［73］张韬军，乔英，李健丁. 急性间质性肺炎的 CT 表现及其病理学基础［J］. 中国中西医结合影像学杂志，2015，13（6）：683－685.

［74］林殿杰，靳长俊. 急性间质性肺炎的诊断与治疗［J］. 山东医药，2005（4）：66.

［75］魏春梅. 急性间质性肺炎的临床分析［J］. 青海医药杂志，2004（8）：10－11.

［76］陈佰义，侯显明，于润江. 特发性肺纤维化病理组织分类与临床表型［J］. 中华结核和呼吸杂志，2000（1）：56－58.

［77］宋丽. 急性间质性肺炎的诊断［J］. 中外健康文摘，2011，8（8）：258－258.

［78］郑岗，任蓬程. 急性间质性肺炎的影像特征［J］. 临床医学工程，2012，19（3）：338－339.

［79］徐钦星，王利民，任振义. 急性间质性肺炎的治疗进展［J］. 中国呼吸与危重监护杂志，2010，9（5）：552－554.

［80］中华医学会呼吸病学分会间质性肺疾病学组，中国医师协会呼吸医师分会间质性肺疾病工作委员会. 中国肺结节病诊断和治疗专家共识［J］. 中华结核和呼吸杂志，2019，42（9）：685－693.

［81］蒋捍东. 肺血管炎的诊断与鉴别诊断［J］. 诊断学理论与实践，2013，12（2）：132－134.

［82］于峰，赵明辉. 抗中性粒细胞胞浆抗体的检测对肺血管炎的诊断意义［J］. 中国实用内科杂志，2008（8）：624－626.

［83］熊长明，柳志红，何建国，等. 41例肺血管炎临床分析［J］. 中国循环杂志，2010，25（1）：44－46.

［84］葛正行. 肺血管炎诊断思维［C］. 2019年度贵州省中西医结合学会呼吸学术年会资料汇编和论文集，2019.

［85］李海潮. 肺血管炎及其诊治概述［J］. 中国实用内科杂志，2008（8）：622－624.

［86］韦定丛. 弥漫性泛细支气管炎临床进展分析［J］. 世界最新医学信息文摘，2019，19（17）：31－32.

［87］倪磊，李庆云. 应重视弥漫性肺泡出血综合征的诊治策略［J］. 内科理论与实践，2016，11（4）：202－204.

［88］刘师序，熊梦冉，夏坤，等. 肺泡蛋白沉积症的发病机制及诊疗进展［J］. 医学综述，2022，28（11）：2159－2166.

［89］Shah P L，Hansell D，Lawson P R，et al. Pulmonary alveolar protei-nosis：clinical aspects and current concepts on pathogenesis［J］. Thorax，2000，55（1）：67－77.

［90］彭刚，孙希文. 肺泡蛋白沉积症的研究现状［J］. 医学综述，2012，18（8）：1146－1148.

［91］王天真，曹孟淑. 肺泡蛋白沉积症的诊治进展［J］. 临床肺科杂志，2022，27（4）：598－602.

［92］翟树校. 肺泡蛋白沉积症的HRCT诊断与鉴别诊断［J］. 现代医药卫生，2011，27（8）：1223－1225.

［93］杨长林，梅同华. 肺泡蛋白沉积症的研究进展［J］. 世界最新医学信息文摘，2018，18（9）：104－105.

［94］徐萧洪，宋作庆，范贤明. 肺泡蛋白沉积症的研究进展［J］. 国际呼吸杂志，2006（11）：856－859.

［95］刘瑛，万钰磊. 肺泡蛋白沉积症影像学特征及误诊分析［J］. 临床误诊误治，2022，35（1）：1－5.

［96］阮丽萍，颜岩. 肺泡蛋白沉积症的影像诊断［J］. 中华临床医师杂志（电子版），2011，5（23）：7172－7174.

［97］杨磊，王颖. 肺泡蛋白沉积症诊治的研究进展［J］. 山东医药，2019，59（16）：103－106.

［98］中国医师协会呼吸医师分会病理工作委员会，上海市医师协会病理科医师分会胸部病理学组. 肺泡蛋白沉积症细胞学病理诊断中国专家共识［J］. 临床与实验病理学杂志，2023，39（4）：385－391.

[99] Raghu G，Collard H R，Egan J I，et al．An official ATS/ERS/JRS/ALAT stalement：idiopathie pulmonary fibrosis：evidencebased guidelines for diagnosis and management [J]．Am J Resp Crit Care，2011，183（6）：788−824．

[100] Raghu G，Remy-Jardin M，Myers J L，et al．Diagnosis of idiopathie pulmonary fibrosis．an official ATS/ ERS/JRS/ALAT Clinical Practice Guideline [J]．Am J Resp Crit Care，2018，198（5）：e44− e68．

[101] Greg L，Mary M，Shelli J C．Joint association for radiologic and imaging nursing，radiologic nursing certification board，and radiologic nursing certification task force position paper：the value of certification in radiologic nursing [J]．Journal of Radiology Nursing，2015，34（3）：157−159．

[102] 耿丽娜．护理与影像技术一体化管理在提高放射科护理质量中的作用 [J]．中国卫生产业，2017，14（20）：114−115．

[103] 裴艳．赋能理论下跟进式护理联合三期自我管理干预对乳腺癌术后上肢淋巴水肿患者自我效能感的影响 [J]．吉林医学，2022，43（8）：2293−2295．

[104] Tefera M，Assefa N，Roba K T，et al．Women's hospital birth experiences in Harar，eastern Ethiopia：a qualitative study using Roy's Adaptation Model [J]．BMJ Open，2022，12（7）：e055250．

[105] 许立萍，王文娟，许燊燊．基于压力与适应理论的慢性病护理干预对 2 型糖尿病患者知觉压力、健康素养及血糖控制的影响 [J]．国际护理学杂志，2022，41（8）：1523−1527．

[106] Dyck J B，Maze M，Haack C，et al．The pharmacokinetics and hemodynamic effects of intravenous and intramuscular dexmedetomidine hydrochloride in adult human volunteers [J]．Anesthesiology，1993，78（4）：813−820．

[107] Ely E W，Inouye S K，Bernard G R，et al．Delirium in mechanically ventilated patients：validity and reliability of the confusion assessment method for the Intensive Care Unit（CAM−ICU）[J]．JAMA，2001，286（21）：2703−2710．

[108] 广州医科大学附属第一医院国家呼吸医学中心，国家呼吸系统疾病临床医学研究中心，中华医学会呼吸病学分会哮喘学组．嗜酸粒细胞增多相关性肺疾病诊疗中国专家共识 [J]．中华医学杂志，2022，102（1）：21−35．

[109] 张筱娴，赖宁，张清玲．《嗜酸粒细胞增多相关性肺疾病诊疗中国专家共识》解读 [J]．中国实用内科杂志，2022，42（9）：731−734．

[110] Poletti V，Casoni G，Chilosi M，et al．Diffuse panbronchiolitis [J]．Eur Respir J，2006，28（4）：862−871．

[111] Lin S H，Liao Y S．Diffuse panbronchiolitis [J]．CMAJ，2012，184（10）：1171．

[112] Keng L T，Lee M R．Diffuse panbronchiolitis [J]．Postgraduate Medical Journal，2019，95（1121）：175．

[113] Zompatori M，Poletti V，Rimondi M R，et al．Imaging of small airways

disease, with emphasis on high resolution computed tomography [J]. Monaldi Archives for Chest Disease, 1997, 52: 242-248.

[114] Azuma A, Kudoh S. Diffuse panbronchiolitis in East Asia [J]. Respirology, 2006, 11 (3): 249-261.

[115] Daimon T, Johkoh T, Sumikawa H, et al. Acute eosinophilic pneumonia: thin-section CT findings in 29 patients [J]. Eur J Radiol, 2008, 65: 462-467.

[116] 贺蓓. 慢性嗜酸粒细胞肺炎 [J]. 中国实用内科杂志, 2002, 22 (6): 3212-3214.

[117] 中华医学会呼吸病学分会哮喘学组. 变应性支气管肺曲霉病诊治专家共识 (2022年修订版) [J]. 中华结核和呼吸杂志, 2022, 45 (12): 1169-1179.

[118] 包婺平, 张旻, 张颖颖, 等. 肺变应性肉芽肿性血管炎的诊断与治疗 [J]. 临床内科杂志, 2020, 37 (10): 696-698.

附　录

ICS 13.100
C 60

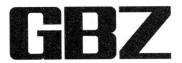

中华人民共和国国家职业卫生标准

GBZ 70—2015
代替 GBZ 70—2009

职业性尘肺病的诊断

Diagnosis of occupational pneumoconiosis

2015-12-15 发布

2016-05-01 实施

中华人民共和国国家卫生和计划生育委员会　　发　布

前　言

根据《中华人民共和国职业病防治法》制定本标准。

本标准的第 6 章为推荐性的,其余为强制性的。

本标准按照 GB/T 1.1—2009 给出的规则起草。

本标准代替 GBZ 70—2009《尘肺病诊断标准》。

与 GBZ 70—2009 相比主要修改如下:

——修改了标准名称;

——增加"术语和定义";

——取消"观察对象";

——在 X 射线胸片诊断分期中增加接触石棉粉尘者出现胸膜病变后的分期标准;

——在 C.1.3 中增加数字化摄影胸片膈下光密度要求;

——在 D.3 中,全肺大片的数目增加为 19 张;

——将附录 E 的名称改为"高千伏胸片 X 射线摄影的技术要求";

——增加附录 F 数字化摄影胸片的技术要求。

本标准负责起草单位:中国疾病预防控制中心职业卫生与中毒控制所。

本标准参与起草单位:浙江省医学科学院、煤炭总医院、深圳市职业病防治院、山西晋城无烟煤矿业集团有限责任公司总医院、上海市肺科医院、广西壮族自治区职业病防治研究院、浙江长广(集团)有限责任公司职业病防治所。

本标准主要起草人:余晨、李德鸿、张幸、陈钧强、赵瑞峰、邵仁朝、李宝平、李智民、毛翎、张振明、朱秋鸿、李树峰、李海学、李益琪、刘建新、罗军、施瑾、李忠学、齐放。

本标准所代替标准的历次版本发布情况为:

——GB 5906—1986;

——GB 5906—1997;

——GBZ 70—2002;

——GBZ 70—2009。

Ⅰ

职业性尘肺病的诊断

1 范围

本标准规定了职业性尘肺病(以下简称尘肺病)的诊断原则、尘肺病 X 射线胸片诊断分期及处理原则。

本标准适用于国家颁布的《职业病分类和目录》中所列的各种尘肺病的诊断,即矽肺、煤工尘肺、石墨尘肺、炭黑尘肺、石棉肺、滑石尘肺、水泥尘肺、云母尘肺、陶工尘肺、铝尘肺、电焊工尘肺、铸工尘肺及其他尘肺。

2 规范性引用文件

下列文件对于本文件的应用是必不可少的。凡是注日期的引用文件,仅注日期的版本适用于本文件。凡是不注日期的引用文件,其最新版本(包括所有的修改单)适用于本文件。

GB/T 16180 劳动能力鉴定 职工工伤与职业病致残等级

3 术语和定义

下列术语和定义适用于本文件。

3.1

尘肺病 pneumoconiosis

在职业活动中长期吸入生产性矿物性粉尘并在肺内潴留而引起的以肺组织弥漫性纤维化为主的疾病。

3.2

小阴影 small opacity

在 X 射线胸片上,肺野内直径或宽度不超过 10 mm 的阴影。小阴影按其形态分为圆形和不规则形两类。

3.3

密集度 profusion

一定范围内小阴影的数量。密集度划分为 4 大级,每大级再划分为 3 小级,即 4 大级 12 小级分类法。

3.4

大阴影 large opacity

在 X 射线胸片上,肺野内直径或宽度大于 10 mm 的阴影。

3.5

小阴影聚集 small opacity aggregation

在 X 射线胸片上,肺野内出现局部小阴影明显增多聚集成簇的状态,但尚未形成大阴影。

3.6

胸膜斑 pleural plague

在 X 射线胸片上,肺野内除肺尖部和肋膈角区以外出现的厚度大于 5 mm 的局限性胸膜增厚,或

1

GBZ 70—2015

局限性钙化胸膜斑块。一般由于长期接触石棉粉尘而引起。

3.7

肺区　zone of lung

在 X 射线胸片上,将肺尖至膈顶的垂直距离等分为三,用等分点的水平线将左右肺野各分为上、中、下三个肺区,左右共 6 个肺区。

4　诊断原则

根据可靠的生产性矿物性粉尘接触史,以技术质量合格的 X 射线高千伏或数字化摄影(DR)后前位胸片表现为主要依据,结合工作场所职业卫生学、尘肺流行病学调查资料和职业健康监护资料,参考临床表现和实验室检查,排除其他类似肺部疾病后,对照尘肺病诊断标准片,方可诊断。

劳动者临床表现和实验室检查符合尘肺病的特征,没有证据否定其与接触粉尘之间必然联系的,应当诊断为尘肺病。

5　诊断分期

5.1　尘肺壹期

有下列表现之一者:

a)　有总体密集度 1 级的小阴影,分布范围至少达到 2 个肺区;

b)　接触石棉粉尘,有总体密集度 1 级的小阴影,分布范围只有 1 个肺区,同时出现胸膜斑;

c)　接触石棉粉尘,小阴影总体密集度为 0,但至少有两个肺区小阴影密集度为 0/1,同时出现胸膜斑。

5.2　尘肺贰期

有下列表现之一者:

a)　有总体密集度 2 级的小阴影,分布范围超过 4 个肺区;

b)　有总体密集度 3 级的小阴影,分布范围达到 4 个肺区;

c)　接触石棉粉尘,有总体密集度 1 级的小阴影,分布范围超过 4 个肺区,同时出现胸膜斑并已累及部分心缘或膈面;

d)　接触石棉粉尘,有总体密集度 2 级的小阴影,分布范围达到 4 个肺区,同时出现胸膜斑并已累及部分心缘或膈面。

5.3　尘肺叁期

有下列表现之一者:

a)　有大阴影出现,其长径不小于 20 mm,短径大于 10 mm;

b)　有总体密集度 3 级的小阴影,分布范围超过 4 个肺区并有小阴影聚集;

c)　有总体密集度 3 级的小阴影,分布范围超过 4 个肺区并有大阴影;

d)　接触石棉粉尘,有总体密集度 3 级的小阴影,分布范围超过 4 个肺区,同时单个或两侧多个胸膜斑长度之和超过单侧胸壁长度的二分之一或累及心缘使其部分显示蓬乱。

6　处理原则

6.1　治疗原则

尘肺病患者应及时脱离粉尘作业,并根据病情需要进行综合治疗,积极预防和治疗肺结核及其他并发症,减轻临床症状、延缓病情进展、延长患者寿命、提高生活质量。

6.2　其他处理

如需劳动能力鉴定,按 GB/T 16180 处理。

7　正确使用本标准的说明

见附录 A。

8　小阴影形态、密集度、分布范围的判定及附加符号

见附录 B。

9　胸片质量与质量评定

见附录 C。

10　尘肺病 X 射线诊断标准片

见附录 D。

11　高千伏胸片 X 射线摄影的技术要求

见附录 E。

12　数字化摄影胸片的技术要求

见附录 F。

13　尘肺病诊断读片要求

见附录 G。

3

GBZ 70—2015

附　录　A

（资料性附录）

正确使用本标准的说明

A.1　诊断要点说明

　　生产性矿物性粉尘接触史是诊断尘肺病的基本条件,包括工作单位、工种、不同时间段接触生产性粉尘的起止时间、接触粉尘的名称等。对于经安全生产监管部门督促,用人单位仍不提供工作场所粉尘检测结果、职业健康监护档案等资料或者提供资料不全的,应当结合劳动者的临床表现、辅助检查结果和劳动者的职业史、粉尘接触史,并参考劳动者自述、安全生产监督管理部门提供的日常监督检查信息等,作出诊断结论。

　　X射线后前位胸片表现是诊断的主要依据,胸片质量与质量评定见附录C,高千伏胸片X射线摄影和数字X射线胸片摄影的技术要求分别见附录E和附录F。

　　工作场所职业卫生学调查内容主要包括接触粉尘的性质、粉尘中游离二氧化硅含量、粉尘分散度、粉尘浓度的检测和监测结果,工作场所防尘降尘设施、个体防护情况等,以判断接触程度和累计接触量。

　　尘肺流行病学调查资料主要是指该企业既往尘肺病发病和患病情况。

　　尘肺病患者虽可有不同程度的呼吸系统症状和体征及某些实验室检查的异常,但均不具有特异性,因此只能作为尘肺病诊断的参考。临床检查和实验室检查的重点是进行鉴别诊断,以排除X射线胸片表现与尘肺病相类似的其他肺部疾病。

A.2　动态观察胸片

　　尘肺病X射线胸片的影像学改变是一个渐变的过程,动态系列胸片能系统的观察病变演变过程,更准确的判定小阴影的性质,能为诊断提供更为可靠的依据。因此,原则上两张以上间隔时间超过半年的动态胸片方可作出确诊。但特殊情况下,有可靠的生产性无机粉尘接触史和职业卫生学调查资料支持,有典型的尘肺病X射线胸片表现,并有明确的临床资料可排除其他疾病,亦可考虑作出诊断。

A.3　尘肺病诊断结论的表述

　　尘肺病诊断结论的表述为"职业性＋具体尘肺病名称＋期别",如职业性矽肺壹期,职业性煤工尘肺贰期等。未能诊断为尘肺病者,应表述为"无尘肺"。

4

附　录　B

（规范性附录）

小阴影形态、密集度、分布范围的判定及附加符号

B.1　小阴影

B.1.1　形态和大小

B.1.1.1　圆形小阴影

以英文字母 p、q、r 表示：

——p：直径最大不超过 1.5 mm；

——q：直径大于 1.5 mm，不超过 3 mm；

——r：直径大于 3 mm，不超过 10 mm。

B.1.1.2　不规则形小阴影

以英文字母 s、t、u 表示：

——s：宽度最大不超过 1.5 mm；

——t：宽度大于 1.5 mm，不超过 3 mm；

——u：宽度大于 3 mm，不超过 10 mm。

B.1.1.3　判定及记录方法

小阴影的形态及大小的判定以相应标准片所示为准。

阅读胸片时应记录小阴影的形态和大小。胸片上的小阴影几乎全部为同一形态和大小时，将其字母符号分别写在斜线的上面和下面，例如：p/p、s/s 等；胸片上出现两种以上形态和大小的小阴影时，将主要形态和大小的小阴影字母符号写在斜线上面，次要的且有相当数量的另一种写在斜线下面，例如：p/q、s/p、q/t 等。

B.1.2　密集度

B.1.2.1　四大级分级

密集度可简单地划分为四级：

——0 级：无小阴影或甚少，不足 1 级的下限；

——1 级：有一定量的小阴影；

——2 级：有多量的小阴影；

——3 级：有很多量的小阴影。

B.1.2.2　十二小级分级

小阴影密集度是一个连续的由少到多的渐变过程，为客观地反映这种改变，在四大级的基础上再把每级划分为三小级，即 0/－，0/0，0/1 为 0 级；1/0，1/1，1/2 为 1 级；2/1，2/2，2/3 为 2 级；3/2，3/3，3/＋为 3 级，目的在于提供更多的信息，更细致地反映病变情况，进行流行病学研究和医学监护。

5

GBZ 70—2015

B.1.2.3 判定及记录方法

B.1.2.3.1 判定原则

小阴影密集度的判定应以相应的标准片为依据,文字部分只起说明作用。

B.1.2.3.2 肺区密集度判定

在小阴影形态判定的基础上,对照相应形态的密集度组合标准片判定各肺区小阴影密集度,以12小级分级表示。若小阴影密集度与标准片基本相同,可分别记录为1/1,2/2,3/3。若小阴影密集度和标准片比较,认为较高一级或较低一级也应认真考虑,则同时记录下来,例如2/1或2/3,前者含义是密集度属2级,但1级也要考虑;后者含义是密集度属2级,但3级也要考虑。

判定肺区密集度的原则是小阴影分布范围至少占该区面积的三分之二。

B.1.2.3.3 总体密集度判定

总体密集度是指全肺内密集度最高肺区的密集度,是在对小阴影密集度分肺区判定的基础上对全肺小阴影密集度的一个总体判定,以4大级分级表示。

B.1.2.3.4 分布范围判定

小阴影分布范围是指出现有密集度1级及以上小阴影的肺区数。

B.2 附加符号

附加符号包括:

a) bu——肺大泡;

b) ca——肺癌和胸膜间皮瘤;

c) cn——小阴影钙化;

d) cp——肺心病;

e) cv——空洞;

f) ef——胸腔积液;

g) em——肺气肿;

h) es——淋巴结蛋壳样钙化;

i) ho——蜂窝肺;

j) pc——胸膜钙化;

k) pt——胸膜增厚;

l) px——气胸;

m) rp——类风湿性尘肺;

n) tb——活动性肺结核。

6

附　录　C
（规范性附录）
胸片质量与质量评定

C.1　胸片质量

C.1.1　基本要求

C.1.1.1　应包括两侧肺尖和肋膈角,胸锁关节基本对称,肩胛骨阴影不与肺野重叠。

C.1.1.2　片号、日期及其他标志应分别置于两肩上方,排列整齐,清晰可见,不与肺野重叠。

C.1.1.3　照片无伪影、漏光、污染、划痕、水渍及体外物影像。

C.1.2　解剖标志显示

C.1.2.1　两侧肺纹理清晰、边缘锐利,并延伸到肺野外带。

C.1.2.2　心缘及横膈面成像锐利。

C.1.2.3　两侧侧胸壁从肺尖至肋膈角显示良好。

C.1.2.4　气管、隆突及两侧主支气管轮廓可见,并可显示胸椎轮廓。

C.1.2.5　心后区肺纹理可以显示。

C.1.2.6　右侧膈顶一般位于第十后肋水平。

C.1.3　光密度

C.1.3.1　上中肺野最高光密度应在 1.45～1.75 之间。

C.1.3.2　高千伏胸片膈下光密度小于 0.28,DR 胸片膈下光密度小于 0.30。

C.1.3.3　直接曝光区光密度大于 2.50。

C.2　胸片质量分级

C.2.1　一级片（优片）

完全符合胸片质量要求。

C.2.2　二级片（良片）

不完全符合胸片质量要求,但尚未降到三级片。

C.2.3　三级片（差片）

有下列情况之一者为三级片,不能用于尘肺病初诊:

a)　不完全符合胸片质量基本要求,影响诊断的缺陷区域面积之和在半个肺区至 1 个肺区之间;

b)　两侧肺纹理不够清晰锐利,或局部肺纹理模糊,影响诊断的缺陷区域面积之和在半个肺区至 1 个肺区之间;

c)　两侧肺尖至肋膈角的侧胸壁显示不佳,气管轮廓模糊,心后区肺纹理难以辨认;

d)　吸气不足,右侧膈顶位于第八后肋及以上水平;

e)　照片偏黑,上中肺区最高密度在 1.85～1.90 之间;或照片偏白,上中肺区最高密度在 1.30～

7

GBZ 70—2015

1.40之间;或灰雾度偏高,膈下光密度在 0.40～0.50 之间;或直接曝光区光密度在 2.20～2.30 之间。

C.2.4　四级片(废片)

胸片质量达不到三级片者为四级片,不能用于尘肺病诊断。

8

附　录　D

（规范性附录）

尘肺病 X 射线诊断标准片

D.1　标准片与标准条文的关系

标准片是尘肺病诊断标准的组成部分,主要是表达难以用文字表述的 X 射线影像学改变。故尘肺病各种 X 射线影像学改变的判定应以标准片为准,文字部分只起说明作用。

D.2　标准片的编制原则

小阴影形态和密集度表达准确,使用方便。

D.3　标准片的组成和内容

标准片由 7 张组合片和 19 张全肺大片组成。组合片分别表达不同形态、大小的小阴影密集度及不同部位的胸膜斑。小阴影密集度的组合片按各级密集度的中点编制,即 0/0、1/1、2/2、3/3。全肺大片主要示范各期尘肺病小阴影密集度和分布范围之间的关系及大阴影。除标准片说明中标明为数字摄影的胸片外,其余均为普通高千伏胸片。

D.4　标准片的应用

在阅读 X 射线胸片进行尘肺病诊断和分期时,尤其是在判定小阴影的形态、大小和密集度时,必须与相应的组合标准片对照。

各期尘肺病全肺大片标准片是诊断分期的参照。

GBZ 70—2015

附　录　E

（规范性附录）

高千伏胸片 X 射线摄影的技术要求

E.1　摄影设备

E.1.1　X 射线机

最高管电压输出值不低于 125 kV,功率不小于 20 kW。

E.1.2　X 射线球管及窗口过滤

E.1.2.1　旋转阳极。

E.1.2.2　焦点不大于 1.2 mm。

E.1.2.3　窗口总过滤 2.5 mm～3.5 mm 铝当量。

E.1.3　滤线栅

E.1.3.1　栅密度不小于 40 线/cm。

E.1.3.2　栅格比不小于 10∶1。

E.1.3.3　栅焦距 1.8 m。

E.1.3.4　规格与胶片匹配。

E.1.4　增感屏及暗盒

E.1.4.1　一般使用中速增感屏。

E.1.4.2　增感屏无污点。

E.1.4.3　增感屏分辨率不低于 5 线对/mm～6 线对/mm。

E.1.4.4　增感屏和胶片接触紧密。

E.1.4.5　暗盒不漏光。

E.1.5　X 射线胶片

E.1.5.1　一般使用通用型(手显、机显)胶片,提倡使用适合胸部摄影的专用胶片。

E.1.5.2　蓝色片基。

E.1.5.3　本底灰雾 D_{min}<0.20。

E.1.5.4　规格:356 mm×356 mm(14 in×14 in)或 356 mm×432 mm(14 in×17 in)。

E.1.6　电源

E.1.6.1　电源应符合 X 射线机的额定要求。

E.1.6.2　X 射线机需独立供电,不与动力电器共用电源。

E.1.6.3　电源电压波动范围在±10% 之间。

E.2　摄影技术

E.2.1　准备及体位要求

E.2.1.1　受检者应将胸壁紧贴摄影架,双脚自然分开,双臂内旋转,使肩胛骨尽量不与肺野重叠。

E.2.1.2　焦-片距为 1.80 m。

E.2.1.3　调整球管位置,中心线在第六胸椎水平。

E.2.1.4　曝光应在充分吸气后屏气状态时进行。

E.2.1.5　以后前位胸片为常规检查,为诊断和鉴别诊断的需要可加做侧位、斜位、体层摄影或 CT 检查等。

E.2.2　摄影条件

E.2.2.1　根据 X 射线机的具体情况使用 120 kV～140 kV 进行胸部摄影。

E.2.2.2　根据胸厚确定曝光量,一般使用 2 mAs～8 mAs,曝光时间不超过 0.1 s。

E.2.2.3　摄影时应参考过去的胸片调整摄影条件。

E.3　暗室技术

E.3.1　暗室

暗室必须符合工作要求

E.3.2　人工手洗

E.3.2.1　原则上要求恒温定时,药液温度应控制在 20 ℃～25 ℃之间,显影时间 3 min～5 min。

E.3.2.2　定影要充分,流水冲洗要彻底。

E.3.2.3　应使用合格的专用安全灯。

E.3.2.4　及时更换显影液和定影液。

E.4　自动洗片机

为保证胸片质量,有条件时应尽量采用自动洗片机,并严格按照自动洗片机要求的操作规程进行。

GBZ 70—2015

附　录　F

（规范性附录）

数字化摄影胸片的技术要求

F.1　设备要求

F.1.1　高频逆变高压发生器：最大输出功率≥20 kW，逆变频率≥20 kHz，输出电压 40 kV～150 kV。

F.1.2　旋转阳极球管：标称焦点值：小焦点≤0.6；大焦点≤1.3。

F.1.3　带有滤线栅、自动曝光控制（automatic exposure control，AEC）和探测野的立位摄影架。

F.1.4　平板探测器：有效探测面积≥365 mm×365 mm（14 in×14 in），像素尺寸≤200 μm；像素矩阵≥2 048×2 048。

F.1.5　滤线栅：管电压在 90 kV～125 kV，选择栅比 10∶1～15∶1，栅密度 34 线/cm～80 线/cm。

F.2　摄影要求

F.2.1　摄影体位：胸部后前立位，受检者应将胸壁紧贴摄影架，双脚自然分开，双臂内旋转，使肩胛骨尽量不和肺野重叠。

F.2.2　源像距（source image distance，SID）为 180 cm。

F.2.3　使用小焦点。

F.2.4　调整球管位置，中心线在第六胸椎水平。

F.2.5　采用自动曝光控制（特殊情况下可采用手动曝光）。

F.2.6　摄影电压：100 kV～125 kV，曝光时间：<100 ms。

F.2.7　曝光应在充分吸气后屏气状态时进行。

F.2.8　防护屏蔽：标准防护。

F.3　图像处理

F.3.1　在摄影前，宜根据尘肺胸片质量要求设定图像处理参数。

F.3.2　图像处理应在生成 DICOM（digital imaging and communications in medicine，DICOM）格式的影像文件之前进行，不允许对 DICOM 格式的影像文件进行图像处理。

F.3.3　不应使用降噪、边缘增强等图像处理技术。

F.3.4　应保留图像处理原始数据。

F.4　DR 胸片医用胶片打印

F.4.1　打印应遵循质量控制（QC）程序，符合 DICOM 的灰阶图像显示标准。

F.4.2　打印的胸片图像应与肺脏等大，不应放大或缩小。

12

附　录　G

（规范性附录）

尘肺病诊断读片要求

G.1　读片时一般取坐位,观片灯的位置应适当,一般置于读片者眼前 25 cm(利于观察小阴影)至50 cm
(利于观察全胸片)处。

G.2　读片时可以按照胸片拍摄的时间先后顺序观察比较影像学的动态变化。

G.3　读片时应参考标准片,一般应将需诊断的胸片放在灯箱中央,两旁放需参照的标准片。

G.4　观片灯至少为 3 联灯箱,最好为 5 联。观片灯最低亮度不低于 3 000 cd,亮度均匀度(亮度差)小
于 15%。

G.5　读片室内应保持安静,无直接的其他光线照射到观片灯上,读片速度根据个人习惯而定,但应在每
1 h~1.5 h 左右休息一次,以使读片者视力和脑力能保持良好的分辨能力。